こうすれば100歳まで元気に長生きできる

世界一わかりやすい
最新 糖尿病対策

玉谷クリニック院長
玉谷 実智夫 著

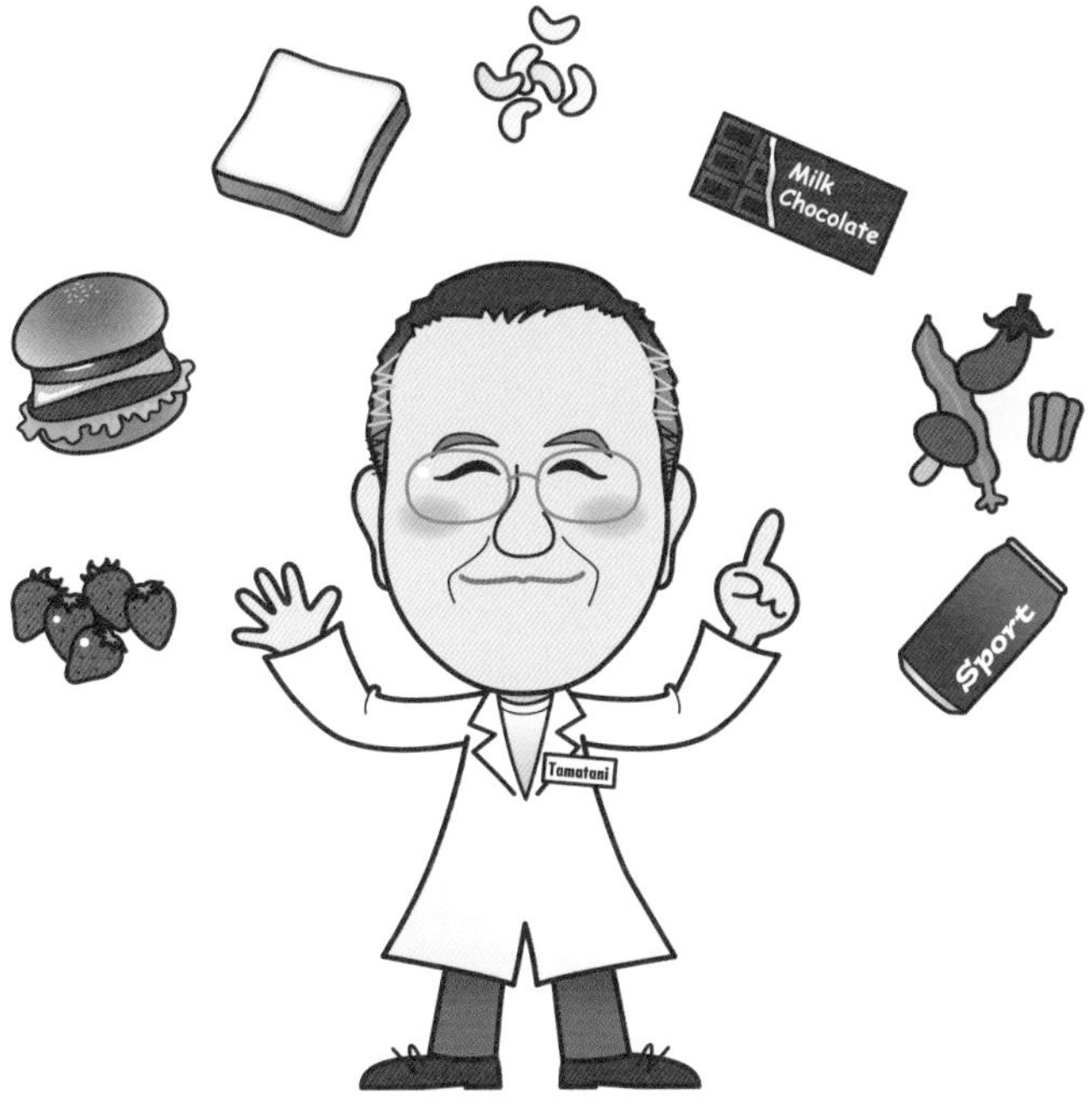

時事通信社

はじめに

みなさん、こんにちは。玉谷実智夫です。

私は医学部卒業後に、大学病院やアメリカのＮＩＨ（米国立衛生研究所）で、循環器、糖尿病、老年病の臨床・研究に携わってきました。大阪大学では動脈硬化発症のメカニズムや脳梗塞予防の研究を、そしてＮＩＨでは老化のメカニズムをミトコンドリアＤＮＡの変化の観点から研究していました。その後に勤めた地域の基幹病院総合内科では、消化器、循環器、呼吸器、内分泌、脳血管障害など、多岐にわたる分野で、疾患の重度も（軽い急性胃腸炎から末期がんまで）さまざまな、内科に関してはほとんどすべての病気の患者さんの診断・治療を経験させていただきました。

２００８年に大阪市東淀川区にクリニックを開設してからは、風邪の方から生活習慣病の方まで、かかりつけ医として数多くの患者さんに向き合っています。今では年間のべ５万人の方を診ていますが、その約６割が、糖尿病をはじめとする生活習慣病、そして心臓病や脳血管障害など、生活習慣病を原因とする病気の患者さんです。

患者さんのなかには、健康診断で「糖尿病」と診断されたにもかかわらず、医療機関に行くことも、食生活を節制することもなく、「合併症」が発症してからクリニックを訪れる方や、治療を始めても途中で来院しなくなり、久しぶりに来院した時に「合併症がある」と判明する方がたくさんいらっしゃいます。そのような方々が、口をそろえておっしゃるのです。

「糖尿病と言われた時から治療しておけばよかった」

糖尿病になったにもかかわらず、大きな症状がないために治療をおろそかにして、のちのち大きな後悔をすることになったわけです。

私たちは今、「人生１００年時代」を迎えようとしています。平均寿命では、日本は世界一の長寿国になっています。ところが、糖尿病の患者さんは平均寿命が短く、その分人生を楽しむことができません。

糖尿病があると、心臓病や脳血管障害、腎臓病、網膜症、がんや認知症など、さまざまな疾患（病気）にかかりやすくなります。その結果、失明、足の切断、人工透析、脳梗塞から半身不随による寝たきりなど、悲惨な状況に陥ることもあります。糖尿病が進行しきった後の負荷は、あなたが想像しているものよりも、ずっと厳しいのです。

その一方で、医学は進歩しています。糖尿病になっても、早い段階でしっかり食事療法・

運動療法をして、必要な薬を飲んで治療すれば、合併症が起こるリスクは格段に下がります。若くして糖尿病になったにもかかわらず、しっかり治療に取り組んだおかげで、90歳を超えても人生を前向きに楽しんでいる方、１００歳でも元気で生き生きしている方がたくさんいらっしゃいます。その方々の共通点は「糖尿病を治すために、しっかりと治療している」ことです。

糖尿病を治療する「目的」は、

「糖尿病が原因となる合併症を引き起こさないために、

血糖値をコントロールして、

健康な人と変わらない生活を送ること」

にあります。

幸いなことに、この目的は、以前に比べてずっと容易に達成できるようになりました。それは新しい治療薬の開発、食事療法の最新の知見、簡便な血糖測定器の登場など、多方面における医学界の発展の恩恵があるからです。

この本は、糖尿病と診断されたばかりの方だけでなく、もうすでに何年間も糖尿病の治療をしている方のために書いた、「希望の書」です。**本書では、糖尿病について正しく理解してもらったうえで、発症を予防し、重症化を抑制する方法**を紹介します。

糖尿病であっても、合併症を発症せず、健康な方と何ら変わらず「人生１００年時代」を謳歌することは可能です。特に糖尿病が進行しきっていない段階で治療を始めれば、何もしない場合に比べてずっと負荷が小さく、「健康長寿」という大きな財産が得られます。

さあ、この本で糖尿病を理解し、生活習慣に気をつけてしっかり治療し、１００歳まで、いや１２０歳まで元気で長生きしましょう。

２０２１年　春

玉谷クリニック院長　玉谷実智夫

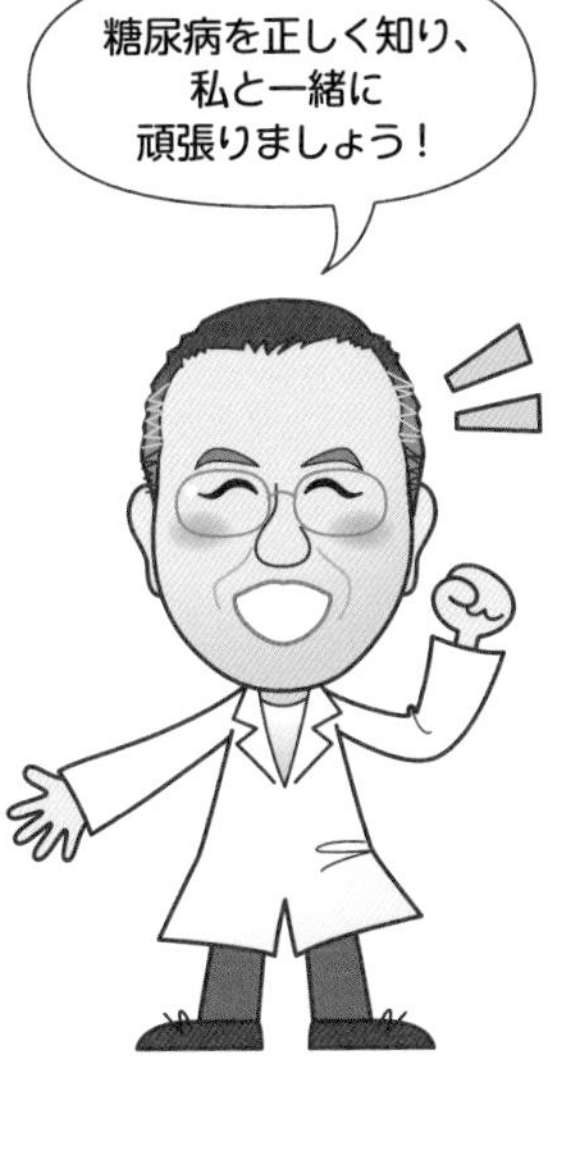
糖尿病を正しく知り、
私と一緒に
頑張りましょう！

目次

第4章 賢く「運動」すれば血糖値はもっと下がりやすくなる

第5章 自主的に受診し積極的に治療しよう

終章 糖尿病になっても未来は明るい

＊データの出典は巻末に記載

序章

「人生100年時代」が到来した！

長寿国・日本に生きている私たち

世界に先駆けて超高齢化社会を迎えている日本。厚生労働省の発表によると、２０１９年の日本人の平均寿命は84・2歳。過去最高を更新し、世界一の長寿国になっています。男女別に見ると、女性87・5歳、男性81・4歳です。１９５０年の平均寿命は、女性61・5歳、男性58・0歳だったので、まさに隔世の感があります。

さらに、推計値[*1]ではありますが、２０５０年には日本人の平均寿命は、女性90・3歳、男性83・6歳になると言われています。

厚生労働省によると、２０２０年9月15日時点で、百寿者（１００歳以上の人）が初めて8万人を突破しました。50年には、百寿者が68万人に達すると推計されています。

１９９０年頃、「きんは百歳百歳、ぎんも百歳百歳」というテレビコマーシャルで、双子のお婆さん姉妹が全国的に有名になりました。当時は百寿者が少なく、私もお二人の姿をテレビで拝見しながら、「双子で１００歳まで生きるなんて凄い方たちだな」と驚いておりました。しかし、あれから30年たった今、１００歳まで生きる人は決して珍しくありません。もはやそれが当たり前になる「人生１００年時代」がまもなく訪れようとしています。

実際に人生が１００年まであるなら、あなたはどのようなことをしたいと思いますか？「いろんな所に旅行に行きたい」「退職後は新しい趣味を見つけたい」「孫・ひ孫の成長を見たい」「もっと働いていたい」……、長い人生にはいろいろな楽しみ方があり、たくさんの希望を持つことができると思います。

ところが、この**寿命に非常に大きな影響を与える病気**があります。それが**「糖尿病」**です。

私が本書を書こうと思い立った理由は、糖尿病になったにもかかわらず、大きな自覚症状がないために治療をおろそかにして、のちのち大きな後悔をすることになった患者さんをたくさん診てきたからです。

せっかく長寿国・日本に生きていながら、健康を損ね、辛くて苦しい思いをしながら短い人生を終えるなんて……、できれば避けたいと思いませんか？

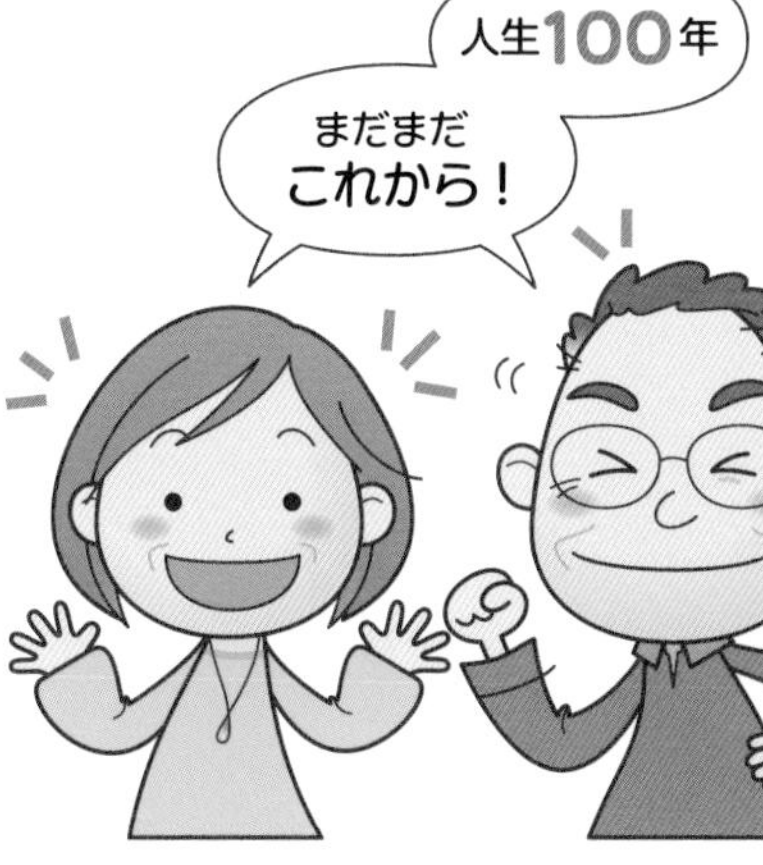

糖尿病患者は健康な人よりも寿命が短い!?

糖尿病になると、平均的な寿命をまっとうできないことを示すデータがあります。

左のグラフ[*2]は、日本人の「平均寿命」と「糖尿病患者の平均死亡時年齢」です。

まずは、日本人全体の平均寿命を見てみましょう。１９７１〜80年には女性78・８歳、男性73・４歳でしたが、２００１〜10年には女性86・３歳、男性79・６歳になっています。

一方、糖尿病患者の平均死亡時年齢はどうでしょうか。１９７１〜80年には、女性64・９歳、男性63・１歳でした。その後、10年ごとのデータは伸びており、２００１〜10年では、女性75・１歳、男性71・４歳になっています。

どちらも伸びてはいるものの、２００１〜10年の「糖尿病患者の平均死亡時年齢」と「日本人の平均寿命」を比べてみると、女性11・２歳、男性８・２歳の差がついています。この差は縮まる傾向にありますが、糖尿病患者のほうが、平均的な日本人よりも短命になっていることは明らかです。

こんなに違う!! 日本人全体と糖尿病患者の平均寿命

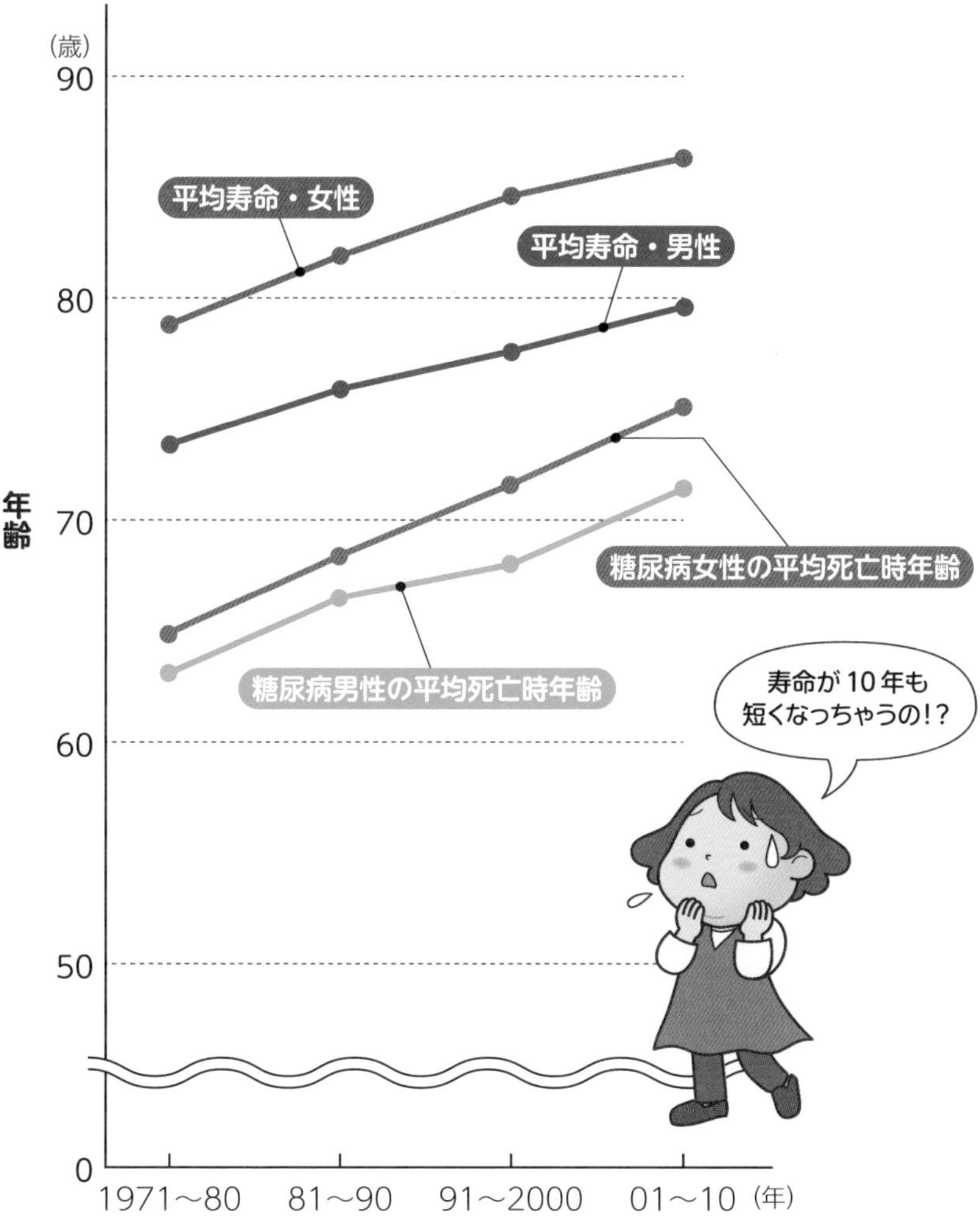

治療を受けていない糖尿病患者が あまりにも多過ぎる

ところで、糖尿病の人は日本に何人ぐらいいるのでしょうか。厚生労働省の推計値[*3]によれば、「糖尿病の可能性を否定できない」人の数は減ってきているものの、「糖尿病が強く疑われる」人は増え続けていて、どちらも１０００万人にのぼります（左のグラフ）。

一方、２０１７年の調査[*4]によれば、糖尿病の「推計通院患者数」は３年前よりも約12万３０００人増えて、３２８・９万人となっています。

どちらの調査結果も糖尿病患者の増加を示唆しているわけですが、私が問題視しているのは、「糖尿病の人が増え続けている」ことより

糖尿病の人が 2000万人も！

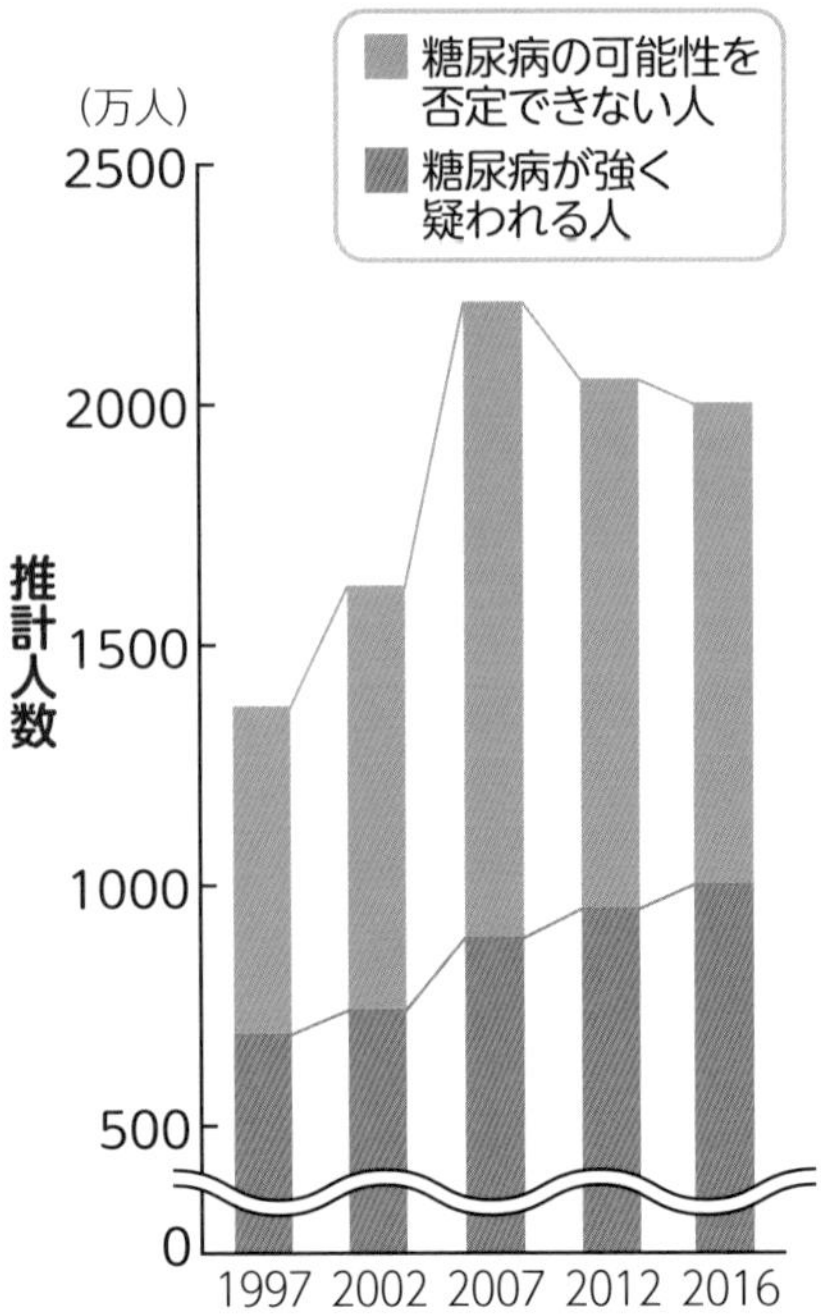

も、「糖尿病であっても、未治療のまま放置している人が非常に多い」という現状です。

調査[*5]によれば、特定健診を受けた人のなかでは、**年齢が低いほど「糖尿病の疑い」があっても治療を受けていない人の割合が高い**傾向が見られました。60歳以上でも、糖尿病の疑いがある人の3人に1人以上が治療を受けていないのですが、40代では約半数にも及びます。

→193ページ

糖尿病を放置する患者が多過ぎると言えるでしょう。特に若い人ほど、治療をしないでいると、人生の早い段階で「合併症」を発症し、健康寿命を著しく縮めかねないため、若い人の未受診率が高い現状は大きな問題です。

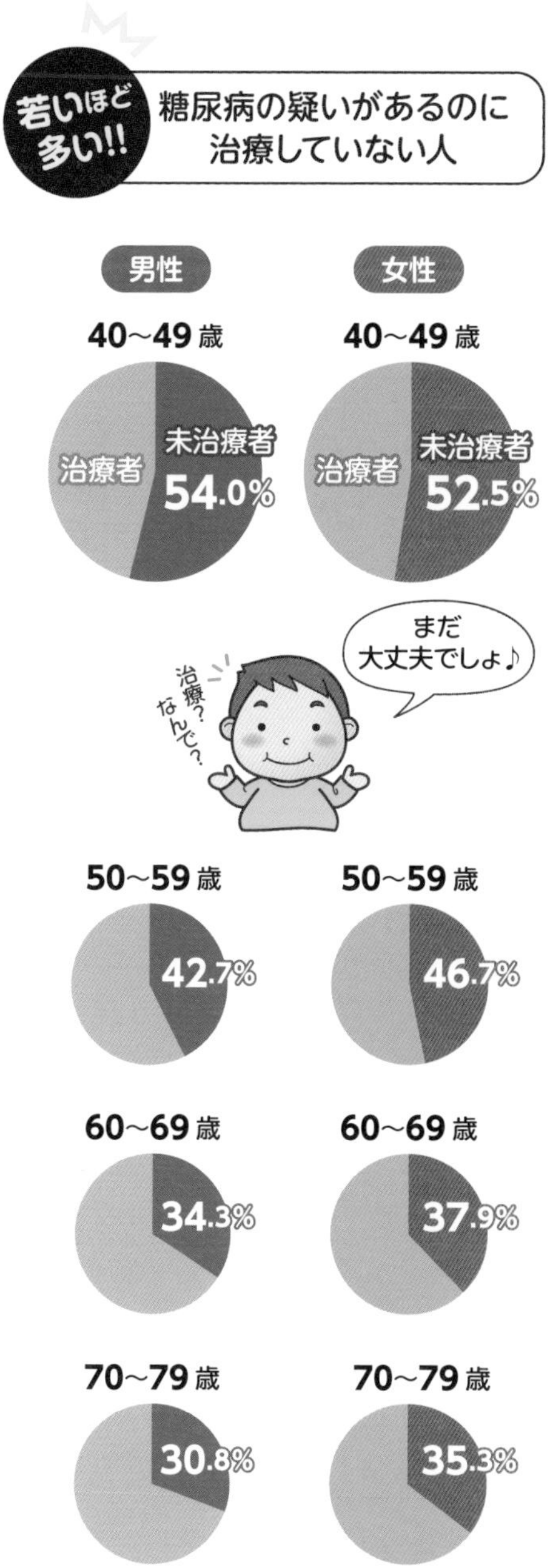

延ばすべきは「寿命」よりも「健康寿命」

「長生き」は誰もが望むことですから、私も治療にあたって重視しています。けれども、「寿命」以上に私が重視しているのは「健康寿命」です。

「健康寿命」とはWHO（世界保健機関）が提唱した新しい概念で、**「平均寿命」から「寝たきりや認知症などで、介護状態となる期間」を差し引いた期間**を指します。わかりやすく言うと、「健康で生きていられる期間」です。せっかく長生きしたとしても、身体が不自由になったり、寝たきりになったりしたら、生き生きとした楽しい余生を過ごすことができません。だからこそ、私は「健康寿命」を最も重視しているのです。

日本では、健康寿命も年々延びています。ですが、２０１６年のデータでは、男性の平均寿命が81・0歳に対して、健康寿命は72・1年、その差は8・9年です。女性のほうは、平均寿命が87・1歳に対して、健康寿命は74・8年、その差はなんと、12・3年です。つまり、健康寿命と平均寿命の間が約10年も開いているのです。[*6]

平均寿命は世界一、でも「健康寿命」は……

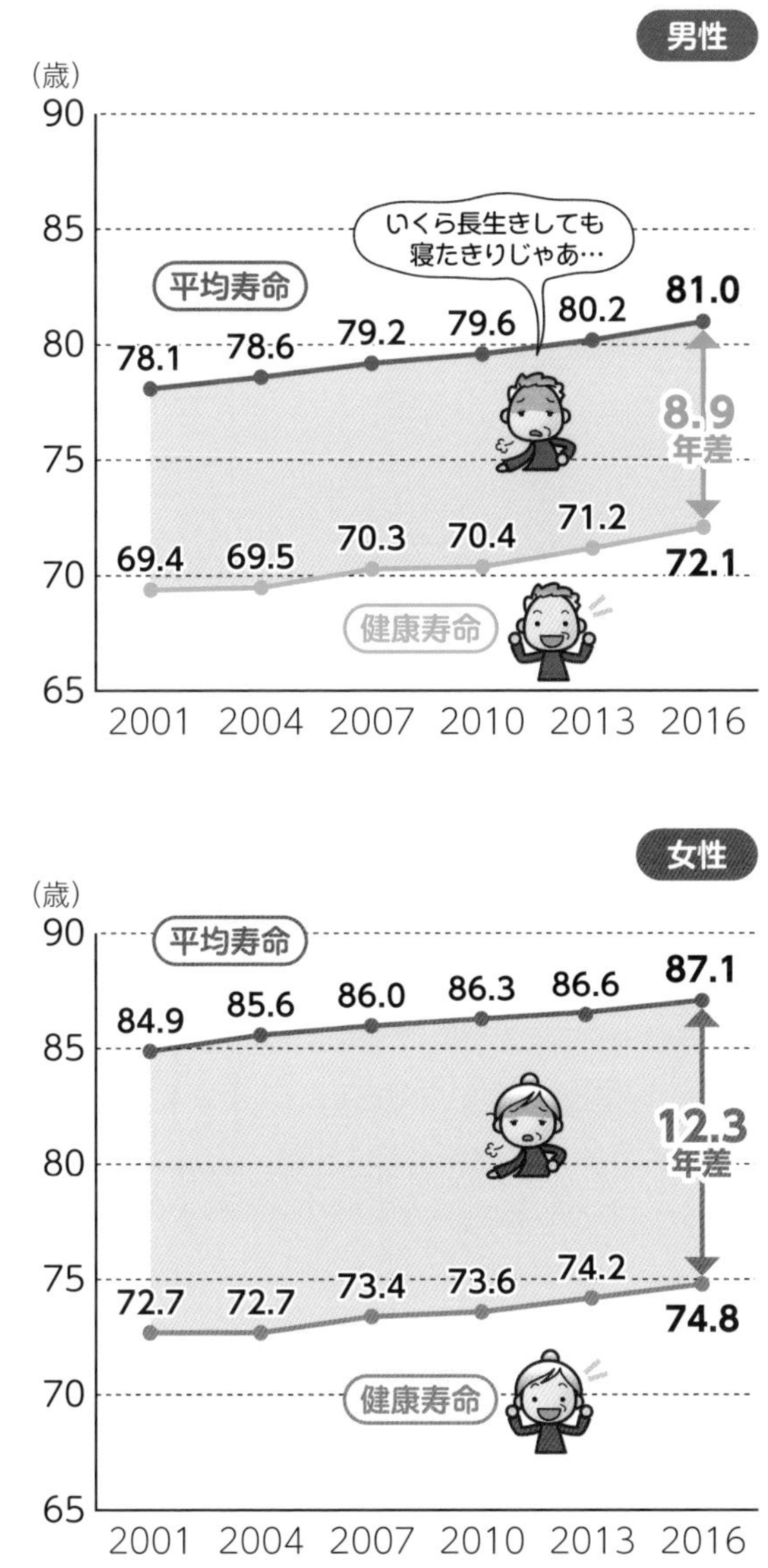

平均寿命こそ世界で第1位の日本ですが、「平均寿命と健康寿命の差」では第31位（男女平均の差が9・4年）です。

あなたの寿命と健康寿命の差を少しでも縮めることができれば、人生で介護のいらない健康的な日々を増やすことになります。社会全体としても、「健康長寿社会」の実現につながります。

糖尿病は「寿命」よりも「健康寿命」に悪影響を及ぼす

「糖尿病患者は平均寿命が短い」というデータを紹介しましたが、私は「糖尿病は、寿命以上に、健康寿命に悪影響を与える」と考えています。なぜなら、**糖尿病が引き起こす「合併症」は、健康寿命に大きな影響を与えるものばかり**だからです。

後で詳述しますが、糖尿病の主な合併症には、大きく次の２つがあります。

- 細小血管合併症（網膜症・腎症・神経障害）
- 大血管合併症（脳血管障害・冠動脈疾患・末梢動脈疾患）

これらが発症・重症化してしまうと、介護が必要になる可能性が大幅に上がります。さらに今では、「がん」や「認知症」までもが、糖尿病で起こりやすい疾患（併発症）として注目されています。これらが健康寿命に大きな悪影響を与えることは、容易に想像がつくでしょう。ですから、**糖尿病によって起こる合併症を予防することは、糖尿病治療の根幹**になっています。

日本人の健康寿命が尽きて「介護が必要になる原因」を知っていますか？　1位は認知症（18・0％）、2位は脳血管障害（16・6％）です。[*7] この2つだけで、介護が必要になる原因のおよそ3割を占めています。そして、この2つと糖尿病は、密接な関係にあるのです。「糖尿病は寿命以上に、健康寿命に悪影響を与える」というのは決して誇張ではないのです。

糖尿病になったら健康長寿は望めない？

では、一度「糖尿病」と診断されてしまうと、寿命も健康寿命も短くなってしまうのでしょうか？　いいえ、そんなことはありません。食事療法・運動療法を基本とした適切な治療を続ければ、糖尿病が引き起こす「死や介護に至る病」を避けられ、健常者と変わらない寿命をまっとうすることも可能です。

私のクリニックにも、多くの糖尿病患者さんが来診されます。若くして糖尿病になった人、長く糖尿病治療を続けてきた人、初診時は重度の糖尿病だった人など、さまざまです。けれども、ご自身の問題としっかり向き合い、熱心に治療に取り組み、**血糖コントロール（血糖値を適切な範囲に維持すること）をし続けることで、健康な人と変わらない日常生活を謳歌**している人もたくさん出てきました。

実際、日本人の「平均寿命」と「糖尿病患者の平均死亡時年齢」の差は、着実に縮まっています。その背景には、近年の糖尿病治療の劇的な進歩があります。まず、効果的な食事・運動指導がされるようになりました。そして、薬も進歩して多様化しています。これらのおかげで、糖尿病患者の血糖コントロールが大きく改善されたのです。

ですが、治療を怠り、血糖コントロールができていない人は、その恩恵を受けられません。「まだ今は大丈夫」「後で取り組もう」と治療を後回しにしていると、健康的にすごせる時間が合併症によって奪われ、生活の質（ＱＯＬ）が大きく低下してしまいます。最悪の場合、ある日突然、死に至ることもあります。

糖尿病でも寿命や健康寿命を延ばしたいなら、何よりも、早くから生活習慣の改善による予防と治療が必要なのです。

第1章

なぜ糖尿病が問題なのか？
コワイのは「合併症」

名前は知られているのに本当に理解している人は少ない

「糖尿病」という病名の認知度は極めて高いのに、糖尿病の「本当の問題点」や「治療の必要性」をきちんと理解している人はとても少ないと、私は診療の現場で日々感じています。私のクリニックに来られる患者さんも、最初は糖尿病を誤解しているか、ほとんど知らないか、どちらかの人が圧倒的です。

実は、健康診断で血糖値などが基準値を上回って「要治療」と判定された人の7割以上が、「糖尿病が〝人工透析〟や〝失明〟の原因の上位にある」ことを知りません。[*8] つまり、「なぜ治療が必要なのか」という理由を、治療が必要な張本人ですらわかっていない、ということです。

この章では、決して他人事《ひとごと》ではない「糖尿病」という病気について、いったい何が問題なのかをわかってもらうために、特に糖尿病の「合併症」について詳しく解説します。

その前に、そもそも「どうしたら糖尿病になってしまうのか」を知ってもらうことが必要です。まずは、そのメカニズムから説明しましょう。

そもそも糖尿病とはどのような病気か

あなたが食べた物は、口で咀嚼《そしゃく》され、胃で消化され、腸で分解されて、糖（ブドウ糖）になります。この糖は、血液の中に取り込まれ、血流を通じて全身の器官（脳、内臓など）に送り込まれます。糖が血液の中に取り込まれると、血液中の糖（血糖）の濃度が上がり、血糖値が上昇します。

血糖値が上昇したことは、膵臓《すいぞう》のランゲルハンス島にあるβ細胞が検知し、その結果、「インスリン」というホルモンを分泌します。**血液中を流れている糖を、筋肉、脂肪、肝臓の細胞へ送るのは、インスリンの働き**です。糖を取り込んだ器官は、糖を「エネルギー」として活用します。インスリンは必要な量の糖を器官に送り込んだ後、余った糖があれば、それをグリコーゲンとして肝臓などに貯蔵します（貯蔵されたグリコーゲンは、食事をしていない時や就寝時などに、必要に応じて放出されます）。さらにインスリンは、それでも余ったブドウ糖を脂肪細胞に送って貯蔵します。この一連の流れを「糖代謝」といいます。

健康であれば糖代謝がうまく働いているので、血液中の糖の濃度は狭い範囲で、ほぼ一定に保たれています。この濃度（血糖値）のコントロールに大きく関わっているのが「インスリン」というホルモンなのです。**糖尿病は、インスリンが不足したり、十分に働かなくなったりすることで、正常な糖代謝が維持できなくなり、血液中にブドウ糖があふれてしまう病気**です。

ブドウ糖が体内で利用される仕組み

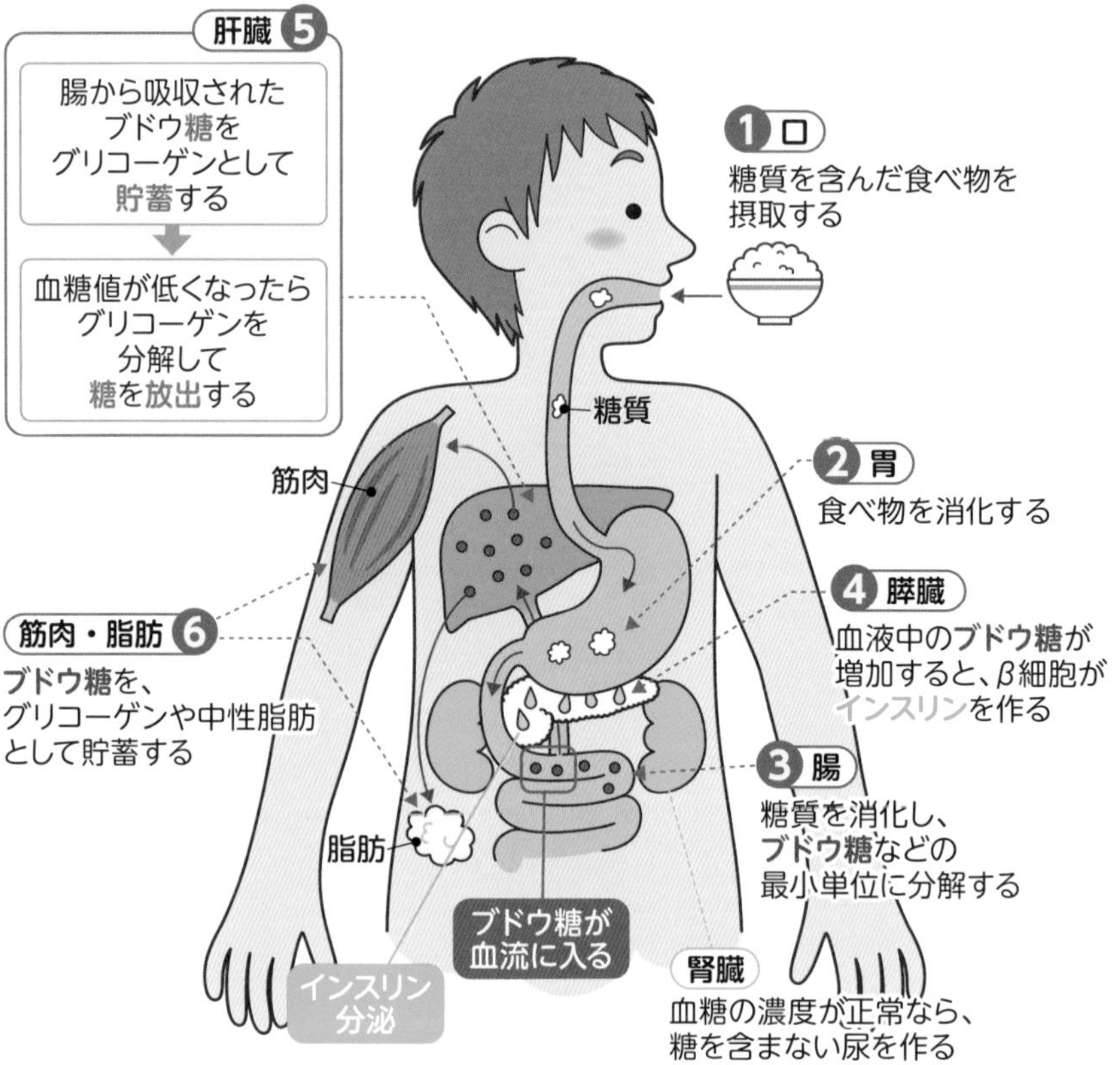
肝臓 5
腸から吸収された
ブドウ糖を
グリコーゲンとして
貯蓄する
血糖値が低くなったら
グリコーゲンを
分解して
糖を放出する
1 口
糖質を含んだ食べ物を
摂取する
糖質
筋肉
2 胃
食べ物を消化する
4 膵臓
血液中のブドウ糖が
増加すると、β細胞が
インスリンを作る
筋肉・脂肪 6
ブドウ糖を、
グリコーゲンや中性脂肪
として貯蓄する
3 腸
糖質を消化し、
ブドウ糖などの
最小単位に分解する
脂肪
ブドウ糖が
血流に入る
インスリン
分泌
腎臓
血糖の濃度が正常なら、
糖を含まない尿を作る

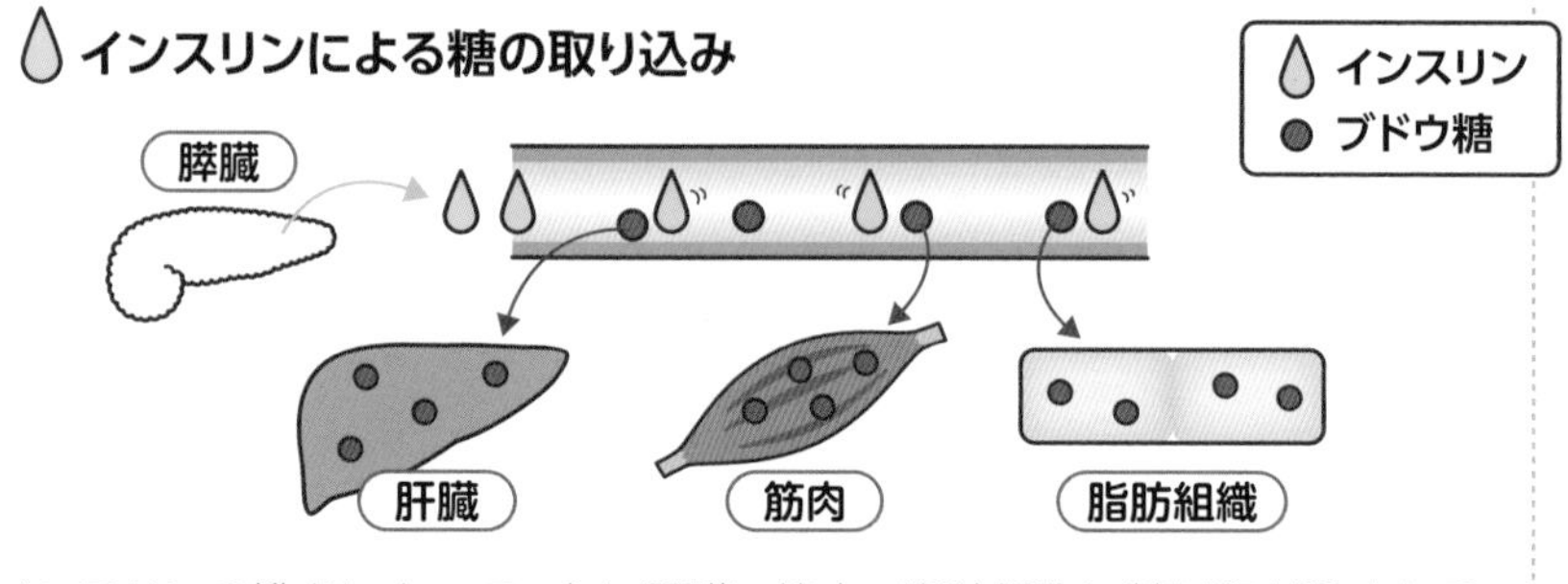
インスリンによる糖の取り込み
インスリン
ブドウ糖
膵臓
肝臓
筋肉
脂肪組織

インスリンの働きによって、主に肝臓、筋肉、脂肪細胞に糖は取り込まれる

糖尿病が進行する2つの原因

なぜ糖尿病になるのでしょうか。それには、次の2つの原因があります。

インスリン分泌不全

膵臓の機能が低下して、必要量のインスリンが分泌できなくなった状態です。

食べ過ぎや運動不足などが原因で血液中の糖が過剰になると、血糖の濃度を下げるために、多くのインスリンが必要になります。膵臓は働き過ぎの状態を続けながらインスリンをより多く分泌させますが、過労が続いた膵臓は徐々に疲弊します。すると、インスリンの分泌量が減っていき、「インスリン分泌不全」の状態に陥ります。「インスリン分泌不全」になると**インスリンが不足するため、血液中の糖を細胞に取り込みきれなくなり、糖が血液中にあふれる**のです。

もともと日本人は欧米人と比較して、遺伝的にインスリン分泌能力があまり高くありません。糖尿病といえば生活習慣病というイメージが強いのですが、大して太っていない人でも糖尿病になることがあるのは、遺伝的にインスリン分泌能力が乏しいことが原因のひとつとして考えられます。

インスリン抵抗性

体内で**インスリンの働きを妨げる物質が増えて、インスリンが正常に働かなくなった状態**です。インスリンの量が十分にあっても、**インスリンの働きが不十分になっているために糖を取り込みきれなくなり、血液中に糖があふれてしまう**のです。

この「インスリン抵抗性」にも遺伝的な要因がないわけではありませんが、生活習慣（肥満・過食・運動不足・ストレス）によるところが極めて大きいです。

糖尿病は、この**「インスリン分泌不全」と「インスリン抵抗性」のどちらかが原因で、または両方が相まって、慢性的に血糖値が高くなってしまう病気**です。

血糖値が高い状態が続いてしまうと、身体は血糖値を下げるためにさらにインスリンを出そうとします。

その結果、インスリンを分泌する膵臓にさらに負担がかかり、「インスリン分泌不全」が進行してしまいます。また、血液中の糖がインスリンによって脂肪として蓄積されると、脂肪細胞からはインスリンの作用を阻害する悪玉物質（ＴＮＦ‐αなど）の分泌が増え、インスリンの作用を増強する善玉物質（アディポネクチンなど）の分泌が減るので、「インスリン抵抗性」がさらに強くなるという悪循環に陥ります。

インスリンの働きと、作用不足になる仕組み

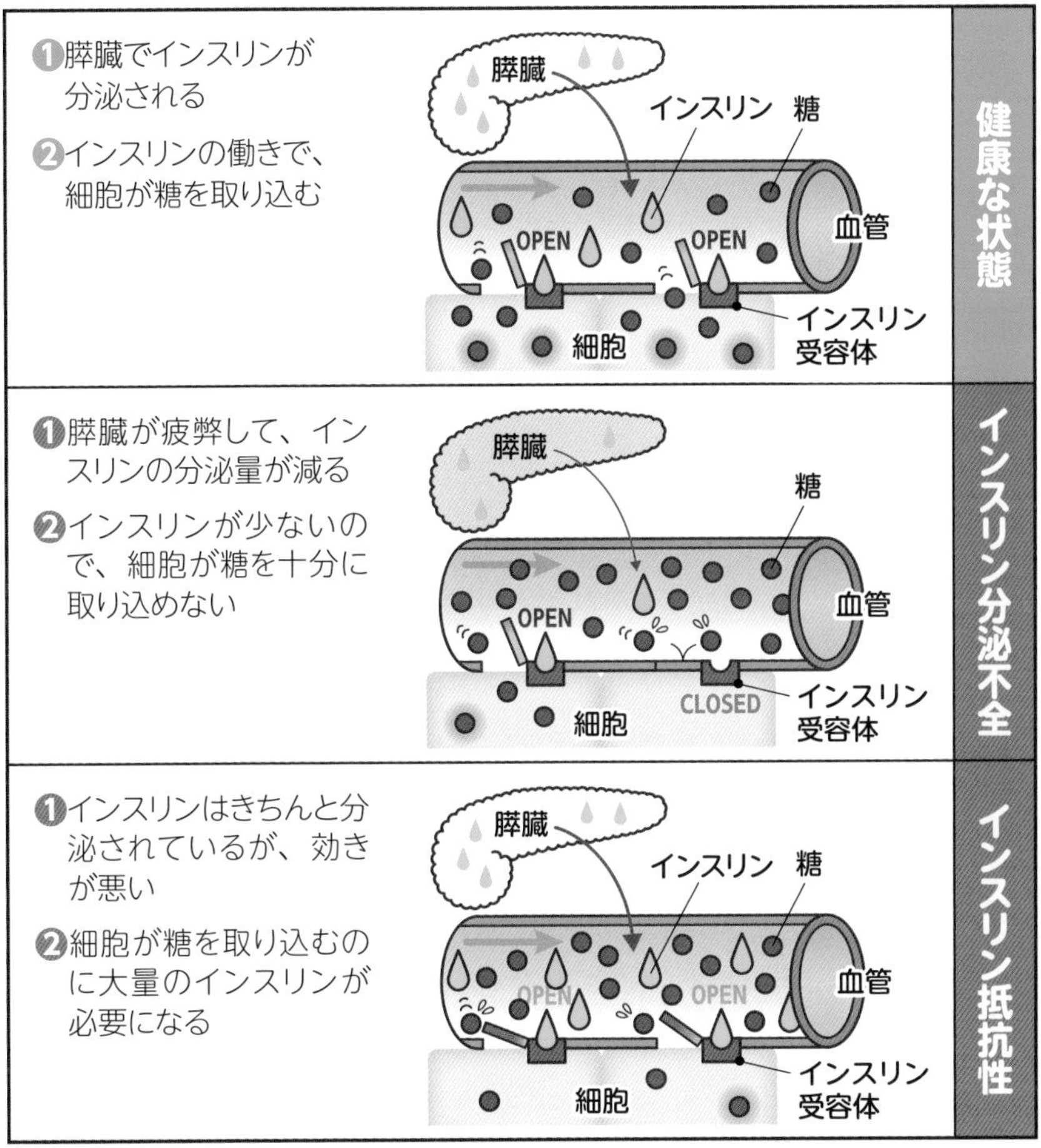

①膵臓でインスリンが分泌される
②インスリンの働きで、細胞が糖を取り込む
膵臓
インスリン
糖
OPEN
OPEN
血管
細胞
インスリン受容体
健康な状態
①膵臓が疲弊して、インスリンの分泌量が減る
②インスリンが少ないので、細胞が糖を十分に取り込めない
膵臓
糖
OPEN
CLOSED
血管
細胞
インスリン受容体
インスリン分泌不全
①インスリンはきちんと分泌されているが、効きが悪い
②細胞が糖を取り込むのに大量のインスリンが必要になる
膵臓
インスリン
糖
OPEN
OPEN
血管
細胞
インスリン受容体
インスリン抵抗性

インスリンの働き

① 糖が細胞の中へ取り込まれるように働きかける。

② (エネルギーが切れないように) 糖を、貯蔵できる「グリコーゲン」に変えて肝臓や筋肉に蓄える。

③ 余った糖を脂肪細胞に取り込んで、中性脂肪を合成する。

糖尿病にも種類がある。本書が扱う「2型」とは

糖尿病は発症する原因によって「1型糖尿病」と「2型糖尿病」に大別され、他に「妊娠糖尿病」「その他の特定の機序、疾患によるもの」を含めて、4種類に分類されます。

1型糖尿病

1型糖尿病は、**膵臓のβ細胞が破壊されて、インスリンをほとんど出せなくなり、血糖値を下げられなくなることで発症**します。自分の膵臓からインスリンを出せないので、注射でインスリンを補う治療が必要不可欠です（これを「インスリン依存状態」と呼びます）。**発症に、遺伝や生活習慣や肥満は関係しません。**原因の約90％は、本来なら自分の身体を守るはずの免疫が正しく働かず、自分の細胞を攻撃してしまうことによる「自己免疫性」であり、10％は原因不明の「突発性」です。そのため、1型糖尿病かどうかを診断する血液検査では、自己免疫が起こっているかどうかを調べる自己抗体検査をおこないます。

治療の**基本は薬物治療で、注射で身体の外からインスリンを補う**ことが何よりも重要です。内服薬だけでは治療ができず、内服薬は補助的に使う程度です。

高血糖の発症後からインスリン依存状態になるまでの進行の速さによって、発症後1週間前後の「劇症」、おおむね3カ月の「急性発症」、半年〜数年の「緩徐《かんじょ》進行」の3種類に分類されます。

劇症1型糖尿病は、90％以上が20歳以上で発症します。急激に血糖値が上昇し、口渇《こうかつ》・多飲・多尿・倦怠《けんたい》感などの高血糖症状が現れ、重症化すると意識障害や昏睡になり、治療が遅れると生命に関わります。前兆として、約70％の人に咽頭痛や発熱などの風邪症状や、腹痛や嘔吐などの消化器症状があります。

急性発症1型糖尿病は、1型で最も多く、10〜20代の若い人に多く発症します。発症後、一時的にインスリン分泌が改善することもありますが、やがてほとんどなくなります。

緩徐進行1型糖尿病は、発症初期は2型糖尿病に似た病態ですが、徐々にインスリンが分泌できなくなり、最終的にインスリン依存状態になります。インスリンを分泌できる間は、2型と同じように食事療法・運動療法や内服薬による治療ができますが、早期からインスリン治療を始めれば、身体に残るインスリン分泌機能を温存して、インスリン依存状態になるのを遅らせることができます。

日本の1型糖尿病の患者数は10万〜14万人と推計され、糖尿病患者の約5％を占めます。小児から成人まで幅広い年齢で発症しますが、小児から若年者では1型が多く、10歳未満はほぼ1型です。

2型糖尿病

2型糖尿病は、膵臓のβ細胞の機能が低下して十分な量のインスリンを出せなくなったり（インスリン分泌不全）25ページ、インスリンの働きが不十分になったり（インスリン抵抗性）26ページすることで、インスリンの作用不足に陥り、血糖値が十分に下がらなくなることで発症します。

遺伝的な要素も影響しますが、肥満・食べ過ぎ・運動不足・ストレスなど、生活習慣が発症や進行に大きく関わるために、「生活習慣病」のひとつとされます。ゆっくり進行するので、高血糖症状に気づかないことも多くあります。

治療の基本は食事療法・運動療法であり、効果が不十分なときに薬物治療をします。多くは内服薬で治療できますが、進行して膵臓の機能が失われると、1型糖尿病と同じようにインスリン注射が必要になります。

2型糖尿病は40歳以上の人に多く、加齢とともに増えますが、近年は肥満を伴う若年者も増えています。

妊娠糖尿病

妊娠中に初めて血糖値が通常よりも高くなった状態を「妊娠糖尿病」と呼びます（妊娠前から1型糖尿病や2型糖尿病だった場合には、妊娠糖尿病とは呼びません）。妊娠糖尿病は妊婦の7〜9％に見られ、流産や胎児の心臓肥大などのリスクがあります。肥満、糖尿病の家族歴がある、高齢妊娠などの人は、妊娠糖尿病になる可能性が高くなると言われます。

妊娠中は運動療法をおこなうことが難しいため、食事療法で血糖値の管理をおこない、必要に応じてインスリンを投与します。出産後には血糖値が下がる場合がほとんどですが、妊娠糖尿病と診断された人は、そうでない人よりも高い頻度で糖尿病になることがわかっています。そのため、出産後も血糖値には注意を続けていく必要があります。

その他の特定の機序、疾患によるもの

遺伝子の異常、糖尿病とは別の病気（膵炎、甲状腺機能亢進症、ダウン症候群など）の影響、ステロイド剤や利尿薬などの長期服薬、膵臓の摘出などによって、糖尿病になってしまう場合があります。

一般的に「糖尿病」と言えば、日本の糖尿病患者の約95％を占めている「2型糖尿病」です。

本書で取り上げるのも「2型糖尿病」です。それは患者の多くを占めるという理由だけではなく、当事者の行動を変えることで大きく将来を変えられるからです。2型糖尿病の原因は、遺伝的な影響に加えて、過食や運動不足など生活習慣によるところが非常に大きいのです。つまり**2型糖尿病であれば、生活習慣次第で糖尿病自体をコントロールすることが可能**なばかりか、初期なら糖尿病の発症ですら食い止めることができるのです。

1型糖尿病と2型糖尿病の違い

	1型糖尿病	2型糖尿病
発症年齢	若年者（25歳以下）に 多い傾向	**成人～中高年者、** 学童期の小児も増加傾向
発症の特徴	**急激**に症状が出て 発病することが多い	気づかぬうちに **ゆっくり**発症する
体型	**痩せ型**が多い	**肥満体が多い**が、 痩せ型の人もいる
主な原因	**膵臓のβ細胞が破壊され、** インスリン分泌ができなくなる	**生活習慣や遺伝的な要因で、** インスリン分泌不全・ 機能低下などが起こる
主な誘因	ウイルス感染などによる **免疫異常**	**過食、運動不足、ストレス** などが多いが、 遺伝的な異常の場合もある
症状	**口渇、多飲、多尿⬇** これらの症状を訴えて内科を 受診して発見されることが多い	**無症状が多い⬇** 健診などでの 偶然の発見が多い
治療	飲み薬では不十分で、 **インスリン注射が必須**	**食事療法、運動療法、投薬** （飲み薬、インスリン注射など）

「2型糖尿病」のリスクを上げる要因

2型糖尿病はどのような要因で発症するのでしょうか。追跡調査の結果[*9]によれば、2型糖尿病が発症する「リスクファクター」と「リスクの上昇率」は、次のとおりです。

年齢　年齢が1歳上がるごとに、2％上昇
肥満　ＢＭＩが1増えるごとに、17％上昇
家族歴　糖尿病の家族歴がある場合、2・0〜2・7倍に上昇
高血圧　高血圧がある場合、1・3〜1・8倍に上昇
喫煙　一日20本以上吸う人の場合、非喫煙者の1・4〜3・0倍に上昇
飲酒　一日1合以上飲む人の場合、非飲酒者の1・3倍に上昇

これらのリスクファクターのほかに、「不眠」「シフト制勤務」「ストレス」なども糖尿病の発症リスクを上げるという調査報告もあります。

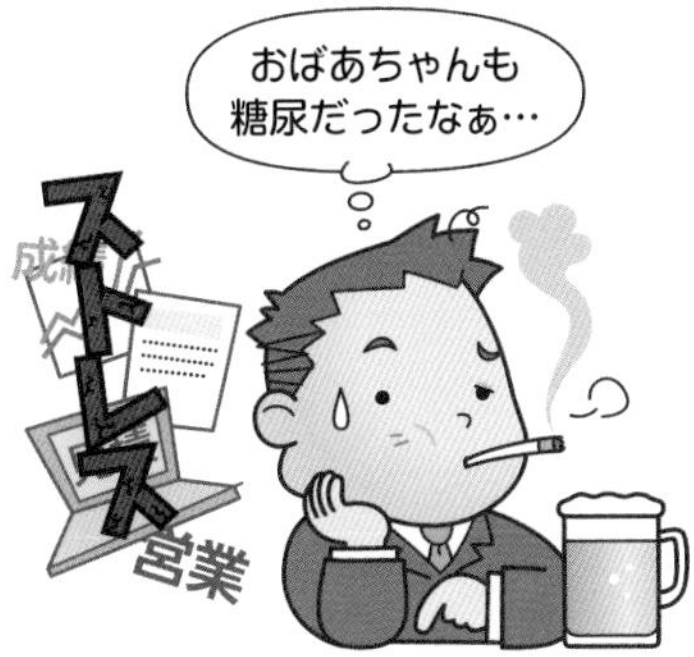
おばあちゃんも
糖尿だったなぁ…
ストレス
営業

血糖値が上がると どんな症状が起こるのか？

血液中に糖（ブドウ糖）があふれている高血糖状態になっているにもかかわらず、ずっと治療をせずにいると、**頻尿《ひんにょう》・多尿、口渇《こうかつ》、易《い》疲《ひ》労《ろう》感などの「高血糖症状」**が出てきます。

「頻尿」は、おしっこが近いこと。「多尿」は、おしっこの量が多いことです。これは、血液中の糖が多いために、糖を身体の外に出そうと腎臓が活発に働いて、尿量が増えることによって起こります。

「口渇」は、口や喉が異常に渇くことです。尿量が増えることによって、身体の中の水分が必要以上に排出され、喉の渇きを覚えて水分を欲しがるようになることで起こります。

「易疲労感」とは、疲れやすいことです。インスリンが十分に働かなくなったことで、食事をしても細胞が糖を取り込みにくくなり、身体が活動するためのエネルギーが不足することによって起こります。

ところが、これらの高血糖症状は自覚されないことが多く、症状に変化があってもささいなため、気づかれないことも多々あります。

生命にも関わる「糖尿病ケトアシドーシス」

頻尿・多尿、口渇、易疲労感などと聞いても、「それぐらいの症状だったら、大騒ぎしなくても……」「大きな自覚症状がないなら、別にいいよ」と思ったかもしれません。けれども、油断してはいけません。

たとえば、血糖値が２５０mg／dL以上となるような異常な高値になると、「糖尿病ケトアシドーシス」という症状が急激に発生することがあります。**急に喉が渇き、たくさん水を飲み、尿が増え、全身がだるくなり、ひどい場合には意識がなくなって昏睡状態に陥る**のです。

インスリンが不足して、細胞に糖を届けられなくなると、代わりに肝臓で脂肪が分解されてエネルギーが作られます。その過程で発生するケトン体が増え過ぎてしまうと、血液が酸性に傾いて、糖尿病ケトアシドーシスが起こるのです。

糖尿病ケトアシドーシスは、悪化すると、呼吸困難、吐き気、嘔吐、腹痛、意識障害などが起こる、生命にも関わる急性合併症です。すぐに医療機関にかかって、水分とナトリウムを補充し、インスリンを注射するなどの迅速な治療が必要になります。

甘い飲み物で突然起こる「ペットボトル症候群」

頻尿・多尿、口渇、易疲労感などの高血糖症状が相まって、急速に重症化してしまうものには、「ペットボトル症候群」もあります。ペットボトル症候群は、糖尿病、または糖尿病に近い状態にある人が、急激に高血糖状態に陥るために起きます。

夏の暑い日には冷たい飲み物が欲しくなりますよね。自分が糖尿病であるという意識が稀薄で、**水分補給にジュースやスポーツドリンクなどを大量に飲んでしまうと、血糖値が急激に上昇して、「多飲・多尿」の症状**が現れます。尿量が増えれば「口渇」状態となり、ますます水分が欲しくなり、さらにジュースやスポーツドリンクを飲み……、ということを繰り返しがちです。

この悪循環を繰り返しているうちに、インスリンが不足して、「糖尿病ケトアシドーシス」を起こすことがあるのです。ケトアシドーシスは通常、血糖コントロールの悪い2型糖尿病の人に起こるものですが、そこまではない人が急にケトアシドーシスを起こしてしまうのが、「ペットボトル症候群」です。

ペットボトル症候群を避けるには、糖分が多い飲み物を避け、無糖のお茶や水で水分補給をしてください。自覚症状のない人でも条件が揃えば起こりえるので、暑い日には注意が必要です。

ペットボトル症候群になるとケトアシドーシスになることも…

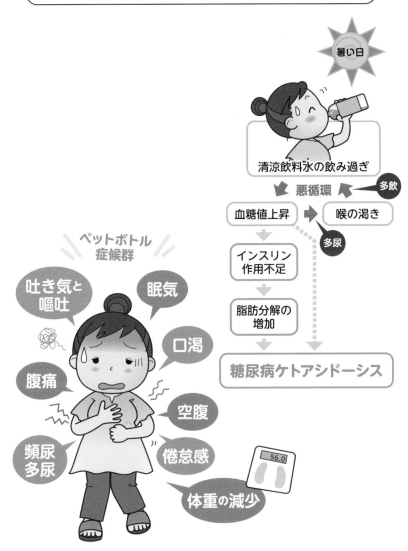

眼・腎臓・末梢神経、脳・心臓などで「血管障害」が起こる!?

糖尿病の人の寿命や健康寿命が短いのは、糖尿病によって引き起こされる「慢性合併症」が原因であり、糖尿病ケトアシドーシス35ページなどの「急性合併症」によるものではありません。慢性合併症（以下、「合併症」と記します）は、糖尿病特有のものから、他の生活習慣病と相まって起こるものまで、全身のさまざまなところで、多岐にわたって起こります。糖尿病の合併症は、日常生活に極めて不便をきたす病気を引き起こしたり、後遺症による寝たきりや認知症を引き起こしたり、生命を突然奪うことさえあります。

あなたは「糖尿病って言われたけど、別に痛くも痒《かゆ》くも感じないよ」「医者って何でも大げさに言うからな」と思っているかもしれません。しかし、これはおどしではなく、高血糖状態が続いているにもかかわらず治療を怠り続ければ、訪れる危険性が極めて高い現実なのです。糖尿病を甘く考えて、あとあと大きく悔やむ人がたくさんいます。あなたがそのような後悔をすることがないよう、ここからは「糖尿病の合併症」について紹介します。

糖尿病が「血管病」と呼ばれる理由

血糖値が高いままの状態を放置し続けると、血液中に大量にある糖が、血管の内側の壁（血管壁）にある内皮細胞に付着します。すると血管を傷つける「活性酸素」が発生し、血管がダメージを受けます。その結果、血管が柔軟性を失って、硬くボロボロになり、最終的には非常にもろくなります。これは「動脈硬化」の状態ですが、**糖尿病は動脈硬化を進めてしまう**ことから、**「血管病」**とも呼ばれています。

血管がボロボロになってしまうと、血液が全身に行き渡らなくなり、必要な酸素や栄養素が供給されなくなるため、全身の臓器にさまざまな障害が起こります。

特に毛細血管などの細い血管は、障害されやすくなります。細い血管が集中している場所で血流が悪くなると、糖尿病特有の合併症が起こってしまいます。「糖尿病網膜症」「糖尿病腎症」「糖尿病神経障害」がそれですが、これらは糖尿病の発症後すぐに起こるのではなく、高血糖の状態を放置し続けて、数年たってから起こります。

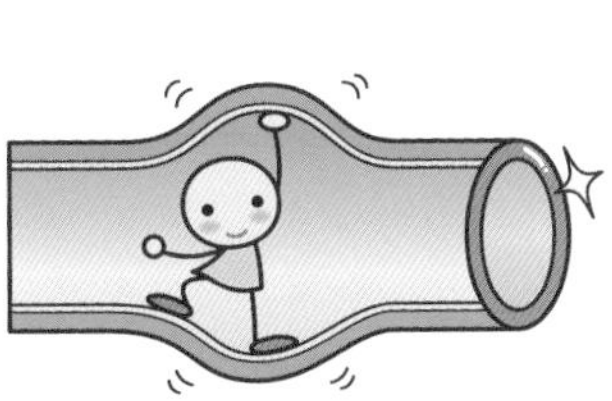

健康な血管は新品のホースのように弾力がある

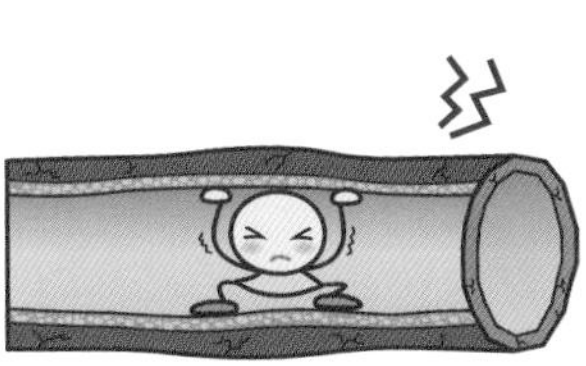

動脈硬化の進んだ血管は、古くなったホースのように硬く、破れやすい

細い血管だけでなく、太い血管でも動脈硬化が進行していきます。動脈硬化が進むと、糖によって傷つけられた血管の内側の壁に、コレステロールが沈着します。このコレステロールを除去するマクロファージ（白血球）の死骸も蓄積し、血管の内側の壁にプラーク（不要な隆起物）がこびりつきます。さらに大きくなったプラークが破綻（破裂）すると、それを治すために血小板が集まって血栓（血の塊）を作ってしまいます。

プラークや血栓は、血液の流れを悪くするだけでなく、突然剥がれ落ちて、他の血管に飛んでいき、別の血管を詰まらせる原因となります。血管がプラークや血栓で詰まってしまうと、その先にある重要な臓器に血液が流れなくなり、臓器障害が引き起こされます。そして、これが「脳

高血糖を放っておくと血管はこうなる！

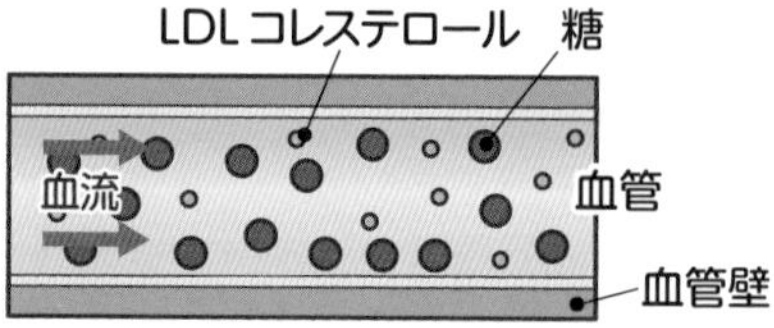

高血糖状態が続くと、血管壁に糖が付着する

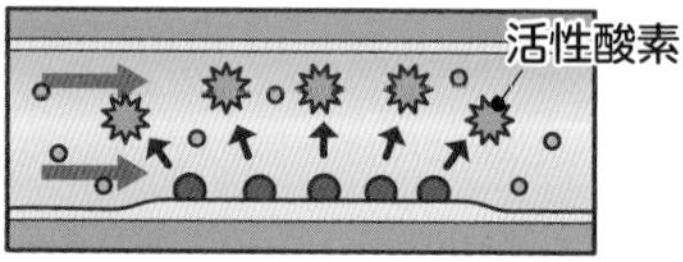

糖と血管壁のタンパク質が反応して、活性酸素が発生する

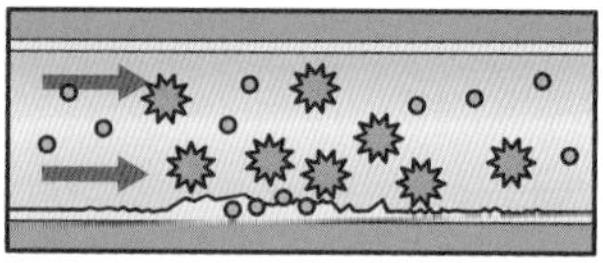
活性酸素による強力な酸化作用で、血管壁が障害され、血管の内側にLDL コレステロールが入り込む

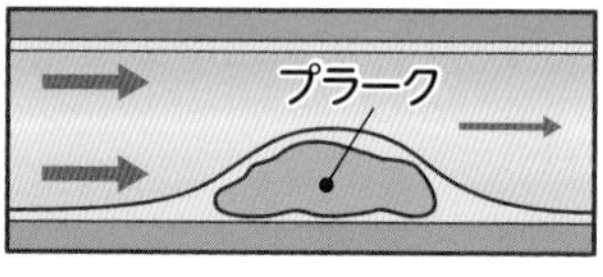

血管の内壁にコレステロールなどが付着しプラークになり、血流が悪くなる

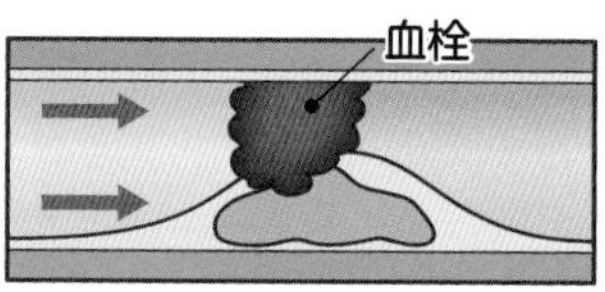

プラークが破れると血栓ができて血流を妨げる

梗塞」や「心筋梗塞」の原因になるのです。

高血糖が引き起こす、これらの合併症については、次項から詳しく説明していきます。

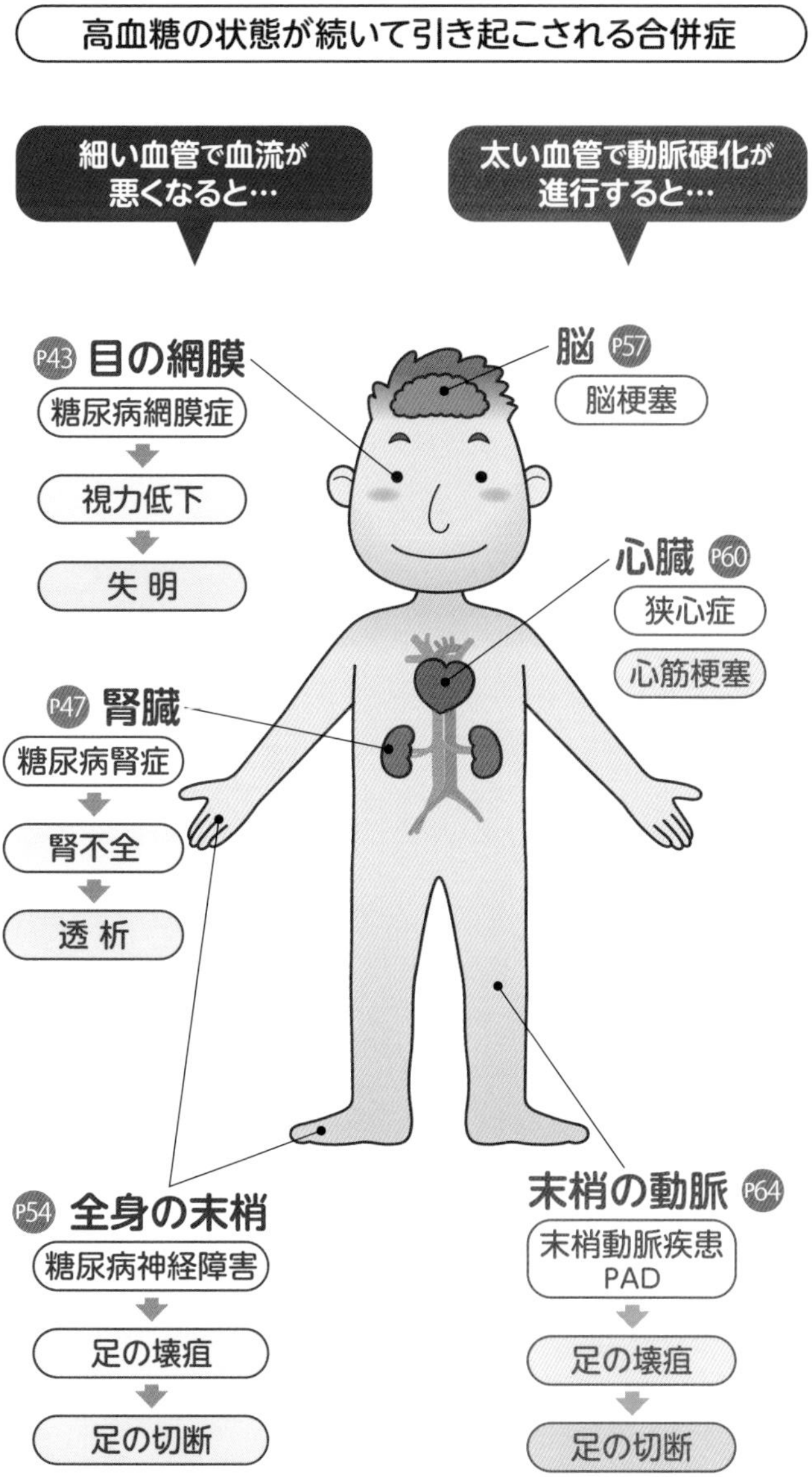

細い血管に起こる糖尿病特有の「細小血管合併症」

高血糖状態が長く続くと、毛細血管など、細い血管が網の目のように集中している器官では「細小血管合併症（細小血管症）」と呼ばれる大きな合併症が発生します。

細い血管が集中しているのは、眼の網膜・腎臓・末梢神経（手足など）です。それぞれの場所で起こる合併症とは、視力が障害される「糖尿病網膜症」、腎臓の働きが低下する「糖尿病腎症」、手足の感覚が鈍る「糖尿病神経障害」です。これらは他の病気には見られない糖尿病特有の合併症で、**「糖尿病の三大合併症」**とも呼ばれています。

「糖尿病網膜症」「糖尿病腎症」「糖尿病神経障害」に共通するのは、発症早期は自覚症状に乏しいものの、放っておくと生活の質（ＱＯＬ）を大きく低下させてしまう重大な事態が発生することです。発症の早期に治療していれば健康を取り戻すことも可能ですが、進行してしまうと元に戻すことは困難で、病状の進行を食い止めることしかできなくなってしまうことも共通しています。ですから、検査を受けることで合併症を早く発見して、もし合併症が見つかった場合は、早く治療を開始することが極めて重要なのです。

糖尿病の三大合併症のそれぞれについて、少し詳しく説明しましょう。

「糖尿病網膜症」は、中途失明の原因の第2位

糖尿病患者の約3分の1（約３００万人）が「糖尿病網膜症」になっていると推計されています。網膜症を発症するまでの期間は、糖尿病になってから1～20年以上と幅広いのですが、約8年間で約28％の人が発症するという報告[*10]があります。

眼球のいちばん奥にある「網膜」は、目の中に入ってきた光を刺激として受け取り、明るさや色などの情報を脳に伝えるという、物を見るうえで重要な働きをしています。ところが糖尿病網膜症になると、網膜に栄養を供給するために張り巡らされている細かい血管に小さなこぶができたり、血管が詰まったり、出血したりすることで、視力障害が起こってしまうのです。

糖尿病網膜症は、成人が失明する原因の第2位（第1位は緑内障）で、毎年約３０００人もの人が失明しています。特に壮年の失明は糖尿病網膜症が原因であることが多く、**50～60代の「失明原因」では第1位**となっています。[*11]

糖尿病網膜症の進行具合

糖尿病網膜症はその進み具合によって、大きく次の３段階に分けられます。

【単純網膜症】

単純網膜症は、最も初期の段階です。血管から血液が漏れてできる小さな「点状出血」、少し大きめの「斑状出血」、網膜の細い血管の一部が膨らんでできる「毛細血管瘤《りゅう》（こぶ）」、血液中のタンパク質や脂質が漏れてできる「硬性白斑」、血管が詰まることによってできる「軟性白斑」が発現します。けれども、自覚症状がなく、視力にもまったく変化がないため、眼底検査をしない限り発見することができません。

この段階までであれば、血糖コントロール（血糖値を適切な範囲に維持すること）によって、これらは自然に消えてなくなります。ですから、糖尿病の治療が大切な段階なのです。

【増殖前網膜症】

増殖前網膜症は、単純網膜症が進行していった状態です。毛細血管が詰まって、網膜に酸素や栄養が行き渡らなくなり、軟性白斑がたくさん発現し、静脈が異常に腫《は》れ上がります。網膜では、不足した酸素を補うために新生血管（正常ではない、新しくできた血管）を作る準備が始まります。

かすみ目などの自覚症状が出ることもありますが、自覚症状がまったくないことも多く、この段階でも視力には変化がありません。

けれども、この段階になると血糖コントロールだけでは改善が困難なので、レーザーを照射する「網膜光凝固術」という治療をして、さらなる進行を予防します。まさに危険な状態に一歩踏み込んだ状態です。

【増殖網膜症】

増殖網膜症は、増殖前網膜症が進行し、網膜の血流が悪くなったために酸素が足りなくなったところに、新生血管が作られた状態です。新生血管は正常な血管ではなく、もろくて破れやすいため、網膜から伸びていった新生血管が硝子体で出血を起こすと、光が網膜に届かなくなり、急激な視力障害が発生します。

この段階になると、目の中に煙のすすのようなものがたくさん出たり、赤いカーテンがかかったりする自覚症状がようやく出てきます。手術が必要になりますが、たとえ手術をしても、日常生活に必要な視力まで回復しないこともあります。

ここまで進行すると、網膜症は血糖の状態に関わらずに進行し、最悪の場合は大きな硝子体出血や網膜剥離を起こし、失明につながることがあります。

糖尿病網膜症が進行すると、視力を著しく損ない、自覚症状が出る頃には手遅れに近くなることも、失明に至ることもあるわけです。この3段階がどのぐらいのスピードで進むかは、人によって違います（比較的若い50歳以下の人は進行が速いため、特に注意が必要）が、血糖コントロールをしている人ほど進行は遅く、網膜剥離や失明には至らず、進行が止まることもあります。

そのため、糖尿病の人は定期的に眼科に行き、すでに網膜症の人は半年に1回、症状がない人も年に1回は眼底検査を受けることが推奨されています。

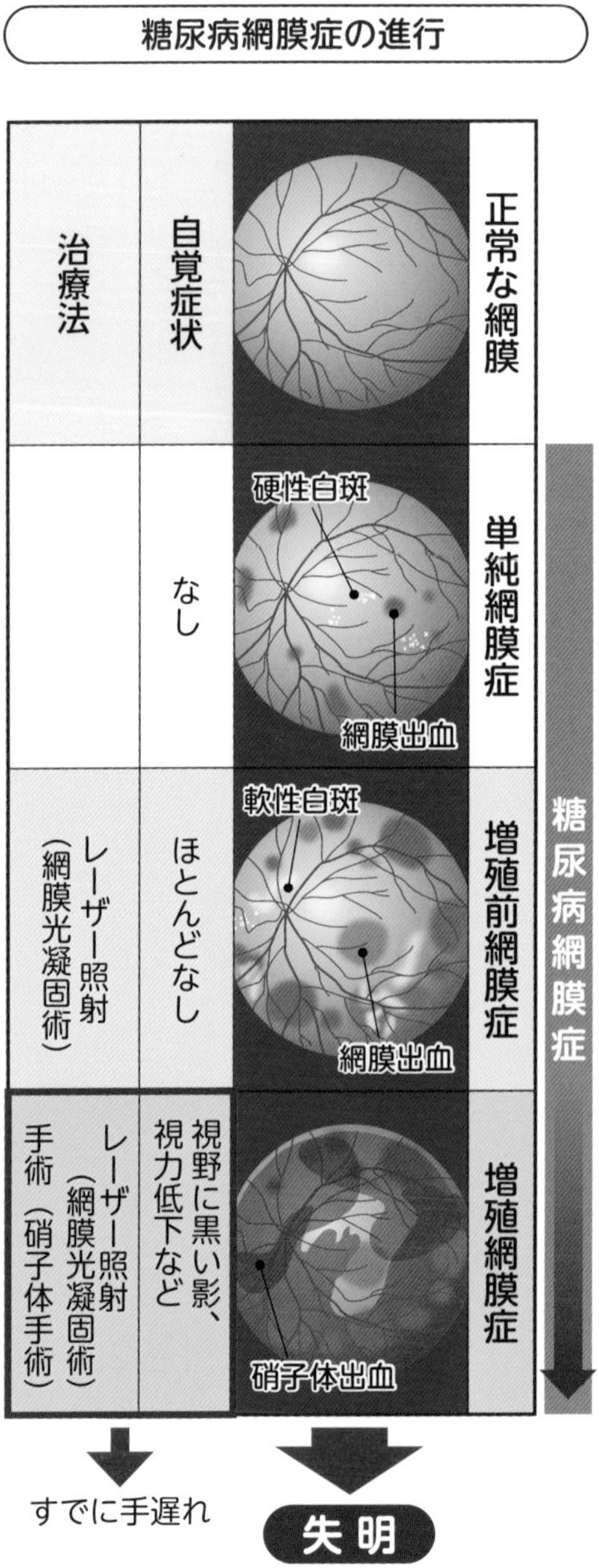

「糖尿病腎症」は、人工透析の原因の第1位

糖尿病患者のうち約40％（約400万人）が「糖尿病腎症」になっていると考えられています。[*12] 血糖コントロールの状況などで個人差はありますが、糖尿病になってから10～15年以上たって発症することが多いとされます。

近年、糖尿病腎症が原因で「透析」を受けることになった人が加速度的に増えています。1998年からは透析導入の原因の第1位となり、2018年には全透析患者のうち42・3％を占めました[*13]（下のグラフ）。年間に約1万6000人も、糖尿病腎症が原因で透析療法を始めていると言われます。

人工透析になる原因

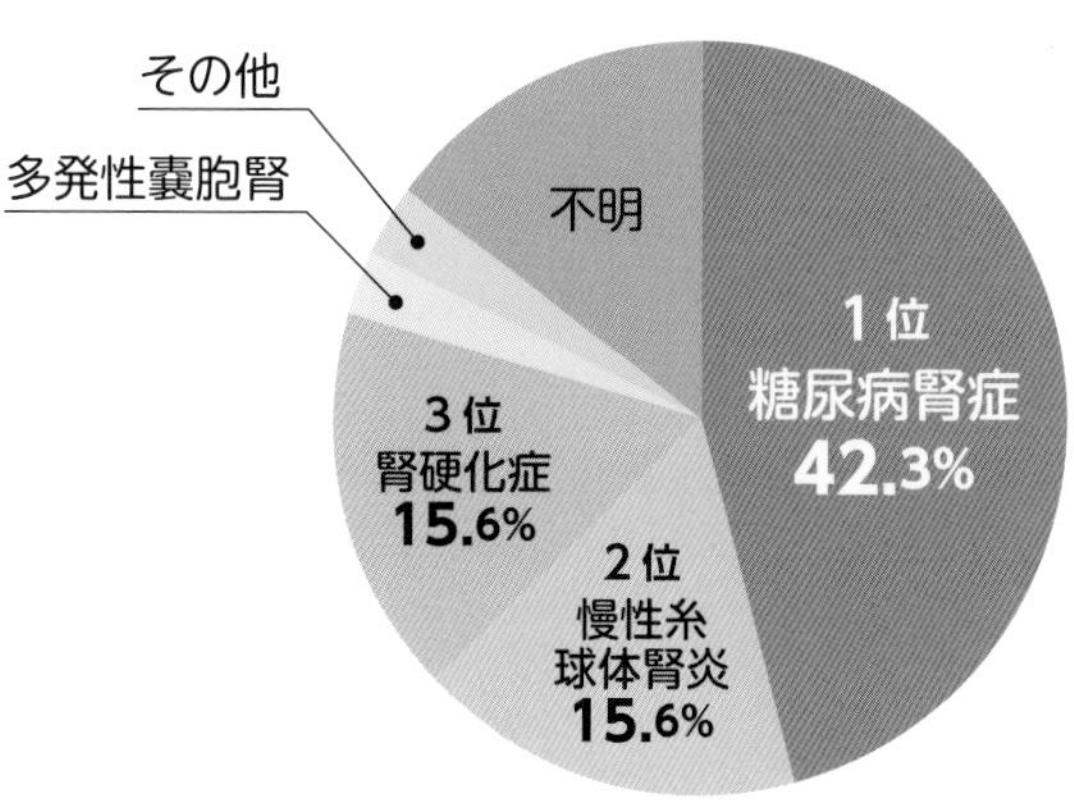

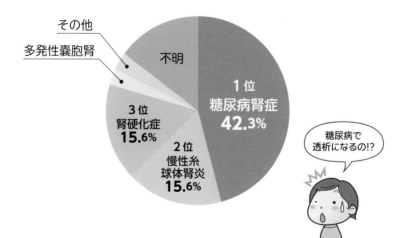

腎臓はそら豆を大きくしたような形で、腰のあたりの背中寄りに左右1個ずつ、計2個あります。腎臓を通っている血管は細かく枝分かれして、最終的に直径約0・1ミリの「糸球体」という毛細血管の塊になります。

1個の腎臓に、糸球体は約100万個あります。腎臓にはさまざまな重要な働きがありますが、糸球体は心臓から流れてきた血液を濾過《ろか》して、身体に必要な赤血球やタンパク質は残しつつ、身体に不要な老廃物は取り除いて尿として排出するという、非常に重要な役割を担っています。

ところが糖尿病腎症になると、高血糖によって血管がダメージを受け、この糸球体を形成している毛細血管に十分な血液が流

腎臓と糸球体

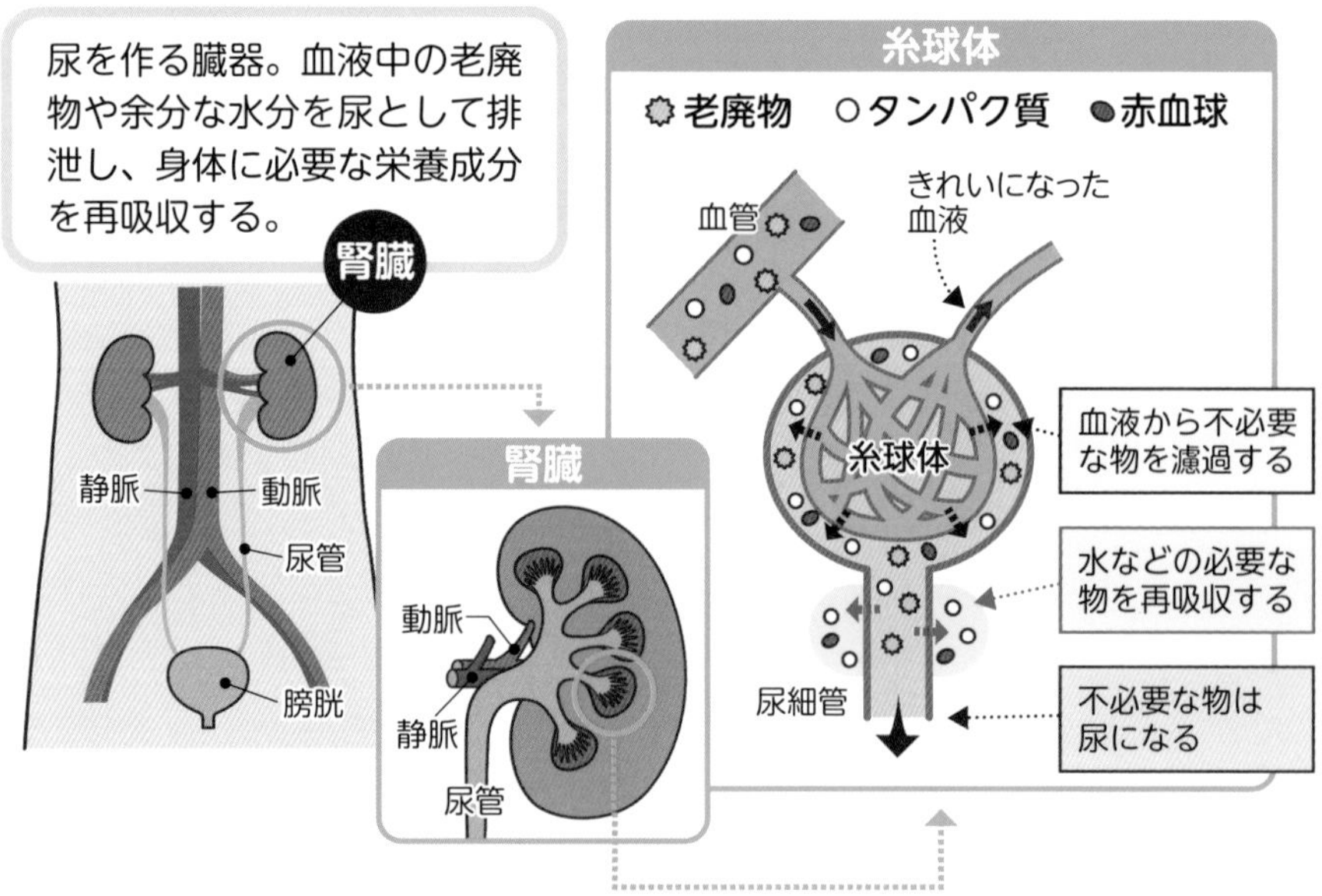

れなくなります。そのため腎臓が正常に働かなくなり、老廃物を除去できなくなってしまうのです。病状が進み、身体に老廃物が蓄積されてしまうと、腎不全・尿毒症になり、食欲の低下、強い疲労感、むくみなど、さまざまな症状が出現します。糖尿病腎症の検査 200ページ

糖尿病腎症の進行具合

腎臓の状態によって、第1～5期の5段階のステージ（病期）に分けられます。

第1期（腎症前期）は、糖尿病になっていて、腎臓に軽い障害はあるものの、「アルブミン尿」が陰性で、腎機能は正常な状態です。アルブミンというのは、タンパク質の一種。健康であれば、アルブミンなどのタンパク質が尿に流れ出ることはほとんどないのですが、腎臓に障害が起こると、濾過機能のある糸球体を通過して、尿に出るようになってしまいます。

自覚症状はありません。生活習慣を改善し、血糖・血圧・脂質をコントロールして、正常に保つことで、糖尿病腎症の発症予防につながります。

第2期（早期腎症期）は、腎機能が軽度の機能低下を起こし、尿中にアルブミンが検出される（微量アルブミン尿）状態です。生活習慣の改善に加えて、治療薬を用いて、血糖・血圧・

脂質を厳格にコントロールしていく必要があります。

この第2期は、治療をすればアルブミン尿が出なくなり、第1期に戻ることも可能です。しかし治療を怠れば、腎機能はさらに低下して第3期へと進行してしまう、まさに**分かれ道となる非常に重要な段階**です。

第3期（顕性腎症期）は、健康な時の半分近くに腎機能が低下し、持続的にタンパク尿が出る状態です。アルブミン尿やタンパク尿が出始めると、糖尿病腎症は加速度的に進みます。

この段階になると、血糖コントロールだけで糖尿病腎症の進行を止めるのは困難です。薬物療法で血糖・血圧・脂質を厳格にコントロールしていくだけでなく、腎臓の負担を減らすために、一般的な食事療法に加えて、**タンパク質制限やさらなる減塩など**の制約も必要です。むくみが見られる場合には、水分制限が必要になることもあります。

第4期（腎不全期）まで進むと、とうとう腎臓の糸球体で血液が濾過されなくなり、老廃物が血液中に溜まってしまいます。この段階までくると、身体のだるさ、皮膚の痒《かゆ》み、夜間の手足の痛み、貧血など、**「尿毒症」による自覚症状**が出てきます。**いわゆる「慢性腎不全」**の状態です。

第5期（透析療法期）には、腎臓の機能がほぼなくなっています。老廃物が蓄積していくため、尿毒症の症状が現れるだけでなく、体内の水分バランスがとれなくなり、心不全や肺水腫を起こし、息切れや呼吸苦が出やすくなります。放っておけば命に関わるので、働けなくなった自分の腎臓の代わりになる**「人工透析」や「腎臓移植」などが必要不可欠**です。ここまで進むと予後（今後の見通し）は良くなく、５年後の生存率は約50％と言われます。

糖尿病腎症の末期で必要になる「人工透析」

人工透析は、機能不全に陥った腎臓を治療するわけではなく、腎臓の機能の一部を機器で人工的に代替《だいたい》する医療行為です。

人工透析には「血液透析」と「腹膜透析」の2種類があります。

血液透析では、「シャント」と呼ばれる、腕の動脈と静脈を手術でつないで太くした血管から、１分間に約２００㎖の大量の血液を抜いて（脱血）、透析器（ダイアライザー）に送ります。透析器で老廃物や余分な水分を除去し、血液中のNa（ナトリウム）・K（カリウム）・Ca（カルシウム）などの電解質のバランスを調節し、血液をきれいにして血管に戻します。一般的には、**約4～5時間かかる血液透析が、1週間に3回は必要**です。

腹膜透析 では、肝臓・胃・腸などの内臓表面や腹腔（横隔膜より下の腹部の内側）に、透析液を出し入れするカテーテルという管を手術で留置します。カテーテルを通して腹腔内に透析液を一定時間入れておくと、血液中の老廃物や塩分や余分な水分などが透析液に移動します。老廃物などが透析液に十分に移った時点で透析液を体外に取り出すことで、血液が浄化されます。使用した透析液を体外に取り出して、新しい透析液に交換する**作業には30分ほどかかり、これを一日に3~5回する**必要があります。

　人工透析は正常な腎臓の10%程度の機能しかカバーできないため、糖尿病の食事療法に加えて、塩分制限、カリウム・リン制限、水分制限、タンパク質制限など、日々の食生活によって、人工透析でまかないきれない機能を補っていく必要があります。

　人工透析はかなりの手間と時間を要するため、日常生活の大きな障壁となります。また、１カ月の透析治療の医療費は、外来血液透析で約40万円、腹膜透析で30~50万円程度だと言われます。公的助成制度を利用できますが、個人や国の経済的な負担が非常に大きく、社会問題にもなっています。

　糖尿病腎症でも、第２期までなら腎機能を回復させることができますが、第３期に進んでしまうと元には戻せず、病状の進行を遅らせることしかできません。さらに第３期あたりから進行は極めて速くなり、２～５年で透析に至ります。人工透析を始めると負担が非常に大きいため、糖尿病の治療を怠り続けた人の多くが、治療しなかったことを後悔します。

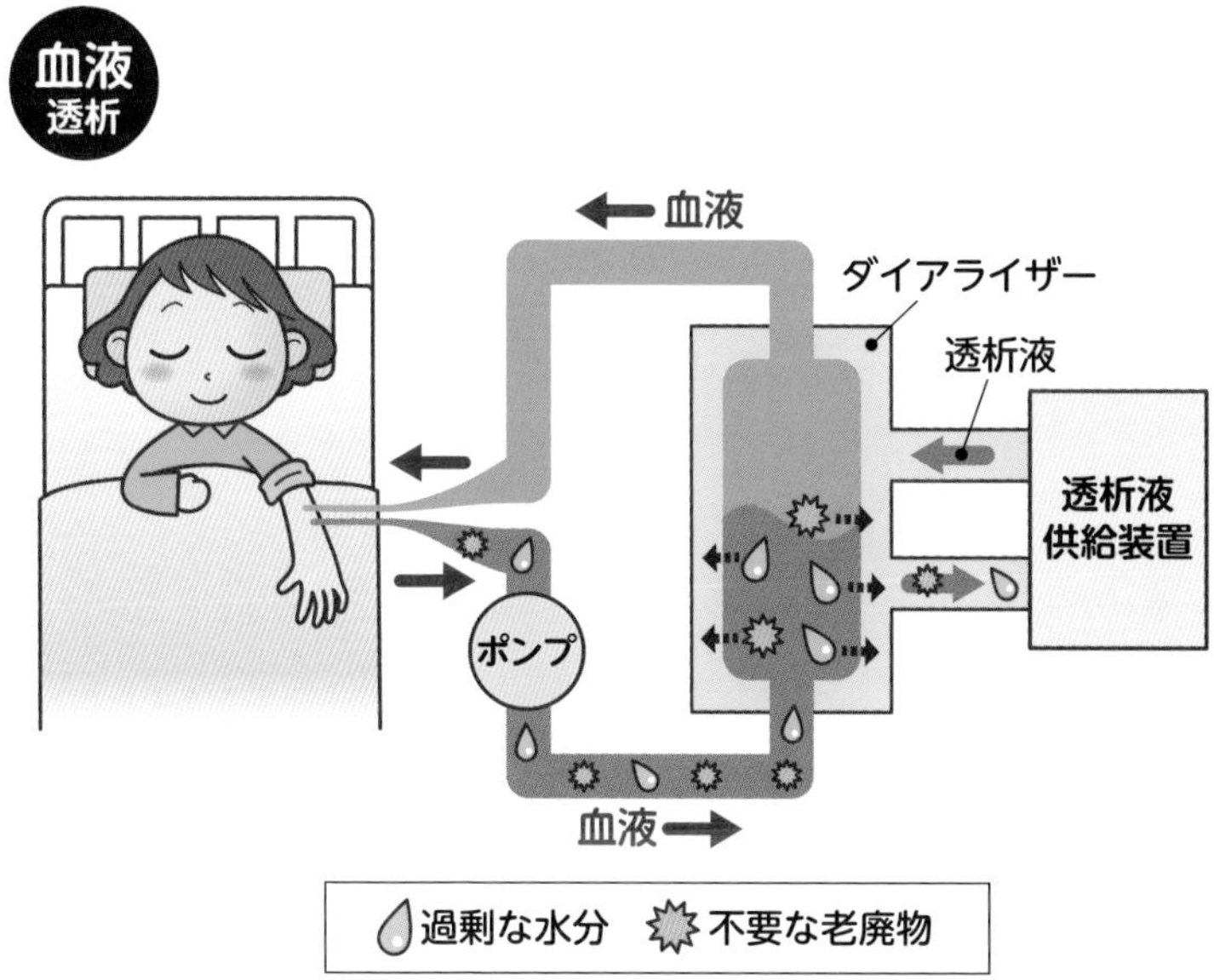

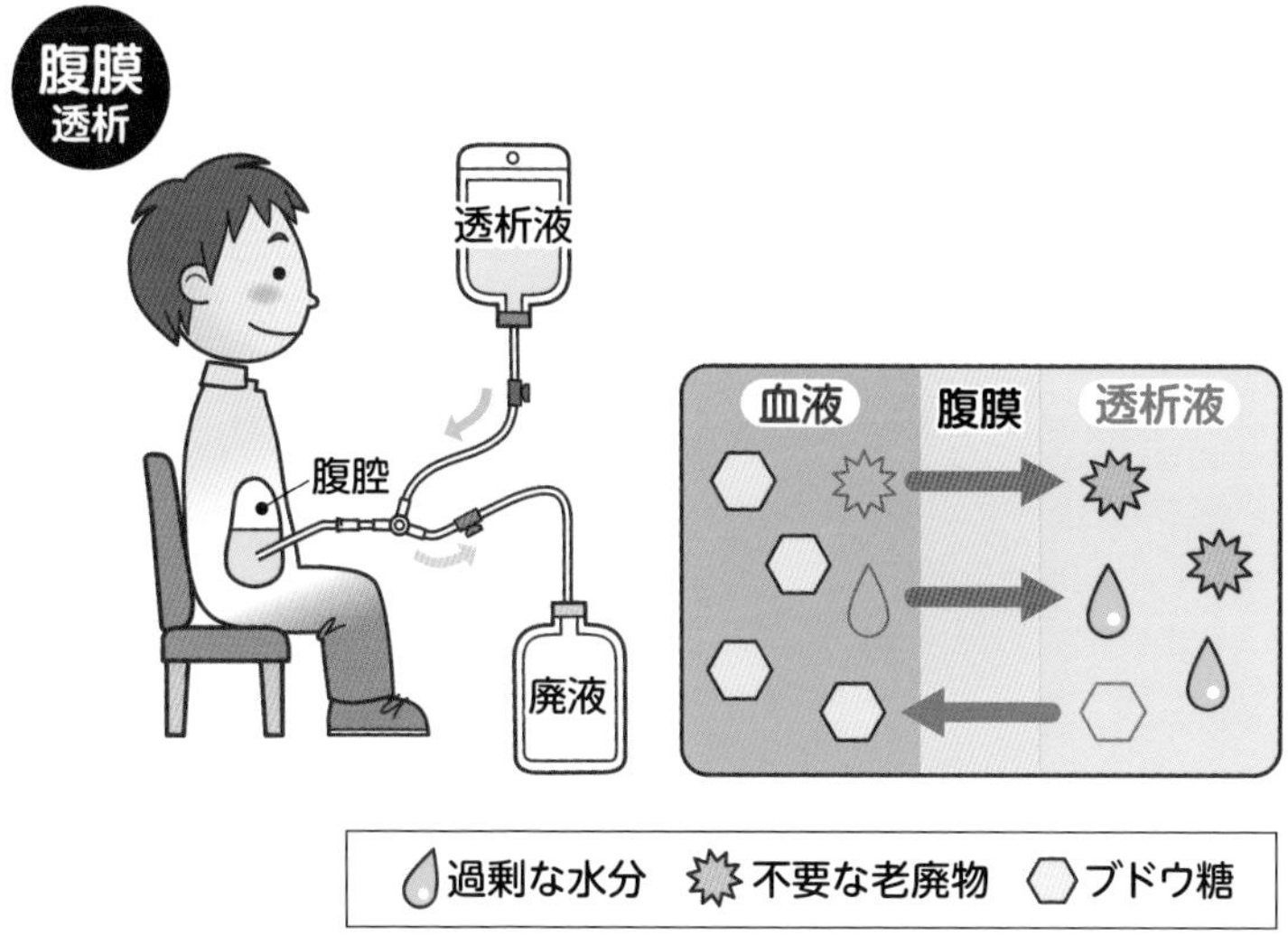

「糖尿病神経障害」は、非外傷性下肢切断の原因の第1位

三大合併症のなかでも、比較的糖尿病の早期から症状が現れるのが「神経障害」です。発症から約5～10年で糖尿病患者の約3割に起こり始め、糖尿病の期間が長いほど、発生する割合が高くなっています。**手足のしびれなどの「知覚神経障害」、筋萎縮や顔面麻痺などの「運動障害」、立ちくらみや発汗などの「自律神経障害」**など、さまざまな症状が現れます。

糖尿病神経障害は、２つの要因から発生すると考えられています。

ひとつは、高血糖によって毛細血管の血流が悪くなり、身体の末梢にある神経細胞に必要な酸素やエネルギーが供給されないために起こります。

もうひとつは、高血糖の状態が続くと、体内でブドウ糖から「ソルビトール」という物質の生成が促進されるのですが、ソルビトールがシュワン細胞と呼ばれる神経細胞に蓄積されていくと、細胞の外から水分が入って浮腫《ふしゅ》（むくみ）を起こし、神経細胞が破壊されてしまうことで起こるとされています。

これらが相まって神経細胞が破綻してしまうと、外部からの刺激に過剰反応を起こしたり、逆

に身体に刺激が伝わらなくなったりします。

糖尿病神経障害の検査 201ページ

糖尿病神経障害の自覚症状は、初期では末梢神経のある足の指や足の裏に「ピリピリ」や「ジンジン」といった痛みやしびれが生じ、進行すると手の指にも痛みやしびれが現れます。しかし、自覚症状がある人は全体の15％ぐらいで、8割以上の人には自覚症状がない（無症候性神経障害）か、軽い違和感ぐらいしかありません。そのため、神経障害による明らかな異変を感じた時には、すでに重症化している場合が少なくありません。

重症化していくと、次第に神経は働きを失っていくため、それまでの感覚（痛みやしびれ）とは逆に、感覚自体が鈍くなったり感じなくなったりします。そうなると足にケガや火傷を負っても気づきにくく、そこから足が壊疽《えそ》（組織が腐ること）を起こし、最悪の場合は切断を余儀なくされる可能性もあります

年間に約３０００人が糖尿病が原因で足を切断し、義足を必要とする生活になっています。糖尿病による足壊疽は、「下肢（太腿から足先まで）を切断する原因」の第1位（ケガを除く）で、足を切断した後の糖尿病患者は寝たきりになることも多いのです。さらに、予後は極めて悪く、下肢を切断して、透析も受けている人は5年後には8割以上が死亡、透析を受けていない人も5年で約6割が死亡という衝撃的な報告[*14]もあります。

突然死、寝たきりを招く
危険な「大血管合併症」

細小血管合併症は日常生活に大きな悪影響を及ぼすものの、突然死の危険性は少ない合併症です。けれども、動脈硬化が進行し、太い血管の血流が途絶えてしまうと、「大血管合併症」と呼ばれる大きな障害が発生し、突然死の可能性が出てきます。

高血糖状態が慢性的に続くと、ブドウ糖によって血管の壁が損傷されます。損傷された場所には、コレステロールや白血球の残骸が蓄積し、プラーク（不要な隆起物）が形成されていきます。プラークが長い年月をかけて蓄積していくと、大きくなったプラークや、プラークが傷ついてできた血栓によって、動脈が狭くなります。また、プラークや血栓が剥がれて脳・心臓・末梢などの動脈に詰まると、**「脳血管障害（脳梗塞）」「冠動脈疾患（狭心症・心筋梗塞）」「末梢動脈疾患（ＰＡＤ）」**が引き起こされます。これらの大血管合併症は、ＱＯＬを大きく低下させるばかりか、生命をも突然に奪う可能性があります。生命が助かったとしても、後遺症が残れば寝たきりや要介護状態になり、元通りの生活を送ることはできなくなります。

寝たきりの危険性が極めて高い「脳血管障害」

「脳血管障害」とは、脳に栄養を送る血管に障害が生じている状態で、脳の血管が詰まる「脳梗塞」と、脳の血管が破れて出血する「脳出血」があります。糖尿病では、脳出血よりも脳梗塞のほうが多くなっています。

脳梗塞は、脳内の血管がプラークや血栓によって狭窄《きょうさく》（狭まること）や閉塞《へいそく》（塞がること）を起こし、血液がその先にある脳の組織に行き渡らなくなる病気です。脳に必要な酸素や栄養が運ばれないと、脳の組織は壊死し、生命の維持に関わります。

脳血管障害は日本人の死因の第4位（7・9％）で、脳梗塞の死亡者は年間6万人を超えています。たとえ生命は助かっても、運動機能や言語機能などに障害が残りやすく、「寝たきり」の原因の第2位（下のグラフ）となっています。つまり、活動的な生活を送れなくなる可能性が高いのです。

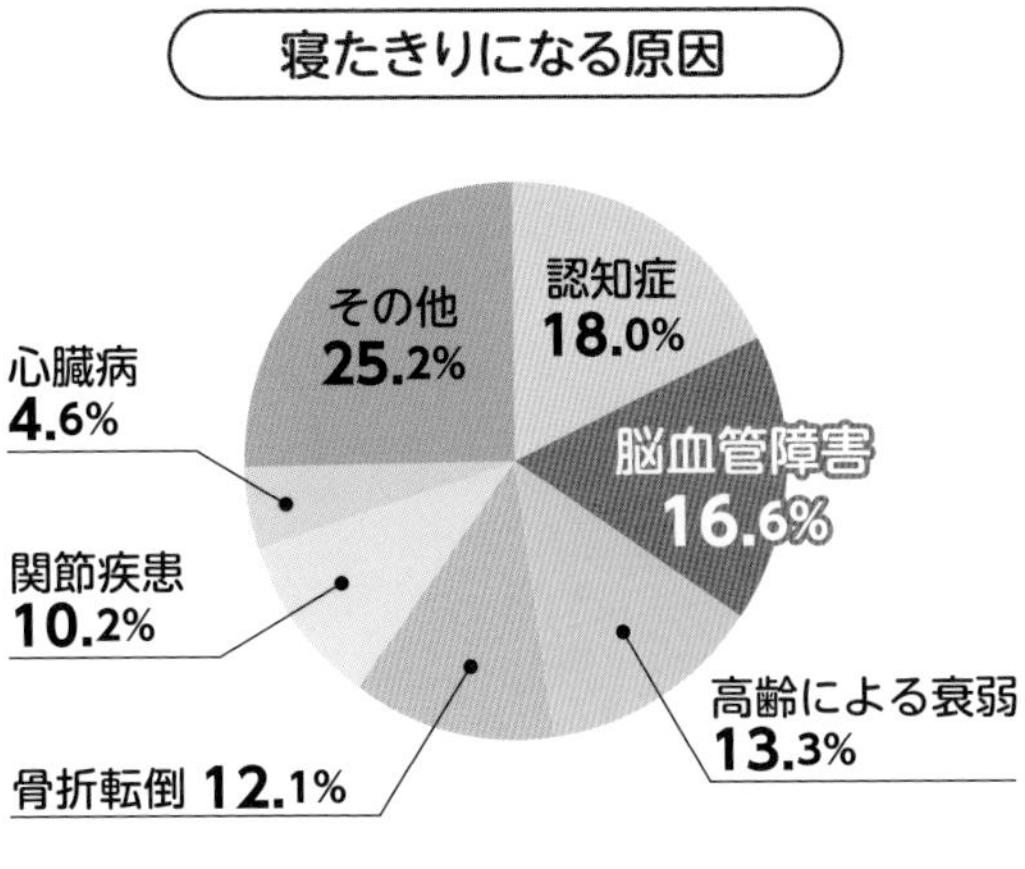

（厚生労働省「国民生活基礎調査」2016年）

脳梗塞は、糖尿病による高血糖との関連性が極めて高いのです。世界的に有名なイギリスでの大規模検証[*15]によれば、HbA1c→101ページが1%上がるのに伴って、脳梗塞の発症は12%上昇しました。国内の研究でも、脳梗塞の発症リスクは、血糖値が正常な人を1とすると、糖尿病の人は男性で2・2倍、女性では3・6倍に高まるという報告[*16]があります。

脳梗塞は「ラクナ梗塞」「アテローム性脳梗塞」「心原性脳塞栓症」という3つのタイプに大別されます。**糖尿病はこの3つすべての脳梗塞で「危険因子」**となっています。

脳血管障害の種類

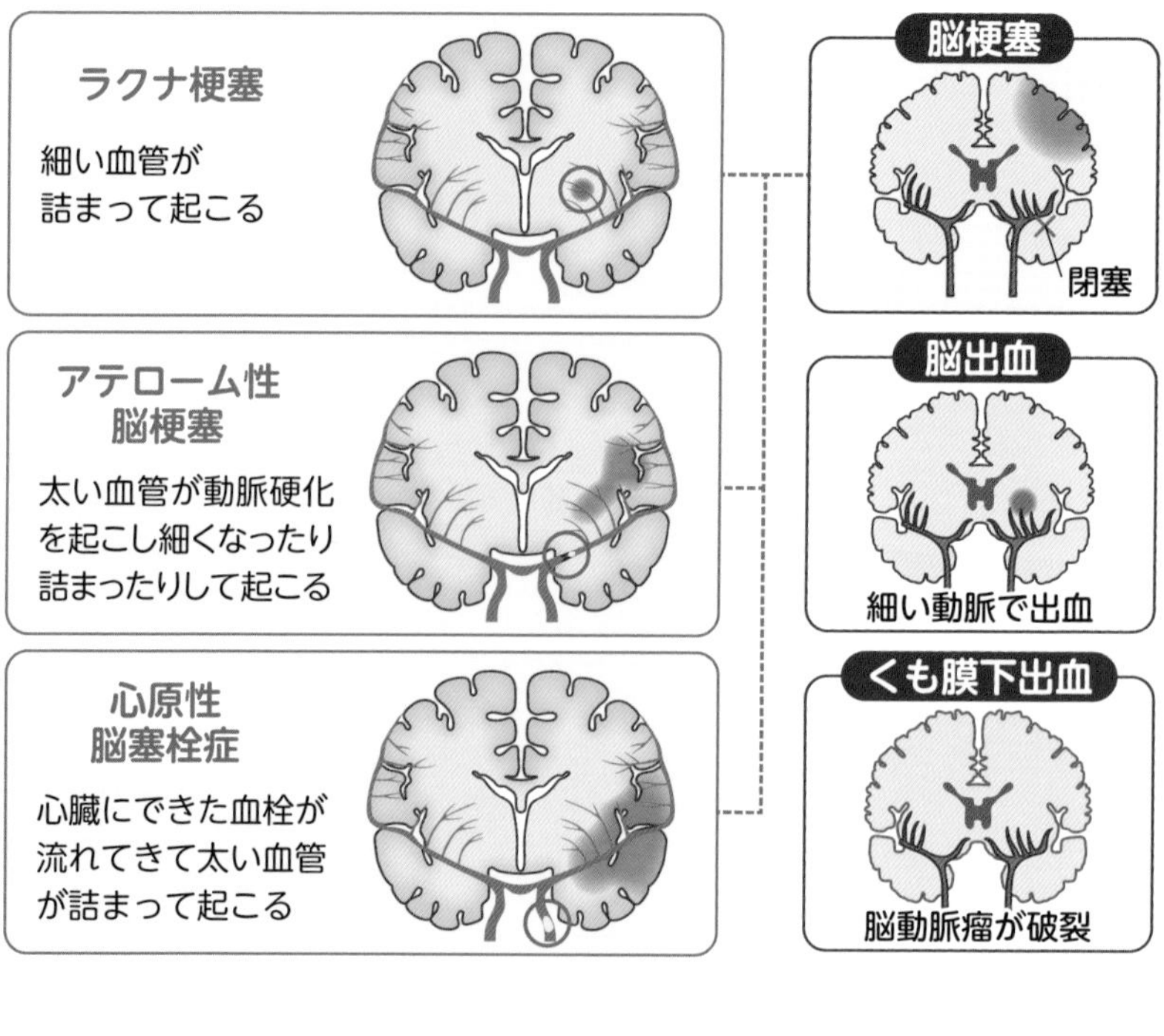
ラクナ梗塞
細い血管が
詰まって起こる
アテローム性
脳梗塞
太い血管が動脈硬化
を起こし細くなったり
詰まったりして起こる
心原性
脳塞栓症
心臓にできた血栓が
流れてきて太い血管
が詰まって起こる
脳梗塞
閉塞
脳出血
細い動脈で出血
くも膜下出血
脳動脈瘤が破裂

ラクナ梗塞は、脳の細い血管が詰まって起こる1・5センチ以下の小さな脳梗塞です。最も重要な危険因子は高血圧ですが、糖尿病、脂質異常症、喫煙なども原因となります。
アテローム性脳梗塞は、脳の太い血管が狭まったり、血栓が詰まったりすることで起こる脳梗塞で、糖尿病や高血圧や脂質異常症による動脈硬化などが原因とされています。
心原性脳塞栓症は、心臓にできた血栓が移動し、脳の血管が詰まって起こる脳梗塞です。不整脈のひとつである心房細動によって、心臓に血栓ができることが原因とされます。

特にアテローム性脳梗塞は、重症化しやすく、糖尿病の代謝異常の関与がより大きいため、これに備えることが重要です。アテローム性脳梗塞では、血管が詰まる部位によって、めまい、吐き気、嚥下《えんげ》障害、言語障害、失語、片方の目の視力低下、片方の手足や顔の運動障害、手足の麻痺など、さまざまな症状が発生します。

なお、脳に行く血液の流れが一時的に悪くなり、これらの症状が多くは数分内に消失する「一過性脳虚血発作（ＴＩＡ）」という予兆が起こることがあります。**ＴＩＡが起こると、約10％の人が1年以内に、約30％の人が5年以内に、脳梗塞を発症する**と言われており、症状が消失しても、脳梗塞の前兆となるので備える必要があります。

突然死のリスクが極めて高い「冠動脈疾患」

高血糖の状態が慢性的に続くと、「冠動脈疾患」（「虚血性心疾患」とも呼ばれます）になる危険性もあります。冠動脈疾患は、心臓の筋肉に血液が行き渡らなくなることによって起こる疾患です。

ブドウ糖によって血管の壁が損傷され、損傷された場所にコレステロールが蓄積し、血管内にプラーク（不要な隆起物）が形成され、長い年月をかけて蓄積され、動脈が狭くなることで発症します。プラークやプラークが壊れてできた血栓によって動脈が狭くなったり、完全に塞がれたりすると、**心臓に十分な量の酸素や栄養を含む血液が届かなくなり**、心臓が障害を起こしてしまうのです。

冠動脈疾患には「狭心症」と「心筋梗塞」があります。狭心症・心筋梗塞が一度でも起きたとすれば、すでに冠動脈で動脈硬化が進んでいます。他の箇所にもプラークができていることが多く、再発する率は非常に高くなります。

心臓病による死亡者は年間およそ20万人にのぼり、２０１９年のデータでは日本人の死因の15・０％（第2位）を占めています。寝たきりの原因の４・５％（第6位）を占め、脳血管障害よりは少ないものの、死亡率は2倍で、脳血管障害以上に生命を奪う危険性が高いと言えます。

狭心症 は、心臓の血管がプラークによって妨げられ、血液の通り道が狭くなることで生じます。血管が狭くなり、動脈の血流が減ると、十分な量の酸素や栄養が心臓に届かなくなり、心臓が酸欠（虚血）状態になって胸痛（狭心痛）を起こします。狭心症の症状は一時的で、数十秒から長くても10分ぐらいで自然におさまります。

心筋梗塞 は、プラークやプラークにできた血栓が血管を完全に塞いでしまい、

冠動脈疾患の種類

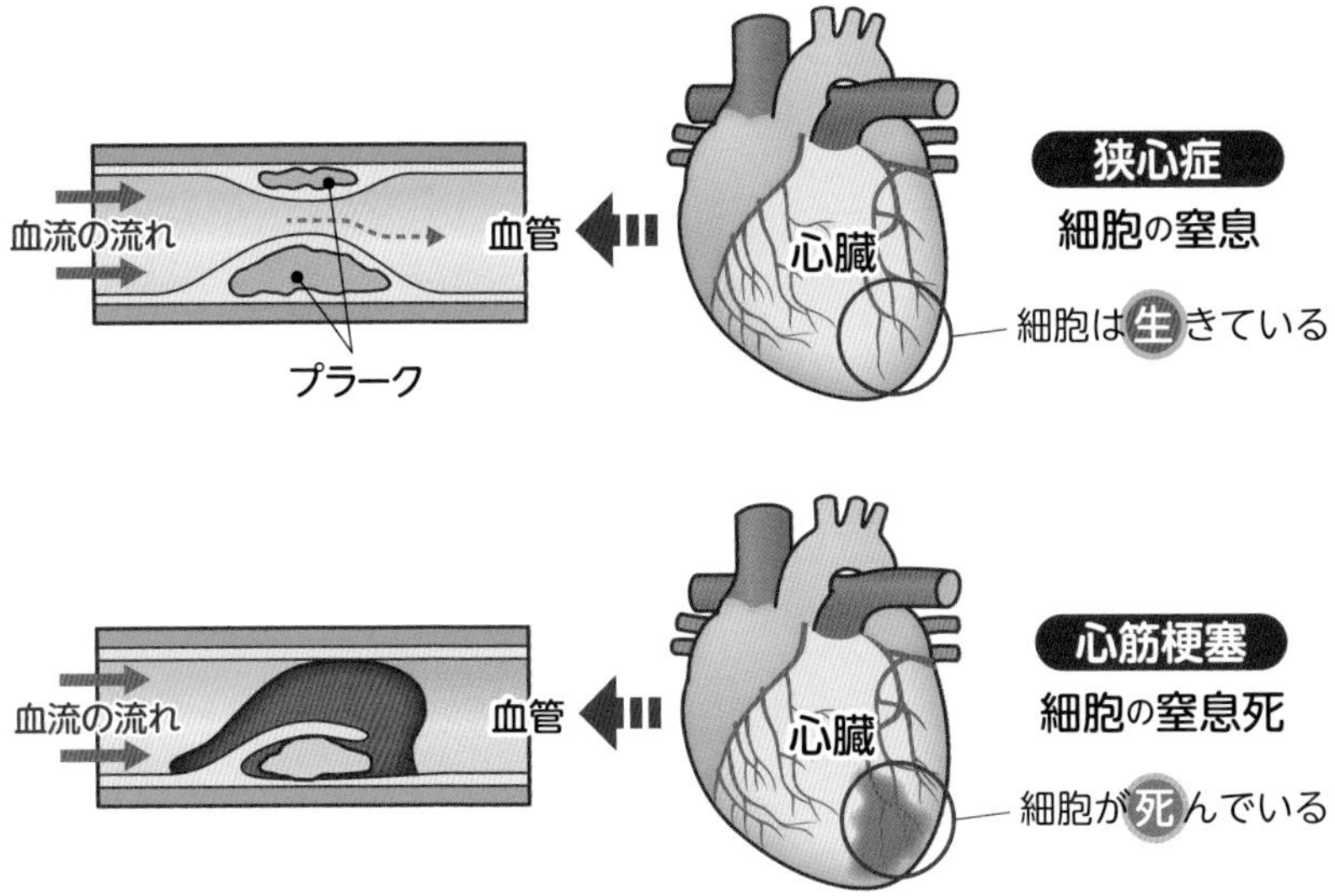

その先にある心臓の筋肉に酸素や栄養素がまったく届かなくなり、心臓の細胞が死んでしまう状態です。一度死んでしまった心筋（心臓を構成する筋肉）は、元に戻りません。死亡率は30〜40％と極めて高く、そのうち70％の人は発作から1〜2時間で亡くなっています。症状としては、激しい胸の痛み、呼吸困難、冷汗、吐き気、嘔吐などがあります。これらの症状は心筋梗塞のサインとなりますが、**糖尿病神経障害が進行している人は、胸の痛みを感じずに突然発症してしまうことがある**ので注意が必要です。

フィンランドでの調査ですが、糖尿病の人と糖尿病でない人を比較して、心筋梗塞を初めて発症する割合と、再発する割合を調べた結果を紹介します（下の表）。

まず糖尿病ではない人の場合ですが、一度でも心筋梗塞を起こすと、一度も起こしたことのない人と比較

こんなに違う!!　「心筋梗塞」を起こす率

非糖尿病	心筋梗塞の既往なし（初発）	3.5%
非糖尿病	心筋梗塞の既往あり（再発）	18.8%
糖尿病	心筋梗塞の既往なし（初発）	20.2%
糖尿病	心筋梗塞の既往あり（再発）	45.0%

確率UP

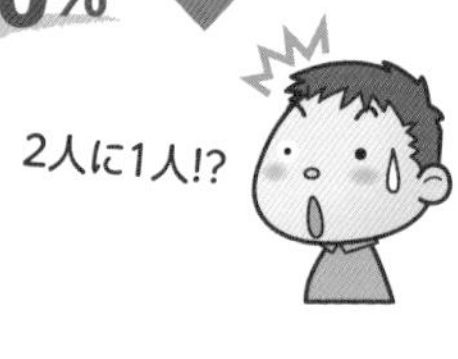

(N Engl J Med 1998;339:229-234)

して、約5・4倍も起こす率が高くなっています。つまり、心筋梗塞は「再発」が多いということです。

次に2型糖尿病の人ですが、糖尿病ではない人に比べると、心筋梗塞を初めて起こす率は約5・8倍、再発する率は約2・4倍です。

ここで注目すべきところは、「糖尿病ではない人が心筋梗塞を再発する率」と「糖尿病の人が心筋梗塞を初めて起こす率」がほぼ同じ割合だという点です。つまり、糖尿病はそれほど心筋梗塞のリスクが高く、**過去に心筋梗塞を起こした糖尿病患者の再発の危険性は大幅に上がる**ということです。高血糖によって動脈硬化が大きく進み、動脈硬化が進むことで何度も冠動脈疾患を起こしてしまうわけです。まさに糖尿病は、冠動脈疾患の入り口のひとつなのです。

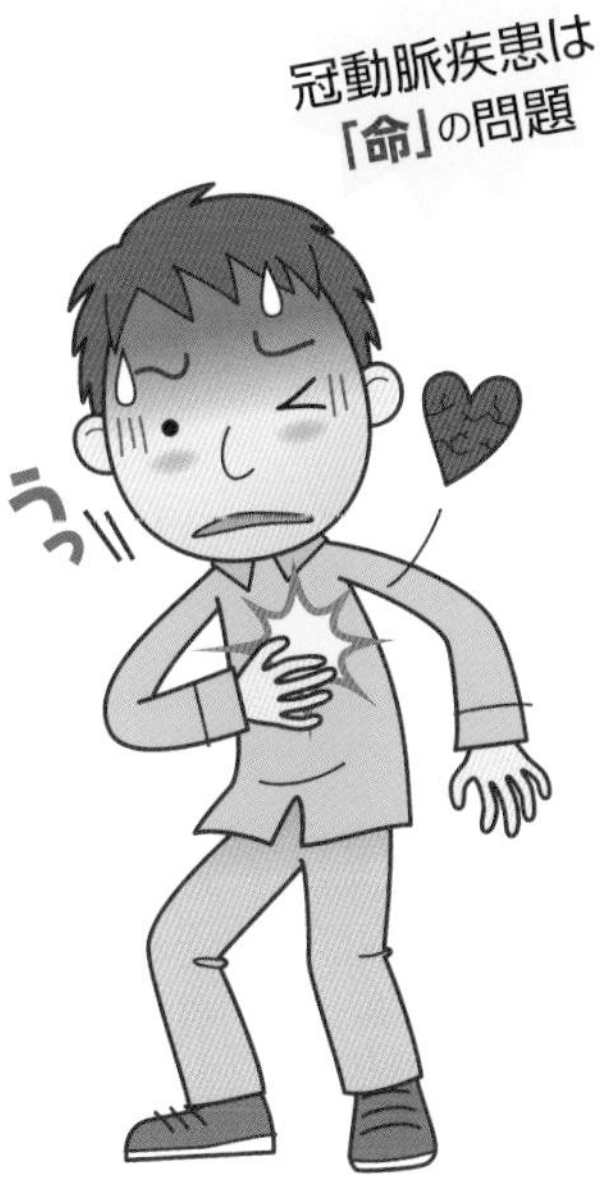

歩行が困難になる「末梢動脈疾患（PAD）」

「末梢動脈疾患（ＰＡＤ）」は、手足に血液を届ける動脈（末梢動脈）の血管が狭くなったり詰まったりして、血行不良が起こり、手足に十分な血液が届かなくなることで発症します。前述した脳血管障害や冠動脈疾患が、手足の血管で起きている状態だと考えればわかりやすいでしょう。**糖尿病神経障害が「手足の毛細血管」で起こる血流障害であるのに対して、末梢動脈疾患（ＰＡＤ）は「手足の動脈」で起こる血流障害**です。

糖尿病患者の10％近くが、ＰＡＤを合併していると言われます。ＰＡＤのリスクファクターには、性別（男性がやや高い）・年齢（若年層でその傾向が強い）・高血圧・脂質異常症などがありますが、これらが2～3倍リスクを高めるのに対して、**「喫煙」と「糖尿病」はＰＡＤのリスクを3～4倍高める**[*17]ため、特に影響が強いと言われています。

多くは足で発症し、治療せずにいると進行し、虚血（血液の供給が不足している状態）の状況によって、出てくる症状が異なります。

一般的には、症状によってＰＡＤの進み具合をⅠ～Ⅳ度で分類します（Fontaine 分類）。

Ⅰ度では、足にしびれる、痛い、冷たいなどの症状が現れます。

Ⅱ度になると、歩いている時に、痛み、しびれ、足が重い感じがして、しばらく歩けなくなり、少し休むとまた歩けるようになります（間歇《かんけつ》性跛行《はこう》）。

Ⅲ度まで進行すると、歩いていない、じっとしている時でも足が痛むようになります。

最終のⅣ期まで到達すると、足に潰瘍ができたり、壊死したりすることもあり、ひどい場合には下肢切断など、足を手術しなければならなくなることもあります。

ＰＡＤは主に足に症状が現れるだけで、直接には生死に関わることはない病気です。しかし、**ＰＡＤが起こっているということは、すでに動脈硬化が進行している**証拠ですから、手足に限らず、身体中の血管に及んでいる可能性があります。放置しておけば、狭心症や心筋梗塞、脳梗塞を起こす可能性もあるため、足だけの問題ではなく全身の病気だと捉えて、管理していく必要があります。

実際、ＰＡＤで間歇性跛行が出ていると、5年で27％の人に足の症状が進行し、4％が下肢切断となっています。そして20％の人が冠動脈疾患→60ページか脳血管障害→57ページを発症し、そのうち30％の人が死亡すると言われています。[*18]

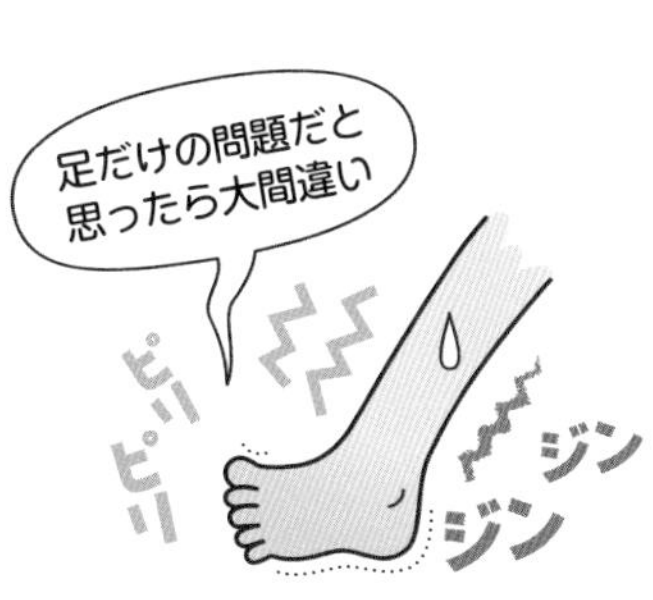
足だけの問題だと
思ったら大間違い
ピリピリ
ジンジン

大血管合併症の本当の恐ろしさ

ここまで脳血管障害、冠動脈疾患、末梢動脈疾患（ＰＡＤ）という「大血管合併症」について紹介してきました。

糖尿病の人は、糖尿病ではない人と比較して、**大血管合併症を発症するリスクが約2〜4倍も高くなる**と言われています。

怖ろしいことに、これらの大血管合併症は糖尿病になってから発症するとは限らず、糖尿病の前の**「糖尿病予備群**（→104ページ）**（境界型糖尿病）」の段階でも、発症するリスクはすでに高まっている**のです（左ページのグラフ）[*15]。

これは、大血管合併症が、糖尿病だけではなく、肥満、脂質異常症、高血圧、喫煙などの因子によっても引き起こされるからです。そのため、大血管合併症を予防するには、糖尿病の治療だけではなく、他の病気の治療や、減量や禁煙も必要になります。

前兆となる症状がある人や、何らかの大血管合併症を一度でも起こしたことのある人は、すでに動脈硬化が身体のさまざまな場所で起こっている可能性が高いのです。もし脳梗塞が起これば、脳梗塞の再発リスクが高まるだけでなく、心筋梗塞も起こす危険性が高くなります。そういう人はなおさら、次の大血管合併症が起こらないように、日々の生活習慣を改めて、備えておく必要があります。

　脳梗塞や心筋梗塞といった大血管合併症は、生命に関わることが多く、たとえ生命は奪われなかったとしても、麻痺、寝たきり、認知症、心不全などの後遺症を残すことが多々あります。

　しかも、これは予期せぬうちに、何の前触れもなく、ある日突然やってくるのです。

大血管合併症の発生率は「予備群」の段階から高まる

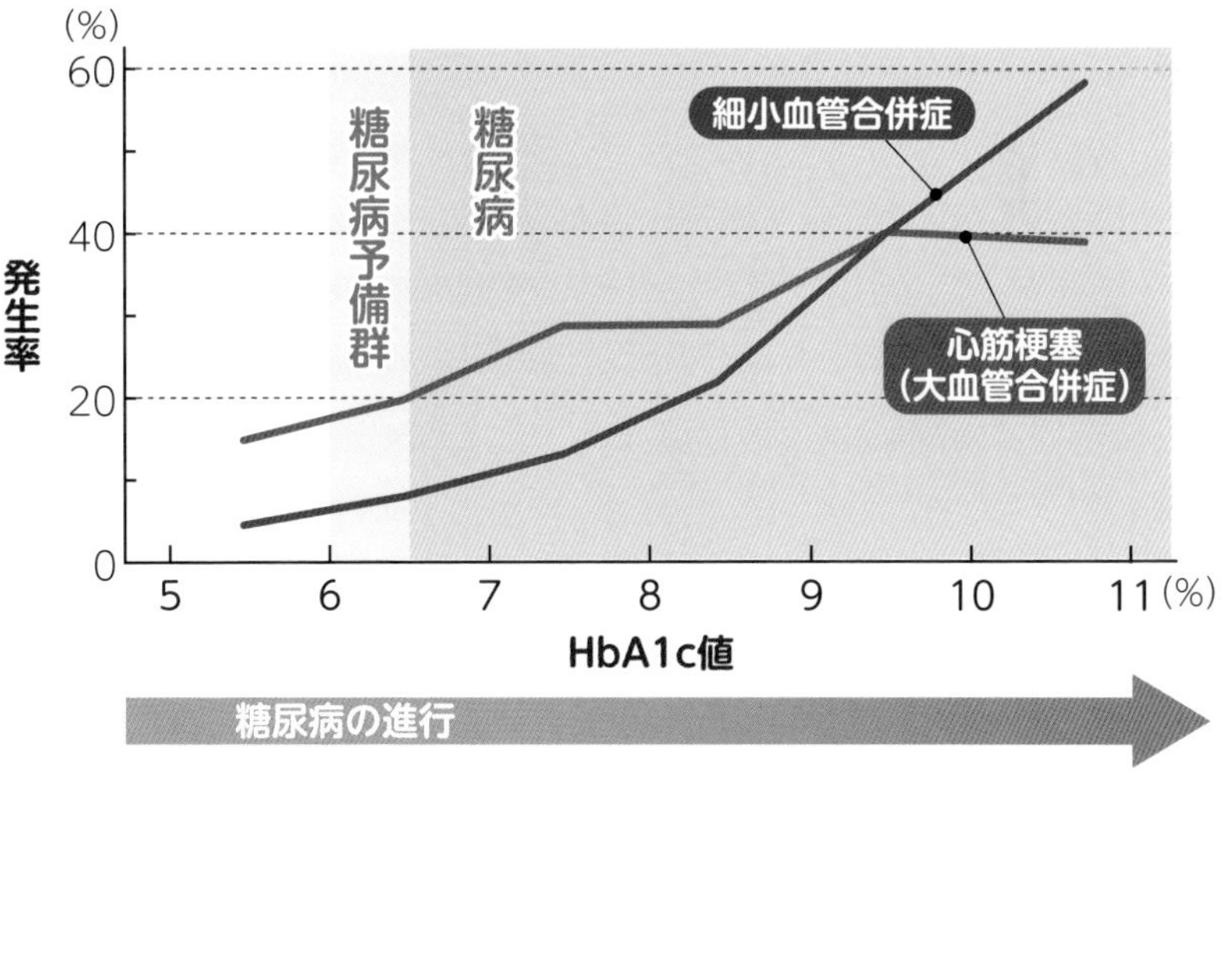

血管障害は、単独ではなく重複して起こる

「細小血管合併症」と「大血管合併症」について紹介してきました。「血管病」という別名のとおり、糖尿病になると血管でさまざまな合併症が起こることがわかったと思います。

糖尿病の血管合併症が厄介なのは、これらの合併症が症状のないまま進行し、やがて日常生活に大きな支障をきたし、生命を脅かすからです。糖尿病にかかっている**期間が長くなるほど、血糖値が高くなるほど、血管合併症の症状は進行**します。細小血管合併症の病状が一定のラインを超えてしまうと、元の機能を回復させることは難しくなります。また、一度でも大血管合併症を起こすまでに動脈硬化が進行すると、再発に備えることはできても、血管を元通りにすることはとても困難です。

さらに怖ろしいのは、これらのさまざまな血管障害は単独で起こるのではなく、ドミノ倒しのように次々と起こるリスクが高いことです。細小血管合併症のひとつである網膜症になった人は、同じように細い血管が集中している腎臓や神経にも障害が発生している可能性が高いのです。大

血管合併症を引き起こすプラークや血栓は、決して1カ所だけにできるわけではありません。数カ所にできたプラークや血栓は、脳だけではなく、心臓にも飛んで血管を塞いでしまう可能性があるのです。さらに**高血糖の状態が長くなれば、大血管合併症と細小血管合併症が同時に進行する可能性**が高くなります。

合併症の症状が、他の合併症を悪化させることもあります。

たとえば腎臓は血液を濾過して尿をつくる臓器ですが、糖尿病腎症で腎機能が低下すると、この濾過機能が低下して、血圧が上昇するため、高血圧が悪化する原因となります。そして高血圧が進行すると、さらなる腎機能の悪化につながるという悪循環が発生します。そればかりか、高血圧によって血管がダメージを受けるため、脳梗塞や心筋梗塞のリスクがより高まるという負の連鎖反応が起こります。

また、小さなケガでも、糖尿病神経障害で皮膚の感覚が鈍くなると、ケガをしたことに気づかないうちに化膿し、治りが遅くなり、感染症になって重症化することも少なくありません。そのために運動不足になり、より糖尿病が進んで他の合併症に影響するという悪循環も発生します。

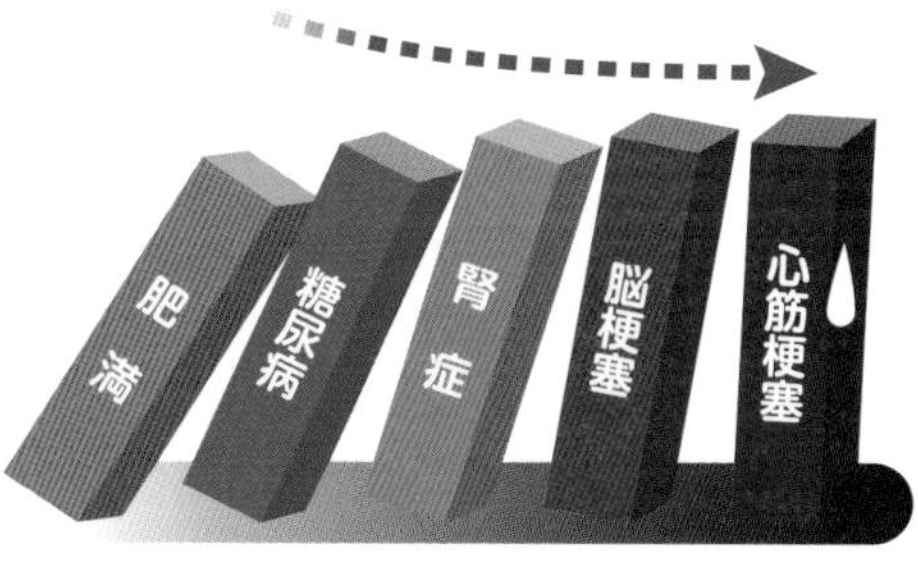

まるでドミノ倒しのように……

がん、認知症、歯周病にもなりやすくなる

糖尿病が「血管病」と呼ばれていること、「血管障害」が生命に関わる深刻な合併症であることをお伝えしました。ただし、血管障害は「糖尿病患者の死因」としては第3位（14・9％）です。その内訳は、慢性腎不全50ページ（3・5％）・冠動脈疾患60ページ（4・8％）・脳血管障害57ページ（6・6％）です。死因の第1位（38・3％）は「悪性新生物（がん）」で、第2位（17・0％）は「感染症」です（左ページ下のグラフ）。

これを「日本人全体の死因」と比較してみましょう（上のグラフ）。日本人全体の死因の第1位も「悪性新生物（がん）」ですから順位は同じですが、その割合は27・4％で、糖尿病患者よりも約10％少なくなっています。糖尿病患者で第2位の「感染症」は肺炎が多くを占めるので、日本人全体で第5位（6・9％）の「肺炎」と比較すると、これも10％ほど差があることがわかります。

勘違いしないでほしいのですが、日本人全体の死因と比較して、糖尿病患者のほうに血管障害の割合が少ないのは、血管障害が糖尿病との関わりが少ないからではなく、**「がん」や「感染症」が糖尿病患者の死因の割合を高めている**からです。

ここまで**糖尿病患者と日本人全体の死因が大きく異なる**のは、糖尿病と「がん」や「感染症」との関わりが強いということを示しています。

この項では、糖尿病と関係が深い疾患として、「がん」「感染症」「歯周病」について解説します。

糖尿病患者の死因は平均と大きく異なる

日本人全体の死因
（2018年）

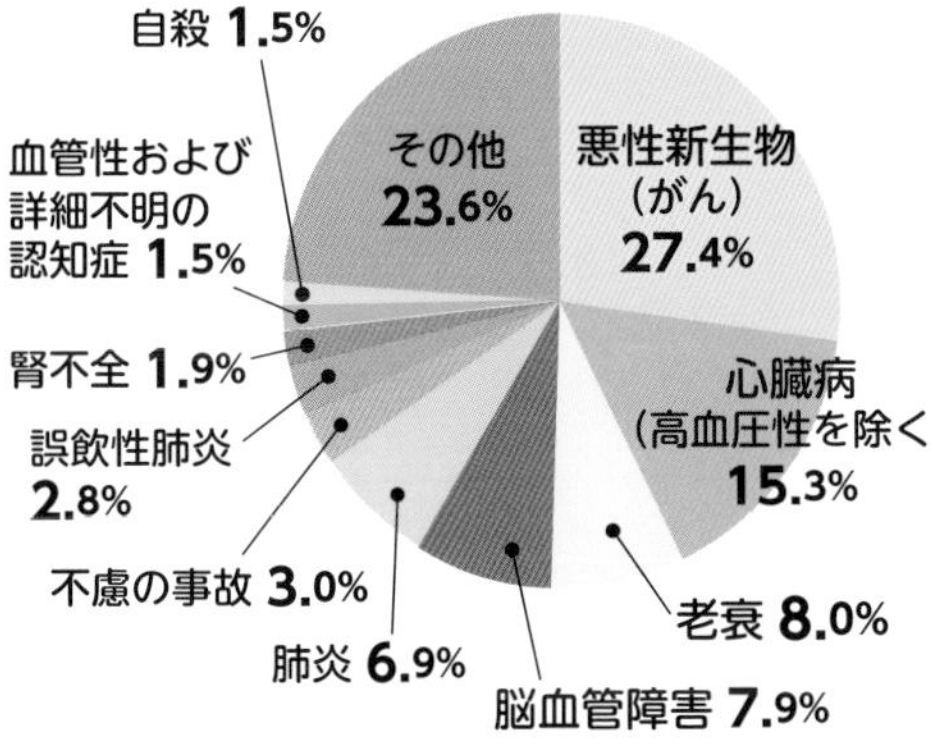

（厚生労働省「人口動態統計」平成30年））

糖尿病患者の死因
（2001～2010年）

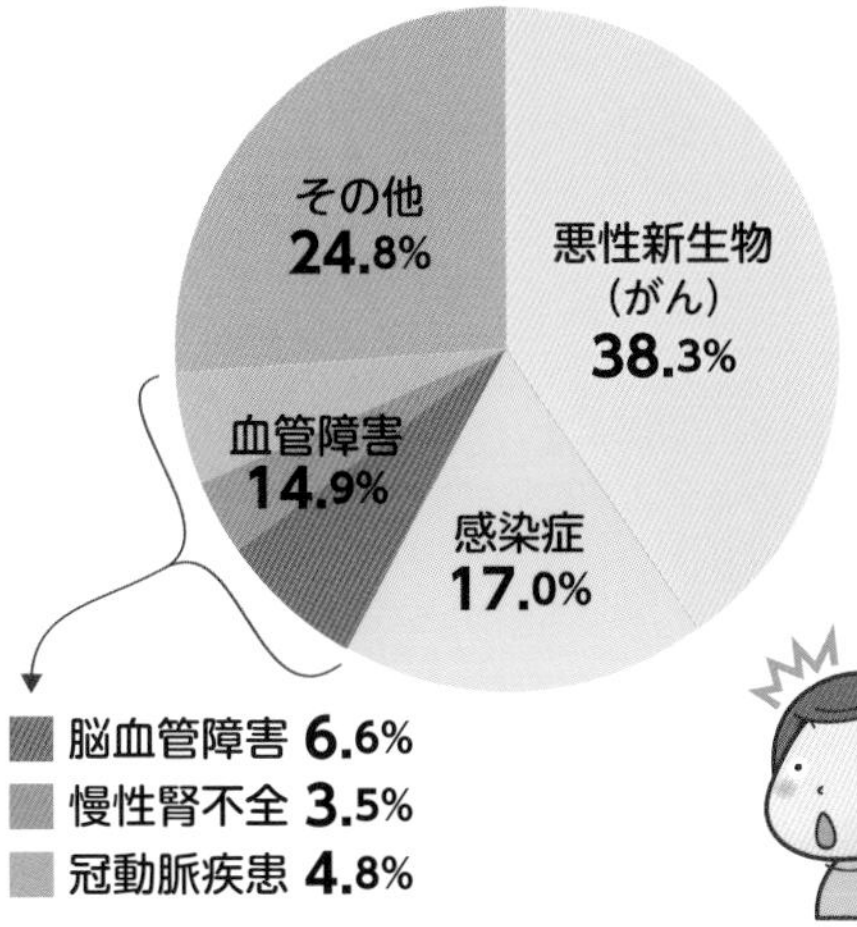

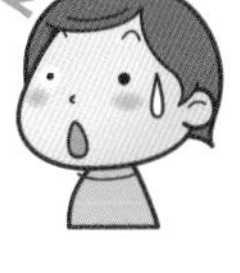

（糖尿病 2016;59(9):667-684）

死因第1位の「がん」も、糖尿病の併発症

がんが日本人の死亡原因の第1位であること、近年では2人に1人ががんになり、3人に1人はがんで亡くなっていることは、よく知られるようになりました。

糖尿病とがんは関係ないように思うかもしれませんが、糖尿病の人は糖尿病ではない人に比べて約1・2倍がんになりやすいという報告[*19]があります。

また、2型糖尿病では、**糖尿病の期間が長いほど、がんの発症率が高い**とも指摘されています。罹《り》病《びょう》15年以上の患者は、15年未満の患者に比べて、男性で1・6倍、女性で1・8倍になるという報告もあります。

糖尿病があると、がんになる総リスクが増加するわけですが、がんの種類でリスクは大きく異なります。リスクの上昇度合いは下の表のとおりで、特に多いのは、肝臓がん、腎臓がん、乳がんです。

糖尿病患者のがん発症リスク

全がん	**1.26** 倍
肝臓がん	**2.05** 倍
腎臓がん	**1.84** 倍
乳がん	**1.72** 倍
膵臓がん	**1.53** 倍
胆管がん	**1.41** 倍
前立腺がん	**1.41** 倍
大腸がん	**1.41** 倍

(Diabetologia60 2017;1022-1032)

糖尿病患者にがんが増えるのはなぜか？

「糖尿病とがん」と聞いても、関連性がピンとこないかもしれません。実のところ、糖尿病患者にがんが増えるメカニズムについては不明な点が多く、完全に解明されているわけではありません。

現在、注目されている2つの要素を紹介しましょう。

【糖尿病自体が、がんの発生と促進に関わっている】

高血糖が続いてインスリン抵抗性（インスリンが効きにくい状態）を起こすと、それを補うために膵臓のβ細胞からインスリンが大量に分泌され、**血液中のインスリン濃度が異常に高い「高インスリン血症」**の状態になります。

実はインスリンには、血糖値を下げる作用以外に、がん細胞の増殖を促進してしまう作用もあります。さらにインスリンは、がん細胞の増殖を促進する「インスリン様《よう》成長因子-1（IGF-1）」の活性を高めます。

つまり、高インスリン血症でインスリンが過剰にあると、インスリンやIGF-1によってがん細胞の増殖が促進されるのです。インスリンを分泌する膵臓や、インスリンが最初に到達する肝臓は、いずれも高濃度のインスリンの影響を受けるため、糖尿病患者に膵臓がんや肝臓がんが多いのではないかと考えられています。

また、高血糖そのものが、がんに影響するとも言われます。高血糖で血中のブドウ糖が多いと、がん細胞のエネルギー源も豊富になり、がん細胞の増殖が促進されるからです。

さらに、高血糖が原因で活性酸素が血管にダメージを与えると、がんの転移を起こしやすいとも考えられています。

【2型糖尿病とがんに、共通の危険因子がある】

がんの原因として、肥満、運動不足、食習慣（高カロリー、高脂肪、低繊維）、アルコールの多飲、社会経済的要因などがリスクファクターとして挙げられています。これらは2型糖尿病のリスクファクターとも共通しているため、糖尿病患者にはがんが多いと考えられています。

たとえば結腸がんは、運動によってリスクが低下し、肥満によってリスクが上昇します。運動習慣が少なく、肥満の人の割合が高い糖尿病患者に大腸がんが多いのは、同じリスク要因を持っているからだと推測されます。

糖尿病患者は「感染症」にかかりやすい

２０２０年、新型コロナウイルス感染症（ＣＯＶＩＤ‐19）が世界中で猛威を振るいました。この新型コロナウイルスに感染した場合、「糖尿病」などの基礎疾患がある人は重症化しやすいということも、広く知られるようになりました。日本国内の現役スポーツ選手でコロナによる初の死亡者は、28歳の力士でした。コロナによる国内の死亡者として最も若かったことが衝撃を持って報じられましたが、鍛え上げた肉体と強靭な精神力の持ち主である力士でも、糖尿病を患っていると危険性がどれほど高くなるか、という事例にもなってしまったわけです。

米国疾病予防管理センター（ＣＤＣ）は、新型コロナウイルス感染症にかかって重症化した患者の8割近くに、基礎疾患があったと報告しています。その内訳は、糖尿病32％、心臓病29％、慢性肺疾患21％、慢性腎疾患12％などでした。

ＷＨＯが中国の約５万６０００人を分析した調査では、糖尿病患者の致死率は９・２％で、全体の致死率３・８％を大きく上回っていました。

日本でも、厚生労働省が出したテキスト[＊20]に、「重症化のリスク因子として、高齢者、基礎疾患（心臓病、糖尿病、悪性腫瘍、慢性呼吸器疾患など）が知られている」と、糖尿病が重症化するリスクのひとつとして記されています。

コロナに限らない！　感染症は糖尿病の大きな脅威

オーストラリアで糖尿病患者１１０万人を対象におこなわれた大規模な調査[*21]では、１型糖尿病患者の「感染症による死亡率」は通常の約４・４倍、２型糖尿病患者でも約１・５倍と、健康な人に比べて、かなり高い致死率が示されました。

なぜ、糖尿病の人は感染症にかかりやすいのでしょうか。

糖尿病患者は免疫力が低下しているため、感染症に罹患しやすいことが知られています。その原因のひとつは、糖尿病によって血液の流れが滞ってしまい、血液が組織まで十分に到達せず、組織が酸素不足になっていることです。十分な酸素が供給されないため、殺菌機能がある組織内の白血球の働きが不十分となり、細菌・ウイルス・真菌などの病原体が非常に増殖しやすい環境となってしまうのです。**血糖のコントロールが悪いほど感染症にかかるリスクは高くなる**傾向があり、白血球のひとつである好中球は、血糖値が２５０mg／dL以上になると急速に働きが低下すると言われています。

また、血液の流れが不十分になると、感染症の治療薬（内服・点滴）である抗生物質も感染した組織に届きにくくなり、十分な治療ができなくなってしまいます。さらに、消化管（口から食道・胃・腸を通って肛門に至る管）の血流も低下しているので、内服した抗生物質の吸収も低下します。

つまり、糖尿病患者は高血糖によって血管がダメージを受けたことで、感染症になりやすく、感染症の治療がしにくい状態になっているのです。

日本人全体に比べてはるかに多くの割合で、糖尿病患者が感染症で亡くなっています。糖尿病患者の感染症の死因のほとんどは「肺炎」で、年代が上がるとともに死亡率は高くなるため、高齢の患者は特に注意が必要です。

感染症を予防するには 208ページ

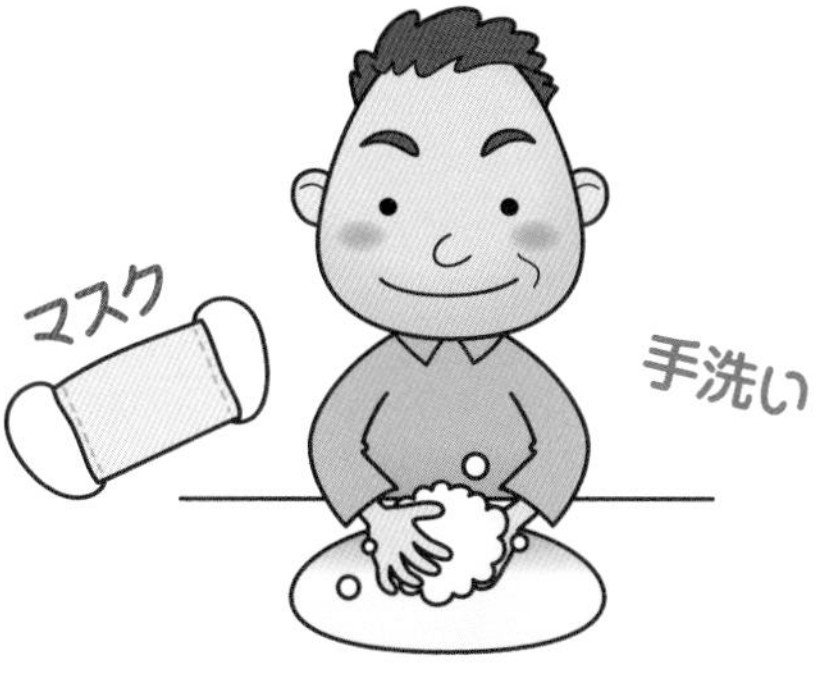

感染症には要注意

「歯周病」にもなりやすくなる!?

「糖尿病は歯周病にも関係がある」と聞けば、さすがに言い過ぎだろうと思われるかもしれません。けれども歯周病と糖尿病が密接に関連しているという研究発表は多く、歯周病も糖尿病の併発症のひとつであると言われています。

歯周病があると、歯周ポケットに細菌が存在します。その細菌から出る毒素は、歯肉から血管内に入り込み、化学物質（ＴＮＦ－α）の産生を促します。このＴＮＦ－αが血管を経由して体内に放出されると、血液を介して血糖をコントロールするインスリンの働きを妨げ、糖尿病を悪化させる可能性があります。そのために歯周病を患っている人は、糖尿病が発症・進行しやすくなると考えられています。

一方、糖尿病の人は高血糖の状態にあるために、殺菌機能のある白血球の働きが悪くなります。その結果、細菌を殺菌できなくなり、歯周病が進行しやすくなります。

このように、**糖尿病の人は歯周病になりやすく、歯周病は糖尿病を悪化させるという相互関係がある**のです。

実際、1型糖尿病患者は健康な人に比べて、歯周病の発生率が高いと言われます。また、アメリカでは2型糖尿病患者が歯周病にかかっている割合が、ＨｂＡ１ｃ（101ページ）が９・０％未満の人で１・６倍、９・０％以上の人で２・９倍になっているというデータ[*22]もあります。

それでは糖尿病患者が歯周病の治療をすると、血糖コントロールが良くなるのでしょうか。糖尿病患者が自分で歯磨きによるプラークコントロールをおこない、歯科医院で炎症の原因となる歯石を取り除き、必要に応じて抗菌薬投与などの治療を受けて歯肉の炎症を抑えた結果、３カ月後にはＨｂＡ１ｃが０・５％下がったという報告があります。逆に、糖尿病の治療によって血糖値が下がり、歯肉の炎症の改善が見られたという報告[*23]もあります。

とはいえ、歯周病の治療をせずに糖尿病の治療だけで歯周病の改善を期待することは、あまりお勧めできません。糖尿病になると歯周病になりやすくなり、歯周病になると糖尿病が悪化し、ますます歯周病が進行することになるという、この負のスパイラルを断ち切るには、**糖尿病も歯周病もどちらもきちんと治療する**ことが大切です。

もし、歯周病で歯を失ってしまうと、食べ物をよく噛めなくなり、消化・吸収が悪くなり、血糖値が上がりやすくなる可能性があります。さらに軟らかい食べ物ばかり口にするようになって食生活が偏り、糖尿病がさらに悪化することになるので、歯のケアもしっかりおこなうことが大切です。

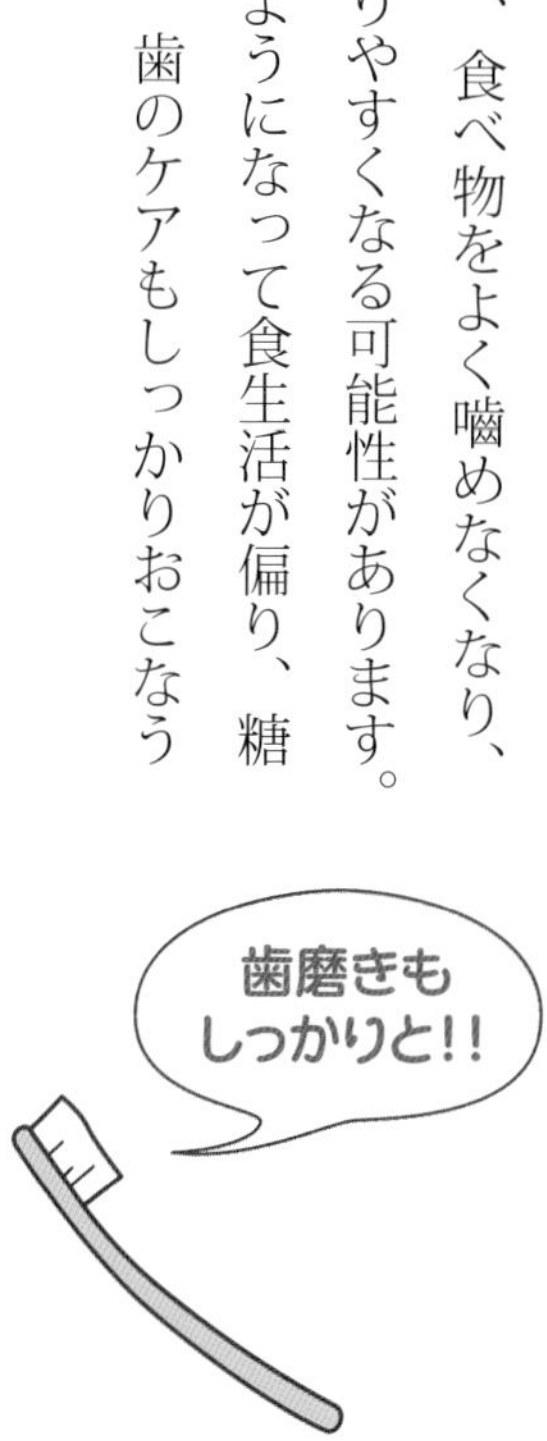

糖尿病は「認知症」にもつながる

高齢化が進むにつれて、認知症を発症する人が増えています。２０１２年における65歳以上の認知症患者は４６２万人でしたが、25年には７３０万人に、60年には１１５４万人にまで増えると推計[*24]されています。高齢者の３人に１人が認知症という社会になるのです。高齢ドライバーによる交通事故がニュースで報じられるように、認知症は本人の問題にとどまらず、家族の介護離職など、課題が多岐にわたる深刻な社会問題なのです。

認知症にもいくつかの種類がありますが、患者の67・6%を占める「アルツハイマー型認知症」と、19・5%を占める「脳血管性認知症」は、糖尿病との関わりが非常に強いタイプです。

認知症にもタイプがある

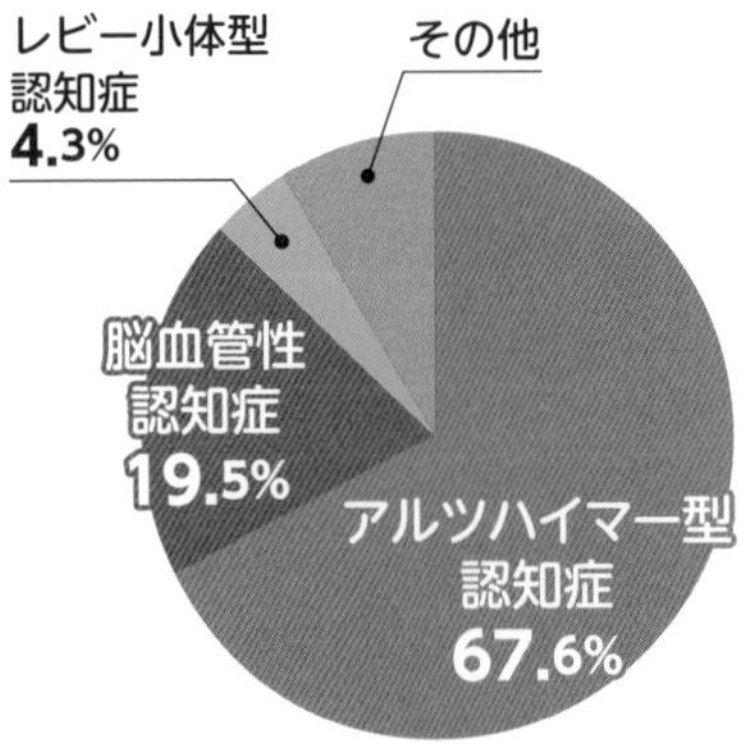

(日本神経学会「認知症疾患診療ガイドライン」2017年)

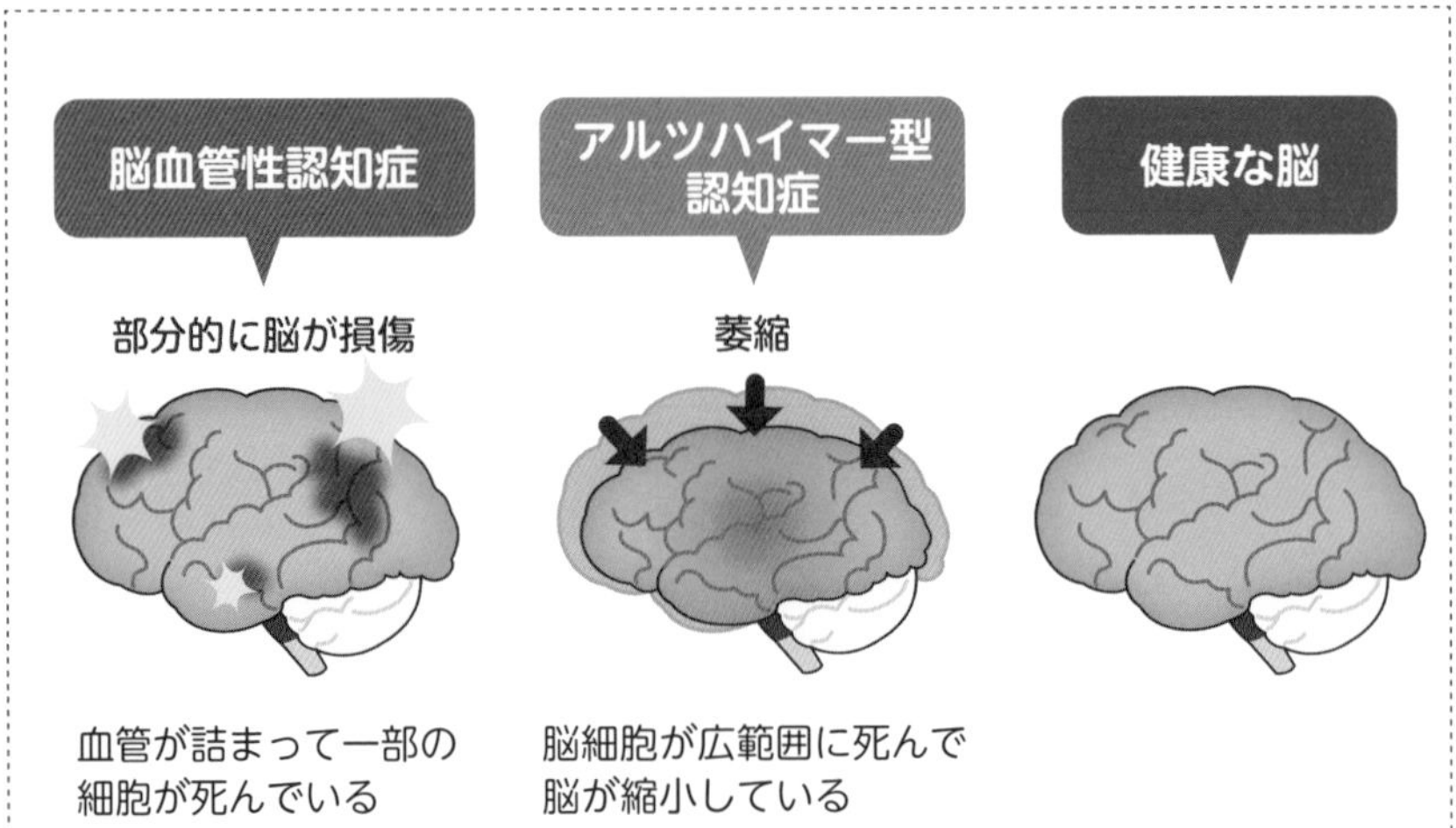

「アルツハイマー型認知症」と糖尿病

「アルツハイマー型認知症」は、脳内にある「アミロイドβ」という異常なタンパク質が脳の神経細胞に溜まり、脳の神経細胞を死滅させ、脳が縮む病気です。脳の萎縮は、記憶をつかさどる海馬から始まり、徐々に脳全体へと広がります。

インスリンは「インスリン分解酵素」によって分解されますが、このインスリン分解酵素は、溜まったアミロイドβを分解し、取り除く働きもしています。ところが血液中のインスリン濃度が高まると、インスリン分解酵素が脳内のアミロイドβの除去にまで手が回らなくなってしまい、残ったアミロイドβの蓄積が進んでアルツハイマー型認知症につながると言われています。

また、脳のエネルギー源のほとんどはブドウ糖ですが、糖尿病が進行してインスリンが不足すると、脳にブドウ糖を渡している神経細胞（グリア細胞）が血液中のブドウ糖を十分に取り込めなくなることも原因のひとつであることがわかってきました。

「脳血管性認知症」と糖尿病

「脳血管性認知症」は、脳の血流が滞り、神経細胞に十分な血液が行き届かなくなり、脳の機能が障害されることで発症します。糖尿病で高血糖の状態が続いてしまうと、脳の血管が詰まる「脳血管障害」を引き起こしますが、まさに、この脳血管障害が脳血管性認知症を引き起こす一因となります。

血糖値と認知症の関連

「久山町研究」という有名な疫学《えきがく》調査（集団を対象にした、統計学的な調査）があります。日本人の平均的な集団であるとされる、福岡県にある久山町の住民を対象に、1996年からいろいろ優れた調査がおこなわれているのです。

この久山町研究の調査によると、糖尿病患者のアルツハイマー型認知症の発症は、そうでない人に比べて2・1倍、脳血管性認知症は1・8倍起こりやすいことがわかりました。[*25]

さらに掘り下げていくと、空腹時血糖値（▼100ページ）の上昇と認知症には関連が認められませんでしたが、食後2時間血糖値（▼100ページ）が高くなるにつれて、認知症の発症リスクは上昇していることがわかりました。食後2

認知症へのなりやすさ

（血糖値が正常な場合を1.0としたとき）

アルツハイマー型認知症	
空腹時血糖異常	**0.6**
食後血糖異常	**1.6**
糖尿病	**2.1**
脳血管性認知症	
空腹時血糖異常	**1.0**
食後血糖異常	**1.4**
糖尿病	**1.8**

＊空腹時血糖異常▶空腹時血糖値だけが高い人
食後血糖異常　▶食後血糖値だけが高い人
糖尿病▶空腹時血糖値、食後血糖値の両方高い人

時間血糖値が１２０mg／dL未満の人の認知症発症率を1とすると、アルツハイマー型認知症の発症リスクは１４０〜１９９mg／dLの人で１・９倍、２００mg／dL以上で3・4倍に上昇し、脳血管性認知症の発症リスクは２００mg／dL以上では2・7倍も高くなっていたのです。

この研究結果からも、糖尿病と認知症の関連性は明らかです。せっかく長生きできたとしても、認知症になってしまえば人生を謳歌するのは難しく、親族などに迷惑をかけかねません。認知症を予防するという観点からも、糖尿病の血糖コントロールは極めて重要なのです。

この章では、糖尿病の合併症・併発症について述べてきました。糖尿病の治療をしないことが引き起こす危険性がおわかりいただけたことと思います。だからこそ、糖尿病、もしくは予備群だと言われた場合、たとえ今は無症状だったとしても、すぐに治療に取り組むべきなのです。糖尿病は早期発見・早期治療できるか否かが、運命の分かれ道だと言えます。

事例

糖尿病患者に参考となる体験記を発表したグレート義太夫さん

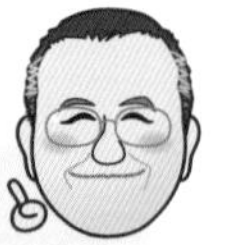

お笑いタレントでミュージシャンでもあるグレート義太夫さん[*26]が、初めて糖尿病と診断されたのは１９９５年のこと。自身が36歳で父親を糖尿病で亡くした１年後でした。その後の彼の軌跡です。

当初は、まったく糖尿病だという自覚がありませんでした。無性に喉が渇いて飲み物を飲む、そうするとトイレが近くなるという状態でしたが、ちょうど夏だったので夏バテだと思っていたそうです。医師から言わせてもらえば、口渇・多飲・多尿は高血糖がかなり続いている症状ですが、糖尿病の知識の少ないグレート義太夫さんは気づかなかったのでしょう。さらには、目がかすみ、テレビを見ていても映画などの字幕がはっきりと見えないことがあったようです。

その次に出た症状が、体重の減少です。普通に食事をして、何の運動もしていないのに、体重が１１０kgから95kgまで15kgも減っていました。こちらも糖尿病が進行した典型的な症状のひとつですが、やはりその認識はありませんでした。

97ページ

しかし、その後、家で倒れて病院に運ばれました。「夏バテだな」と思っていたのに、医師から「すぐ入院してください」と言われ、「どういうこと?」と聞くと、「夏バテではないです、糖尿病です」と告げられました。その時の血糖値は630㎎/dLだったそうです。

糖尿病は自覚症状が出にくい病気ですが、そこまで血糖値が高いと糖尿病ケトアシドーシス35ページという喉の渇き、多尿、全身の倦怠感などの症状が急激に発症し、悪化すると呼吸困難や吐き気、嘔吐、腹痛、意識障害などが起こる危険性が高くなります。

グレート義太夫さんは1週間ほど入院して、初めて糖尿病という病気について知り、糖尿病のメカニズムを理解しました。同時に食事療法とインスリンの打ち方を教わり、治療を開始したのです。退院後3カ月間は、毎日朝・夕に血糖値に異常がないか、血糖自己測定器で数値を確認、食事をする前にはインスリン注射を打つ、食事は量を抑えて低カロリーにと治療を続けました。

ところが3カ月もたつと、「特に体調が悪いわけでもないのに、なぜこんなに我慢をしなければならないのか?」と心境が変化、再び以前のように食べるようになりました。糖尿病腎症47ページも発症し、通院していたにもかかわらず、自覚症状がないために甘く見ていたのです。

しかし、そのうちに身体からはっきりとした症状が出てくるようになりました。極度の疲労感と吐き気、貧血、息切れ、全身の吹き出物……、尋常じゃないとは思いつつ、「まだ大丈夫だろう、まだ大丈夫だろう」と自分に言い聞かせていたようです。

そして2007年、とうとう倒れてしまいました。腎臓の機能を表すクレアチニン（→201ページ）は、発症当初は5mg／dLで、倒れる前に主治医から「これが8mg／dLを超えたら人工透析が必要だ」と言われていたのに、治療を怠ったことで加速度的に上がって11mg／dLになっており、「明日から人工透析を受けてください」と伝えられました。今では1回5時間の透析を週3回受けています。

グレート義太夫さんは「こうなる前に先生の言うことをちゃんと聞いていれば、人工透析の導入をもっと遅らせることができたと思います。先生からは『これ以上病気が進むと、透析になってしまいますよ』って言われていたのに、何の根拠もなく『まだ大丈夫』って思ってヘラヘラしていました。先生の指示を守っていなかったのでこんなことになって、本当に反省しています。あの時もう少しでも慌てていれば、もしかしたらまだ透析をしなくてもすんでいたかもしれません。糖尿病の治療だけの時は、飲み薬もインスリンも自分で対処できるのに、透析まで進んでしまうと自分ではどうにもできなくなってしまいます。自分でできることがあるうちに頑張って病気の進行を食い止めなければ」と話しています。

第2章

あなたは大丈夫?
糖尿病は静かに密かに進行している

「肥満」は糖尿病の入り口、看過できない将来のリスク

「肥満」と聞けば、「メタボ」という語を連想する人も多いでしょう。「メタボリックシンドローム（内臓脂肪症候群）」という言葉は２００６年に新語・流行語大賞のトップ10に選出され、今や「メタボ」という略称は肥満の代名詞のように使われています。

ただし、肥満というだけでは、メタボとは言いません。**メタボは「内臓肥満」**の状態を示す言葉ですが、**本来の意味は「内臓脂肪型肥満に、生活習慣病の危険因子（高血糖・高血圧・脂質異常症）のうち2つ以上の症状が出ている状態」**です。

では、たとえ肥満でも、生活習慣病の危険因子が２つ以上なければメタボではないので「問題ない」かというと、決してそうではありません。肥満の人がさまざまな病気にかかりやすいことを示すデータはたくさんあります。

たとえば、肥満の人の脳血管障害→57ページや冠動脈疾患→60ページなど死に直結する病気のリスクは、肥満でない人の約2倍、睡眠時無呼吸症候群や高血圧のリスクは３・５倍です。そして、肥満の人は肥満で

ない人と比較して5倍も糖尿病になりやすいのです。[27]

「メタボ」＋「糖尿病」の危険度

日本人は、欧米人に比べて軽度の肥満でも糖尿病を発症しやすいと考えられるため、注意が必要です。

肥満だけでも問題なのに、もしもメタボリックシンドロームになってしまったらどうなるのでしょうか。

メタボの問題点は、「内臓脂肪が多い肥満である」ことに加えて糖尿病などの生活習慣病があると、「動脈硬化による合併症のリスクが極めて高くなる」ことです。

「心臓病の発症率」は、メタボの危険因子（肥満・糖尿病・高血圧・脂質異常症）がまったくない人の危険度を1とすると、危険因子が1つの人は5・1、2つの人で5・8、3〜4つの人はなんと35・8にもなることが調査でわかっています（下の図）。

「メタボの危険因子」が増えれば「心臓病」のリスクが増える

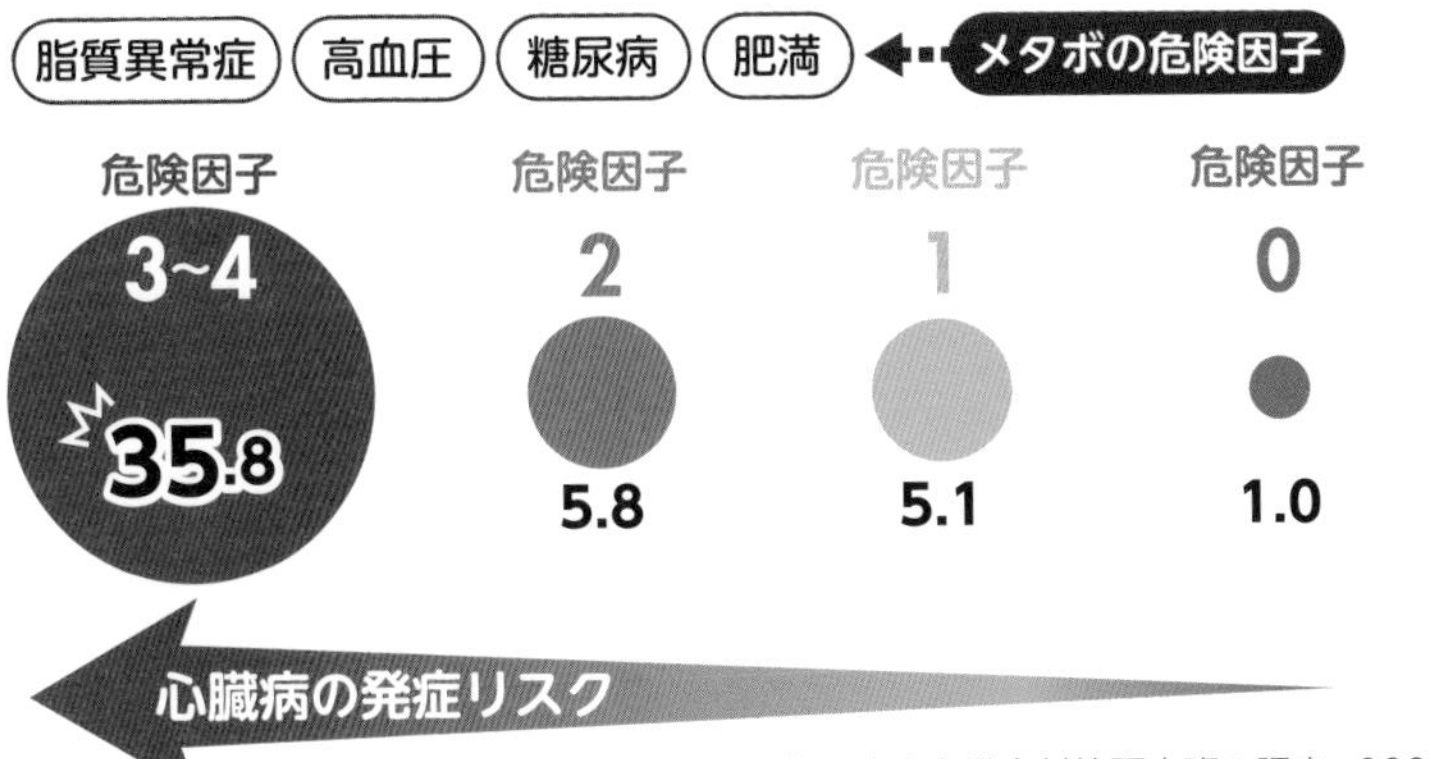

（労働省作業関連疾患総合対策研究班の調査：2001年）

「内臓脂肪」は「皮下脂肪」と大きく違う

肥満を大きく分けると、皮膚の下に脂肪が蓄積する「皮下脂肪型肥満」と、内臓の周囲に脂肪が蓄積する「内臓脂肪型肥満」があります。

「皮下脂肪」は女性に多く、二の腕・腰回り・お尻などの皮下組織に溜まり、つまむことができる脂肪です。ちなみに女性の悩みとしてよく挙げられるセルライトは、肥大化した皮下脂肪によって現れます。

「内臓脂肪」は男性に多く、胃や腸などの内臓の周囲に溜まり、お腹がぽっこりと出る脂肪です。

皮下脂肪も内臓脂肪も「脂肪」であり、どちらも「食事で摂取したエネルギーを蓄える」という役割を担っていますが、それぞれで違う役

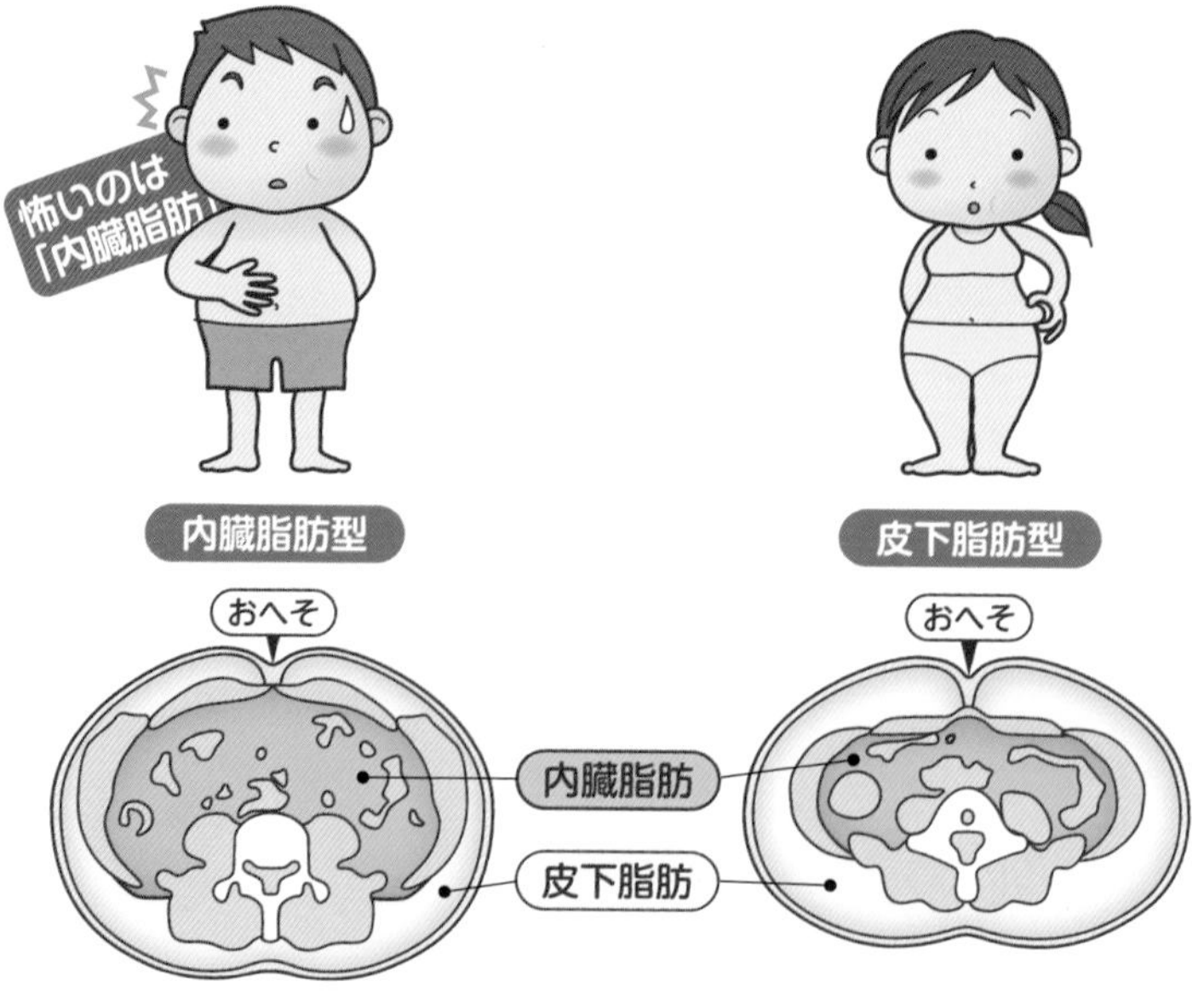

割もあります。

食事で摂取したエネルギーのうち、余分なものはまず内臓脂肪に蓄えられます。そして、運動などでエネルギーが必要になった場合には、まず内臓脂肪から供給されます。一方、皮下脂肪は、ゆっくりしたペースでエネルギーの蓄積・供給をおこないます。銀行の口座に譬《たと》えれば、内臓脂肪は毎月の給与振込や各種料金の引き落としがある普通預金で、皮下脂肪は10年や20年積み立てる定期預金です。

身体の大きな力士を見ると「内臓脂肪もすごいんだろうな」と思うかもしれませんが、ＣＴスキャンで撮ってみると、内臓脂肪はほとんどありません。力士はたくさん食べて一時的に内臓脂肪を蓄えますが、日々の稽古であっという間に消費してしまうからです。一方で、皮下脂肪に蓄積されたエネルギーはゆっくりとしか消費されませんから、皮下脂肪の厚みが増していってあの体型ができあがっているわけです。

適度な皮下脂肪は内臓を守り、エネルギーを作り出すために必要なものです。また、皮下脂肪からは、動脈硬化や糖尿病を防いでくれる、身体にとって良い物質も分泌されています。けれども、内臓脂肪は皮下脂肪とはまったく異なります。溜まり過ぎた内臓脂肪の細胞からは、高血圧・糖尿病・動脈硬化のリスクを高める物質が多く分泌されます。だからこそ、**「内臓脂肪型肥満」が特に危険視されている**のです。

内臓脂肪の量は「腹囲」でわかる

日本のメタボリックシンドロームの診断基準は、次の２つです。

①腹囲が一定の基準（男性85cm・女性90cm）以上
②高血糖・高血圧・脂質異常症の3つのうち、2つ以上がある

①の基準が「腹囲」であって、「ウエスト」ではないことに注意してください。ウエストはお腹周りの一番細いところの計測値、腹囲はおへそのある高さの計測値です。

腹囲がメタボの基準の筆頭にあるのは、それで内臓脂肪の厚さを推測できるからです。本来は「ＣＴスキャンでへその位置を輪切りにしたとき、内臓脂肪面積が１００㎠以上」という基準があるのですが、専用の設備が必要なＣＴスキャンをすべての人が受けることは困難です。そのため代わりとなる大まかな基準として、腹囲が用いられているのです。

内臓肥満状態の内臓脂肪は、糖尿病患者のインスリン抵抗性26ページを助長し、高血糖状態を引き起こします。また、蓄積された脂肪が血中に溶け出して「脂質異常症」の原因になり、交感神経が活性化して「高血圧」にもつながります。

実際、内臓脂肪面積が１００㎠（腹囲：男性85cm・女性90cm）を超えると、肥満にともなう糖尿病・高血圧・脂質異常症のいずれかのリスクが男女ともに１つ出てきます。[*28]

肥満を表す指数に「ＢＭＩ（Body Mass Index）」があります。ＢＭＩは体重と身長から求められ、数値によって体型が分類できます。２０１８年のデータ[*29]を見ると、２型糖尿病患者の平均ＢＭＩは２４・８で、肥満の一歩手前です。

BMIによる体型の分類

BMI＝体重(kg) ÷ 身長(m) ÷ 身長(m)

18.5 未満	**やせ**
18.5 以上 25 未満	**普通**
25 以上	**肥満**

例　身長：172cm・体重 93kg
➡ 93 ÷ 1.72 ÷ 1.72 = 31.4

糖尿病患者と日本人全体のBMI

2型糖尿病 ▸	**24.8**
男性平均 ▸	**23.7**
女性平均 ▸	**22.4**

（糖尿病データマネジメント研究会「基礎統計資料」2018年
厚生労働省「国民健康栄養調査」2018年）

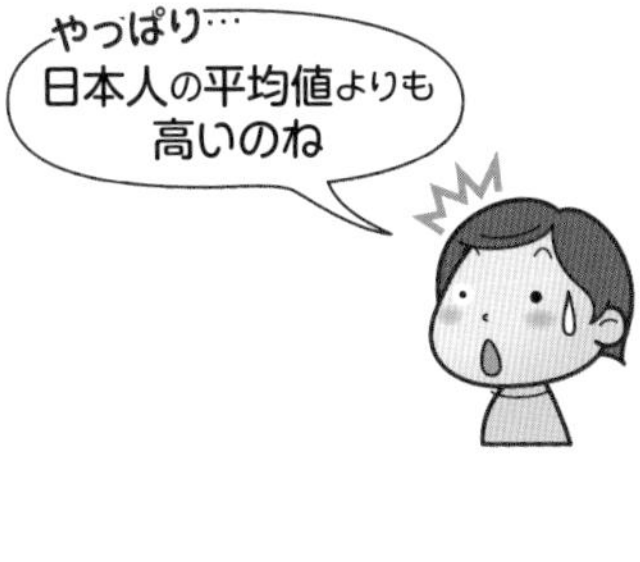

肥満と糖尿病の「負のスパイラル」

食べ過ぎや運動不足などでエネルギーを溜め込む生活を続けていると、肥満になっていきます。肥満で内臓脂肪が増えると、インスリン自体が効きにくくなってしまう「インスリン抵抗性」（→26ページ）の状態になり、身体の中でインスリンの必要性が増します。その必要に応えるために、インスリンを分泌する膵臓がフル稼働し、大量のインスリンを分泌することで対応しようとします。ところが、食べ過ぎ・運動不足の生活を続けていると、大量に分泌されたインスリンは、ブドウ糖を脂肪として蓄えてしまうのです。そのため、ますます肥満は進行してしまいます。

さらに、フル稼働を続けていた膵臓が疲弊し、インスリンの分泌量が徐々に落ちていく「インスリン分泌不全」（→25ページ）の状態になり、インスリンの絶対量が不足してしまいます。その結果、血糖値が常に高い状態になり、糖尿病が進行してしまうのです。

つまり、**肥満は「インスリン抵抗性」「インスリン分泌不全」を引き起こし、糖尿病の発症・進行に大きく関わる**わけです。さらに、糖尿病によって肥満が助長されるという「肥満と糖尿病の負のスパイラル」にも陥ります。このスパイラルは膵臓の機能が破綻するまで続き、一度破綻した膵臓は元に戻りません。最終的には、必要なインスリンを自分で分泌できなくなり、インスリン注射が必要不可欠になってしまいます。

若くして肥満の人は、特に要注意です。

男性を対象に「20代時点のＢＭＩ値」別に、その後の「20年間の体重の変化」と「20年後の糖尿病の有病率」を調べたデータ[*30]があります(下のグラフ)。20代でＢＭＩが25を超えていた人は、40代になると約４人に１人が糖尿病を発症していました。また、20年間に体重が10kg以上増えた人は、そこまで増えなかった人より発症率が高かったのです。

「昔から太っていた」「体重がかなり増えた」と思い当たる人は、健康診断などで自分が糖尿病になっていないか必ず確認しましょう。また、現在20代で肥満の人は、今から減量して糖尿病の発症を防ぎましょう。

肥満対策 123ページ

20代男性のBMIと20年後の糖尿病有病率

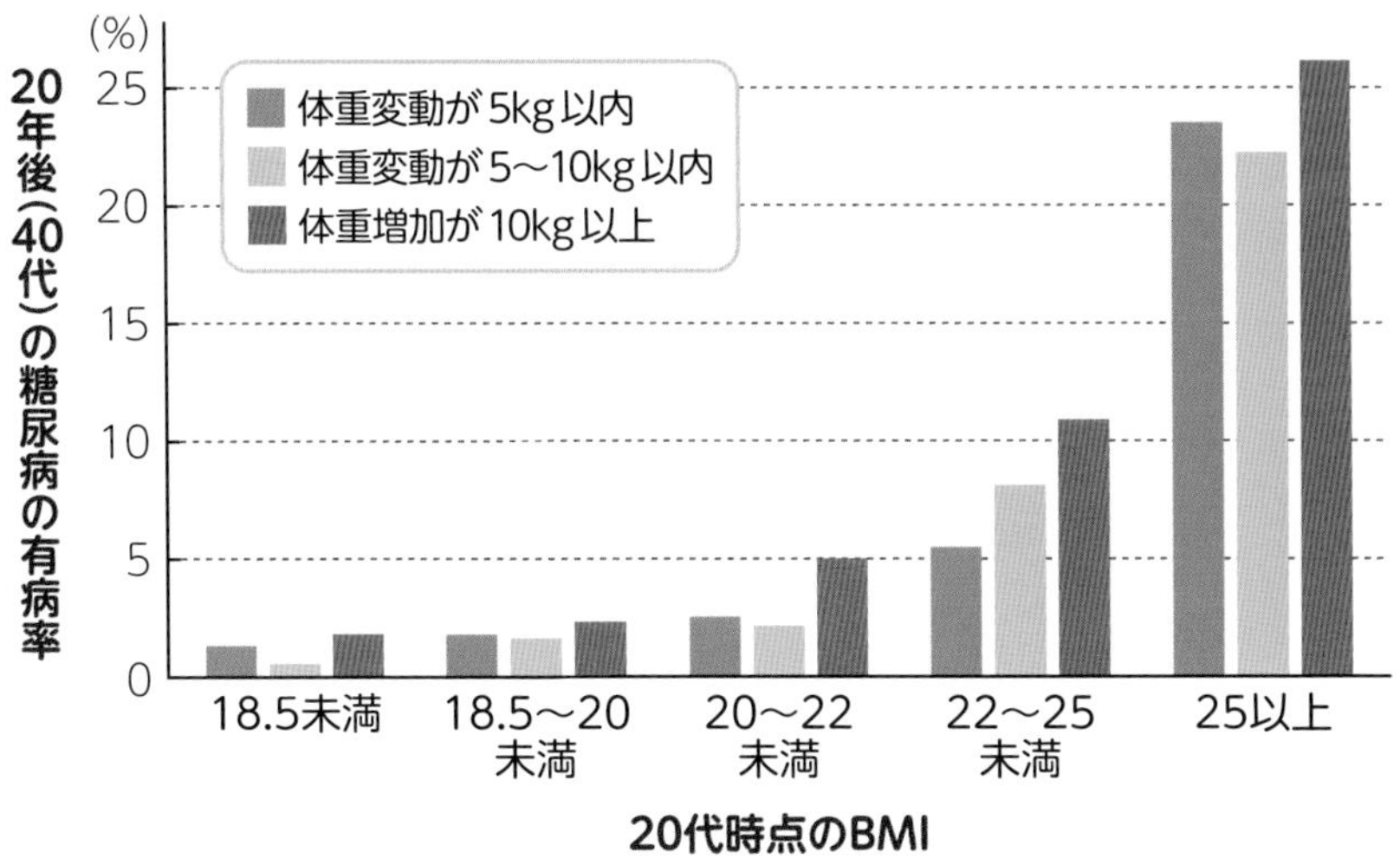

大きく体重が減るのは危険なサインかも

肥満が糖尿病と密接に関わっていることを示すデータやメカニズムを紹介してきましたが、肥満ではないのに糖尿病であることがあります。実際に診療をしていると、まったく太っていないのに、糖尿病をはじめとする生活習慣病にかかっている人はたくさんいます。

なぜ、太っていないのに血糖値が高くなるのでしょうか。

遺伝的にインスリンを分泌する能力が低いために、食後高血糖（▶106ページ）に対応できず、徐々に糖尿病を発症する人もいます。痩せているのに実は内臓脂肪が蓄積している「隠れ肥満」の人もいます。

また、少しの肥満でも、インスリン抵抗性が強く出てしまう人もいます。いろいろな要因が考えられるのですが、いずれにせよ**糖尿病は必ずしも肥満の人に限った病気ではない**と言えるわけで、痩せていれば安心ということはないのです。

ですから、健康診断で内臓脂肪型肥満（腹囲：男性85cm・女性90cm）の基準に該当せず「メタボリックシンドロームではない」と言われたとしても、安心してはいけません。メタボでなくても、糖尿病と診断されることはあるのです。

肥満ではないのに糖尿病であるというケースには、もうひとつあります。**糖尿病が進行することによって、体重が減少することがある**のです。糖尿病による体重減少は病的な現象で、標準体重（BMI22）以下になってもまだ減り続けることが特徴です。

体重が下がるのはいいことではないかと思うかもしれません。しかし、この体重減少は、糖尿病が進行してインスリンの働きが低下していることで、食事から摂ったブドウ糖をエネルギーとして利用できなくなることによって起こります。血液中にはブドウ糖があふれているのに、それをエネルギーとして利用できず、代わりに体内の脂肪や筋肉のタンパク質を分解してエネルギーを得るために、痩せていってしまうのです。

糖尿病患者のなかには、1カ月で10kg以上痩せた人もいます。そこまでの人はかなり糖尿病が進行しており、早く内服薬や注射薬で血糖値を下げる必要があります。「長らく健康診断を受けていない」「一度糖尿病と言われたが、治療せず時間がたっている」という人で、最近体重が大きく減っていたとしたら要注意です。

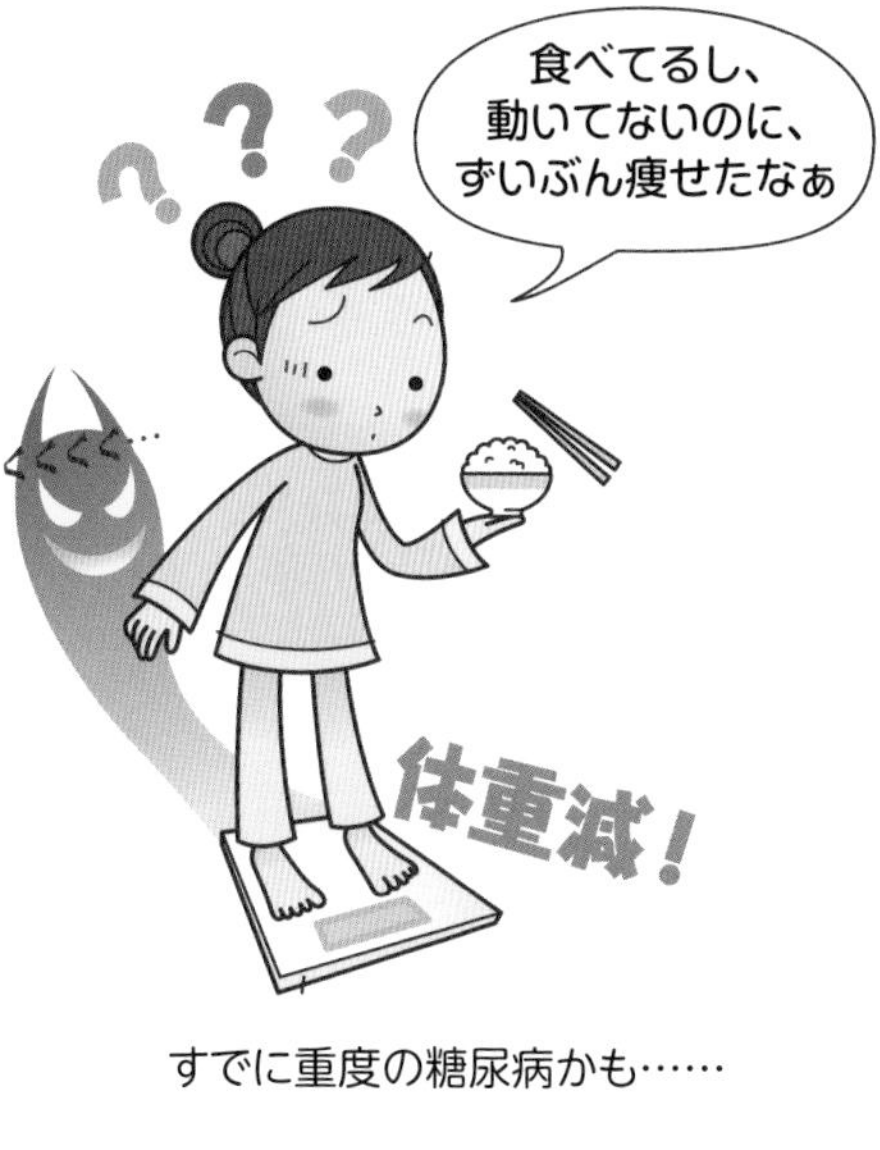
食べてるし、
動いてないのに、
ずいぶん痩せたなぁ
くくく…
体重減！

すでに重度の糖尿病かも……

「糖尿病」と診断される基準を知ろう

そもそも、どうなったら「糖尿病」と診断されるのでしょうか。基本的な検査の名称や、その意味を知っておくのは、病気と闘うために必要なことです。

糖尿病を調べる「血液検査」の種類

基本的な血液検査では、次の項目を測定します。

- 空腹時血糖値
- 75g経口ブドウ糖負荷試験（75gOGTT）血糖値
- 随時血糖値
- HbA1c（ヘモグロビンエーワンシー）

これらの値を単体で評価するのではなく、それぞれの検査結果を組み合わせて、私たち医師は糖尿病の確定診断をしています。

血液検査と診断基準

空腹時血糖値

110mg/dL 未満	◀ 正常
110 ~ 125mg/dL	◀ 境界型
126mg/dL 以上	◀ 糖尿病型

75g 経口ブドウ糖負荷試験血糖値

＊**「75gOGTT血糖値」「食後2時間血糖値」**とも表記

140mg/dL 未満	◀ 正常
140 ~ 199mg/dL	◀ 境界型
200mg/dL 以上	◀ 糖尿病型

随時血糖値

140mg/dL 未満	◀ 正常
140 ~ 199mg/dL	◀ 境界型
200mg/dL 以上	◀ 糖尿病型

HbA1c

6.0% 未満	◀ 正常
6.0 ~ 6.4%	◀ 境界型
6.5% 以上	◀ 糖尿病型

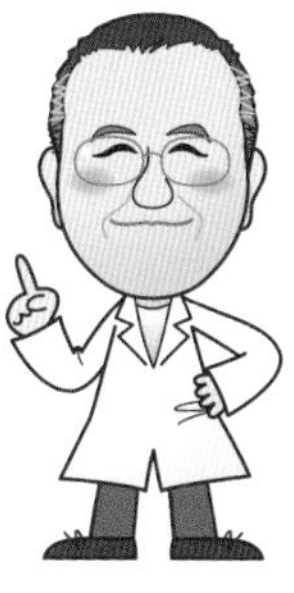

●空腹時血糖値

絶食した状態で血液検査をおこなって測定される血糖値です。一般的に「検査前日の夕食後12時間以上絶食した状態」での測定が望ましいとされています。

空腹時血糖値が**126**㎎／dL以上で「糖尿病型」とされます。

●75g経口ブドウ糖負荷試験（75gOGTT）血糖値

（食後2時間血糖値・食後血糖値）

絶食した状態でブドウ糖75gを溶かした水を飲み、一定時間ごと（30分後、60分後など）に血液検査をおこなって測定される血糖値です。食事をした後の血糖値を調べることができ、基本的には2時間後の値が利用され、「食後2時間血糖値」「食後血糖値」とも呼ばれます。

この血糖値が**200**㎎／dL以上で「糖尿病型」とされます。

いろいろな血糖値

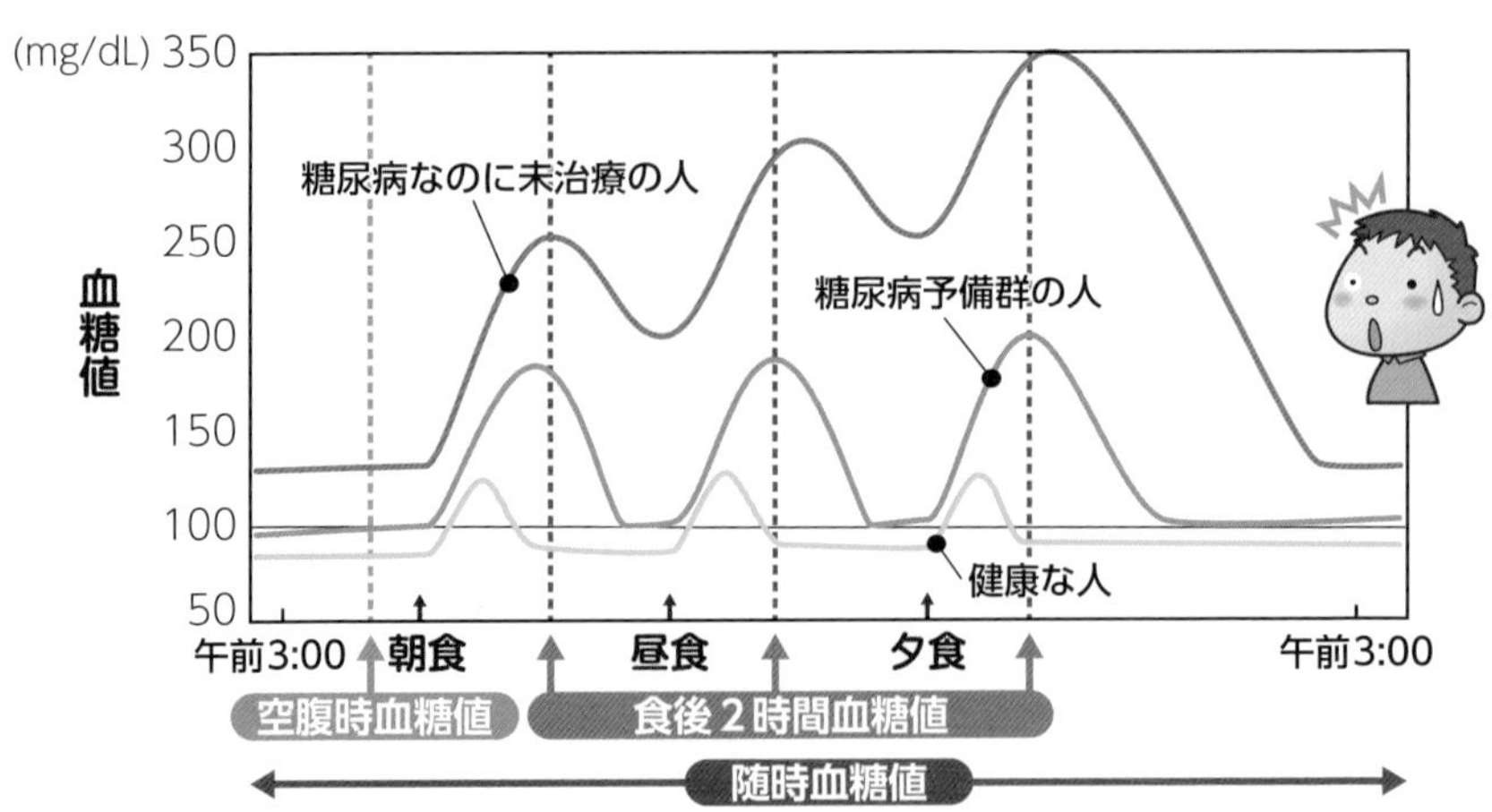

●随時血糖値

食後であろうと空腹時であろうと、食事時間と関係なく測定される血糖値です。

随時血糖値が**200**㎎／dL以上で「糖尿病型」とされます。

●HbA1c（ヘモグロビンエーワンシー）

血液中のヘモグロビンとブドウ糖が結合してできる「グリコヘモグロビン」という物質があります。HbA1cは、グリコヘモグロビンが血液中にどのぐらいの割合で存在しているかをパーセンテージ（％）で表した数値です。血液中のブドウ糖が多いと、グリコヘモグロビンが多くなるため、HbA1cの値は高くなります。

ブドウ糖と結合したグリコヘモグロビンは、赤血球の寿命（約120日）が尽きるまでは元に戻らないので、HbA1cは検査時の血糖ではなく過去1～2カ月間の平均的な血糖の状態を知ることができます。

HbA1c値が**6・5**％以上で「糖尿病型」とされます。

空腹時血糖値や食後2時間血糖値などは「測定した時点での血糖値」を把握するのに使われ、

HbA1cは「中長期的な血糖の状態」を把握するのに使われます。

血液検査の結果と糖尿病の診断

一般的な健康診断（健診）で測定されるのは「空腹時血糖値」と「ＨｂＡ１ｃ」です。ですから、まずはこの２つから、健診ではどのように糖尿病だと診断されるかを説明します。

「空腹時血糖値が１２６mg／dL以上」かつ「ＨｂＡ１ｃが６・５％以上」であれば、その時点で糖尿病だと確定診断され、糖尿病の治療を受けるように指導されます。

空腹時血糖値かＨｂＡ１ｃのどちらかだけが糖尿病型であれば、「再検査」となります。

クリニックなどで検査を受ければ、その２つだけでなく、75ｇＯＧＴＴで測定される「食後２時間血糖値」、「随時血糖値」の検査もおこなうことができます。

これらのどれかの検査結果が糖尿病型となり、「ＨｂＡ１ｃ」が糖尿病型、または典型的な糖尿病の症状がある場合や糖尿病網膜症（43ページ）が見られた場合には、糖尿病だと確定診断されます。

血糖値（空腹時血糖値、食後２時間血糖値、随時血糖値のどれか）かＨｂＡ１ｃのどちらか片方だけが糖尿病型になった場合には、「再検査」となります。

健診にせよ医療機関での検査にせよ、「再検査」となった人は、できれば１カ月以内に血糖値

（空腹時血糖値、食後２時間血糖値、随時血糖値のどれか）とＨｂＡ１ｃを測定してください。

再検査で血糖値が糖尿病型となるか、初回の検査でＨｂＡ１ｃが正常でも再検査で糖尿病型となれば、糖尿病だと確定診断されます。

血糖値もＨｂＡ１ｃも糖尿病型にはならなかった場合、または２回の検査でどちらもＨｂＡ１ｃだけが糖尿病型だった場合には、「糖尿病の疑い」とされます。

「糖尿病の疑い」であれば、改めて３～６カ月以内に再検査をおこない、血糖値とＨｂＡ１ｃを測定します。

医療機関で「糖尿病」だと診断されるまで

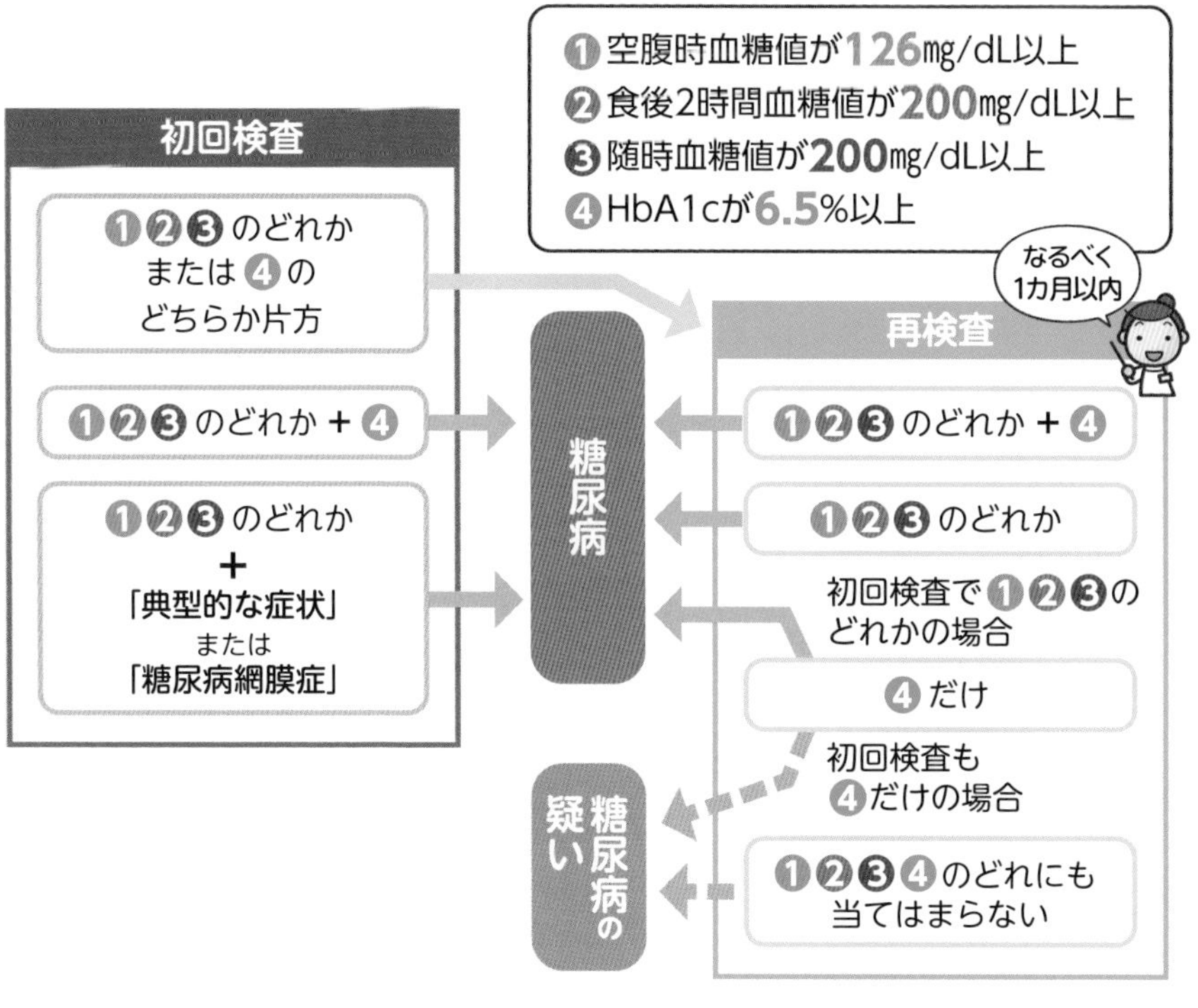

「予備群なら大丈夫」は大きな勘違い

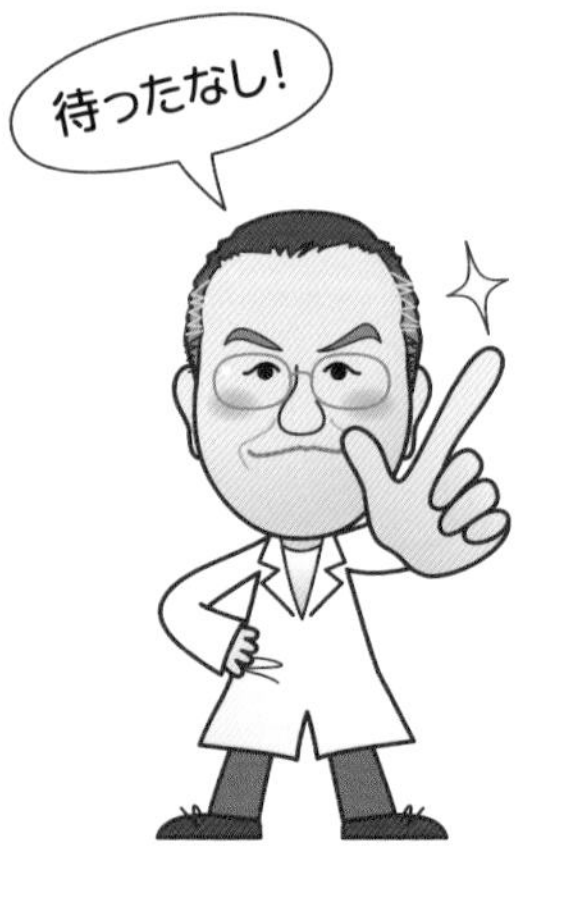

もしあなたが、お医者さんから「糖尿病予備群ですよ」「糖尿病の境界型ですよ」「糖尿病の一歩手前ですよ」と言われたら、どのように感じるでしょうか。「予備群？　境界型？　一歩手前？　ってことは糖尿病にはなっていないのか。これからは少しだけ注意するようにしよう」ぐらいに捉える人もいると思います。

「糖尿病予備群」「糖尿病の境界型」「糖尿病の一歩手前」は、たしかに「糖尿病」と確定診断されるほど血糖値が高い状態ではありません。とはいえ、すでに正常値よりは高くなっており、膵臓の機能は低下し始めていて、大血管合併症（→56ページ）のリスクは健康な人よりも高くなっているので、決して胡坐《あぐら》をかいていられる状態ではありません。私は常々、これらの「予備群・境界型・一歩手前」という言葉が患者さんの勘違いや誤解を生み、良くないのではないかと感じています。

2型糖尿病を発症する人でも、ある日突然血糖値が高くなるようなことはありません。何も症状がなく、気づかぬうちに、何年もかけて、ゆっくりと血糖値が徐々に高くなっていき、糖尿病へと至るのです。

「予備群・境界型・一歩手前」と言われるところまで来ているということは、もうすでにゆっくりと、徐々に、血糖値は高くなっています。つまり、すでに糖尿病への過程をたどっているのです。糖尿病の発症・悪化まで、もはや「待ったなし」です。すぐにでも食事療法・運動療法を開始しないといけない時期なのです。

そして、この状態こそ、**糖尿病にそのまま進むか、糖尿病にかからずに健康体にとどまるかの分岐点**になる、とても大切な時期なのです。

にもかかわらず、多くの人が言葉を誤解して甘く考えてしまい、糖尿病を発症してしまう傾向があります。あなたは、いかがですか？

「予備群（境界型）」は要注意のグレーゾーン

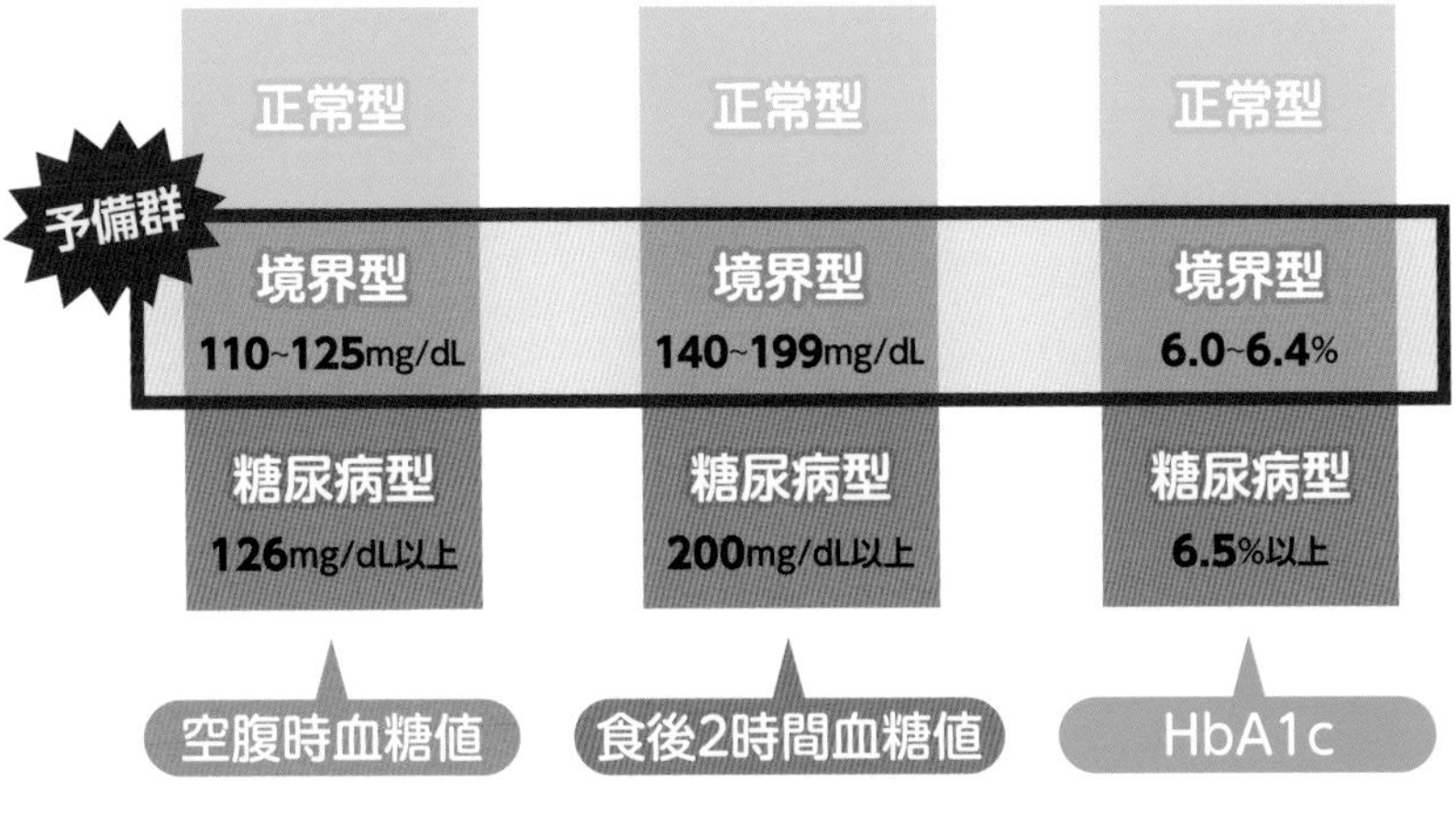

見逃しては危ない「かくれ糖尿病」

一般的な健康診断を受けて、「空腹時血糖値」や「ＨｂＡ１ｃ」が正常値だったとしても、これで大丈夫だと思ったら大間違いです。なぜなら、「かくれ糖尿病」である可能性が否定できないからです。かくれ糖尿病とは、「食後高血糖」の状態です。

「空腹時血糖値」や「ＨｂＡ１ｃ」は正常値なのに、75ｇＯＧＴＴによる「食後2時間血糖値」が２００mg／dL以上の「糖尿病型」、または１４０mg／dL以上の「境界型」となるケースがあります。これが**食後血糖値だけが高い「かくれ糖尿病（食後高血糖）」**です。

この「かくれ糖尿病」の時期こそが、まさに糖尿病の入り口とも言え、治療を開始すべき段階です。なぜなら、この時期から血管はすでにダメージを受けており、大血管合併症→56ページが進行していくのはまさにこの時期からだからです。

「かくれ糖尿病」は糖尿病の範疇

糖尿病と診断されていなくても、食後血糖値だけが高い「かくれ糖尿病」の人はかなり多いと推測されています。

久山町研究（82ページ）によれば、糖尿病患者の冠動脈疾患（60ページ）の発症リスクは正常な人の約3倍となっていますが、**すでに「かくれ糖尿病」の段階から大血管合併症のリスクは上がる**ことがわかっています。この研究では「糖尿病の人」だけでなく、「空腹時血糖時だけが高い人」と、「75gOGTT血糖値（食後2時間血糖値）だけが高い人」と、「血糖値が正常な人」で、冠動脈疾患の発症率を比較しています。

「空腹時血糖値だけが高い人」と「正常な人」では、冠動脈疾患の発症率が大きく変わらない

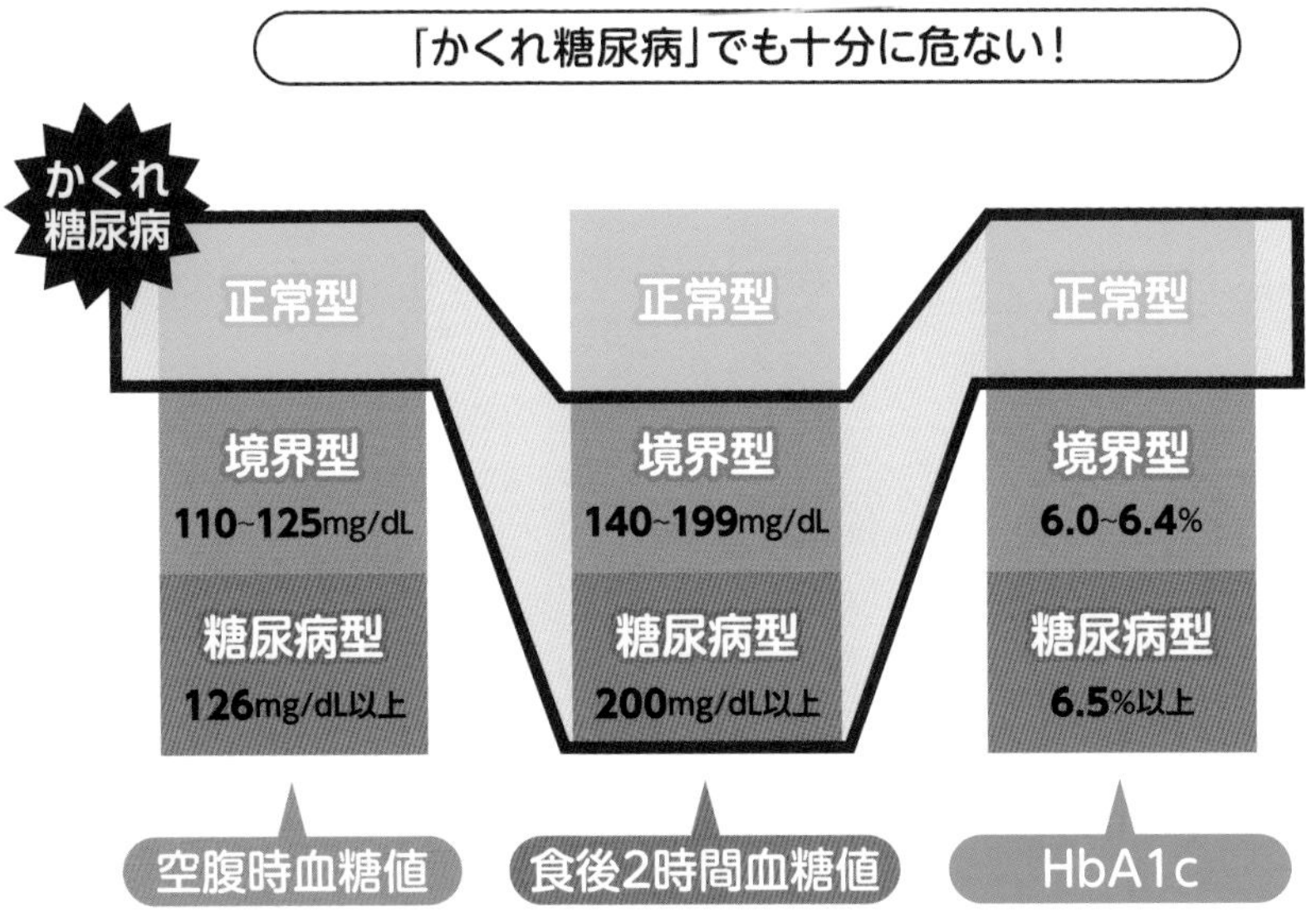

のに、「糖尿病の人」と**「食後2時間血糖値だけが高い人」**は、**冠動脈疾患の発症率が正常な人よりも増えて**いました。それと同時に、認知症の発症率も上がっていました。

これらのことから見ても、「かくれ糖尿病」はすでに「糖尿病という病気」の範疇に入っていると考えていいでしょう。

健康診断では発見されにくい

この「かくれ糖尿病」の大きな問題点は、健康診断で発見されるのが難しいことです。なぜなら、一般的な健診でおこなわれる検査は、「空腹時血糖値」と「ＨｂＡ１ｃ」と「尿糖検査」だけだからです。**かくれ糖尿病は、「空腹時血糖値」と「ＨｂＡ１ｃ」が正常で、「食後（2時間）血糖値」だけが高い状態ですが、食後血糖値は健診では測定されない**ため、見逃されてしまうのです。ですから、「太り気味でちょっと心配だったけど、空腹時血糖値が１０５mg／dL、ＨｂＡ１ｃは５・９％だった。両方とも正常範囲だから安心」などと思ってはいけません。身体の中で糖尿病がかくれている可能性があるからです。

「かくれ糖尿病」を見つけるためには、医療機関で受けられる「75ｇＯＧＴＴ」（→１００ページ）が必要なのです。

「尿糖検査」も手がかりのひとつになります。一般的に、血糖値が１６０〜１８０mg／dLあたりを超えると、尿にもブドウ糖が漏れ出し、尿糖検査で陽性となり始めます。けれども、血糖値が180mg／dL未満の「かくれ糖尿病」の段階では、尿糖検査では検出されないことがあるため、より**確実に見つけるためには医療機関を受診して、食後2時間血糖値がわかる75gOGTTをし**てもらい、問題がないか確認することが望ましいでしょう。

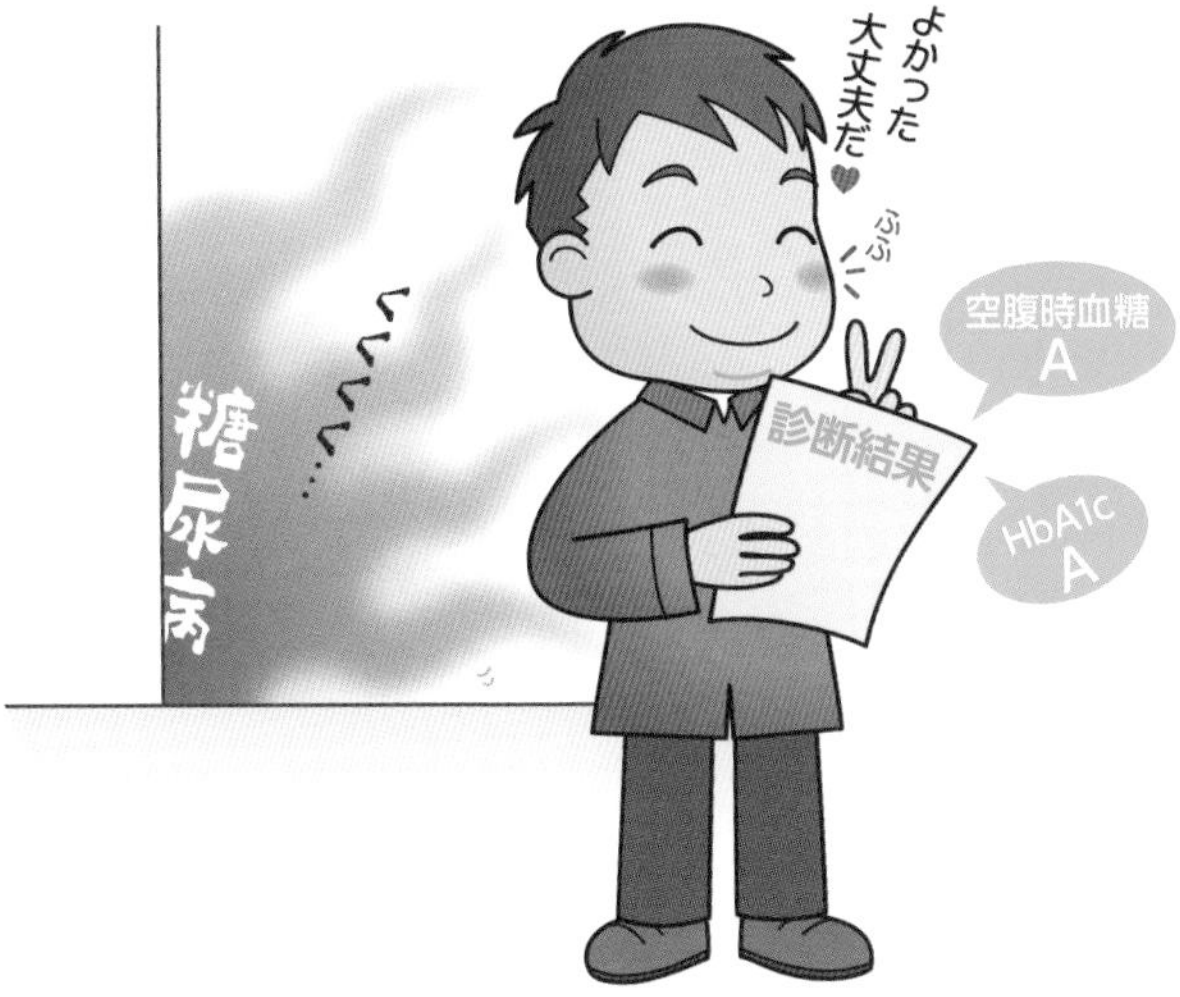

かくれ糖尿病が発生する原因は「グルコーススパイク」

なぜ、空腹時血糖値やＨｂＡ１ｃは正常なのに、食後血糖値だけが異常という現象が起きるのでしょうか。それは、体内で「グルコーススパイク」と呼ばれる急激な血糖値の上昇が起こっていることが原因とされています。

健康な人でも食事をした後には血糖値が上がりますが、食後２時間血糖値が１４０㎎／dLを上回ることはありません。ところが、身体のインスリンが処理しきれないほどのブドウ糖を食べ物から摂取してしまうと、血糖値が急激に上昇して１４０㎎／dLを上回ります。その急上昇に対して、身体は膵臓から大量のインスリンを分泌して速やかに血糖値を下げます。

食後血糖値が急上昇し、インスリンの大量分泌によって急低下すると、「食後血糖値のピークと食前血糖値の差」が大きくなります。その推移をグラフにすると、スパイク（とげ）のように鋭角な形になるため、その現象は「グルコーススパイク」と呼ばれます。グルコーススパイクによって生じる「かくれ糖尿病」では、急激に血糖値が上がり、時間がたつと正常値に戻るため、異変に気づかれることがなく、まさに糖尿病がかくれてしまうのです。

グルコーススパイクは一過性の食後高血糖の異常状態ですが、一過性だから大きな問題ではないということはありません。

ある実験[*31]によれば、グルコーススパイクで血管内皮細胞がダメージを受け、動脈硬化が引き起こされることが証明されています。

別の試験[*32]では、血糖値と、動脈硬化の指標（頸動脈内膜中膜肥厚＝ＩＭＴ）との関係を調べ、ＨｂＡ１ｃが上がるほど頸動脈が狭くなって動脈硬化が進むのと同じように、**グルコーススパイクの変動幅が大きいほど頸動脈が狭くなって動脈硬化が進む**ことが証明されました。

つまり空腹時血糖値が正常でも、グルコーススパイクが起きて食後高血糖になっている「かくれ糖尿病」の段階で、血管はダメージを受けており、動脈硬化は始まっているのです。

食後血糖値が急激に変動する「グルコーススパイク」のイメージ

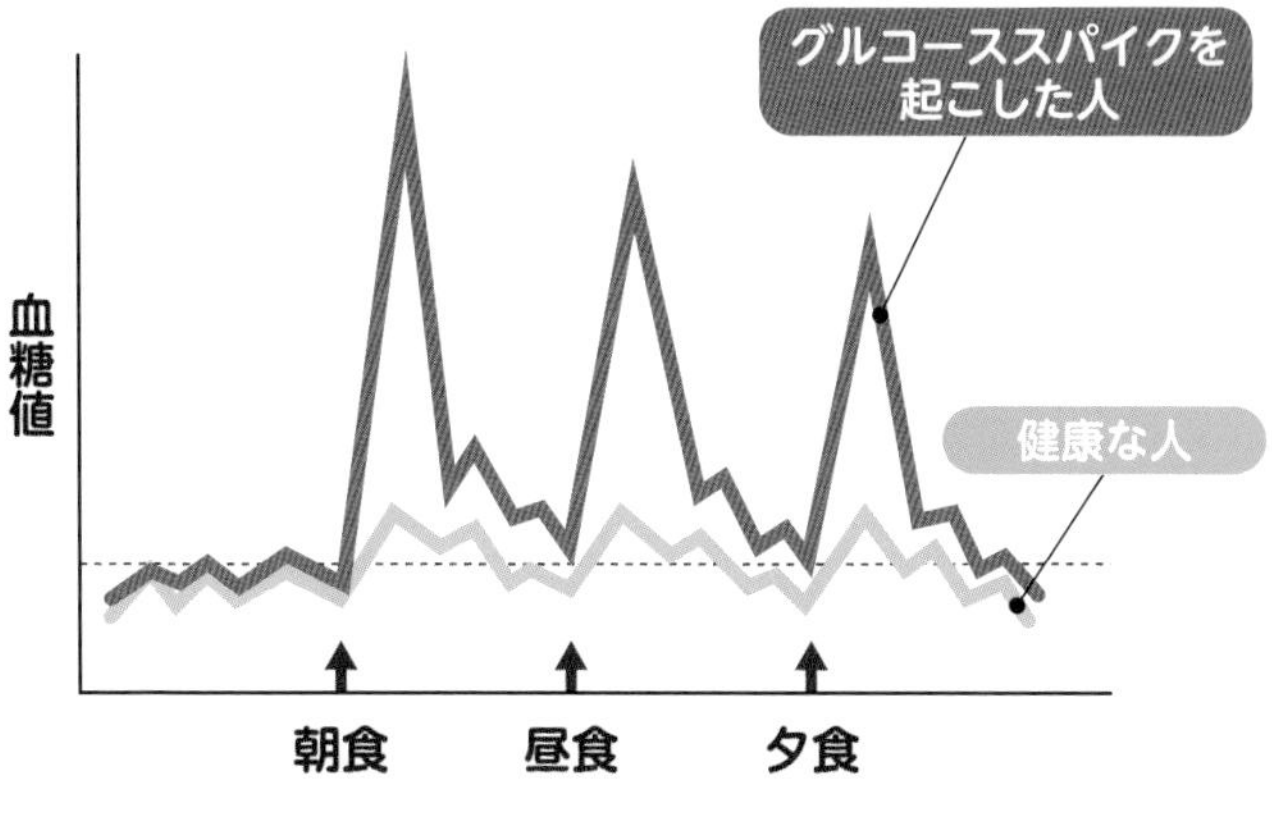

グルコーススパイクを起こしやすい人の特徴

グルコーススパイクを起こす原因としては、「食事」「インスリン抵抗性」「遺伝」などが考えられます。

■「食事」によるグルコーススパイク

糖質中心の食生活や、早食いや大食いなどは、グルコーススパイクの原因になります。

現代の食卓には、白米や小麦製品（パン、パスタ、うどん等）など精製されて食べやすくされた穀物、品種改良によって甘味が増した果物、砂糖がふんだんに使われた飲食物があふれています。ところが、これらは糖として吸収されやすいため、急速に血糖値を上げてしまうのです。残念ながら私たちの遺伝子は、長らく続いた精製されていない穀物や肉や魚をエネルギーにしていた時代に適応しており、精製穀物などに対応できるようにはなっていません。グルコーススパイクが起こるのは、高度に精製された穀物などが引き起こす食後の急激な血糖値上昇に対応できなくなっていることが原因だと考えられます。

早食いの人がグルコーススパイクを起こすのは、食べるのが速ければ食物の消化や吸収も速くなってしまい、インスリンの分泌が間に合わなくなるからです。大食いの人がグルコーススパイクを起こすのは、食べる量が多ければ食物が消化・吸収される量も多くなり、インスリンの分泌量が足りなくなるからです。どちらも結果的に体内のインスリンでは血糖を処理できなくなってしまうため、グルコーススパイクを起こすわけです。

「インスリン抵抗性」によるグルコーススパイク

インスリン抵抗性（26ページ）によってグルコーススパイクを起こしやすい人としては、肥満の人や運動不足の人などが該当します。

インスリンの分泌量は十分に確保されているものの、肥満などでインスリンが効きにくくなっていて、食後の急激なブドウ糖の流入に対して処理が追いつかず、急激に血糖が増えて、グルコーススパイクが起きてしまうのです。

「遺伝」によるグルコーススパイク

遺伝については、一概には言えませんが、糖尿病の家族歴がある人は該当しやすいと考えられます。もともとインスリン分泌能（インスリンを分泌する力）が遺伝的にやや劣っているために、一般的な人よりも食後の血糖値の急上昇にインスリン分泌が対応しにくく、グルコーススパイクが発生してしまうのです。

「かくれ糖尿病」から「糖尿病」に移行するメカニズム

「かくれ糖尿病」の初期段階では、身体がグルコーススパイクに対応するために、「インスリンが足りていない」という警告を出します。それに対して膵臓がより一層働くことでインスリンの分泌量が上昇し、正常な状態に戻ります。

けれども**「かくれ糖尿病」の状態を放置していると、膵臓が疲弊して、膵臓の機能は徐々に低下していき**ます。すると、インスリンの分泌量が減っていき、インスリンの分泌反応が遅くなります。この状態になってしまうと、グルコーススパイクのような急激な食後血糖値の上昇には対応できなくなります。そうなると食後血糖値が正常に戻らず、**食後の高血糖が長く続いて、食間においても血糖値が高い状態に**なってしまいます。

膵臓は高血糖に対応するために常に働かざるを得なくなり、血液中では「高インスリン血症」（血液中のインスリンが異常に多い状態）が引き起こされ、動脈硬化も進行してしまいます。疲弊した膵臓ではインスリンの分泌量がさらに減ってしまうため、もはや食後の血糖の増加だけではなく、空腹時の血糖も抑えられなくなってしまいます。空腹時血糖値やＨｂＡ１ｃも異常値となり、「かくれ糖尿病」ではなく、「糖尿病」と診断されるに至ります。

「予備群・境界型」「かくれ糖尿病」でも要治療

「糖尿病予備群（境界型糖尿病）」と「かくれ糖尿病」については混同しやすいので、ここで簡単におさらいしておきましょう。

「糖尿病予備群」とは、糖尿病という診断はつかないものの、すでに血糖値が高くなっていて、次第に糖尿病へと移行していく可能性が高い状態です。

「かくれ糖尿病」とは、空腹時血糖値やＨｂＡ１ｃはまだ正常値を保っているものの、食後高血糖になっており、徐々に完全な糖尿病へと進行しつつある状態です。

どちらにも共通することは、今は完全な糖尿病ではないものの、まさに糖尿病の「入り口」にいるということです。そのまま放っておくと、糖尿病になってしまいます。

けれども、**この時期こそが、糖尿病にならない人生を選ぶチャンス**であるとも言えます。生活習慣をしっかりと見直して食事療法や運動療法に取り組めば、糖尿病の発症を大きく抑えることができるのです。かりに糖尿病へ移行したとしても、合併症の発症を抑えられたり、大きく遅らせたりすることができます。

怖ろしい「合併症」は ある日、突然訪れる

多くの人は、虫歯で歯が痛くなれば歯医者に行き、食あたりでお腹が痛くなれば内科に行きます。同じように、糖尿病やかくれ糖尿病であっても、「症状が出てから病院に行こう」と思う人がいるかもしれません。けれども、糖尿病は症状がわかりづらいうえに、自覚症状が出ない人も多いやっかいな病気です。また、**自覚症状が出るのは糖尿病の初期ではなく、かなり重症になってから**です。

そのため、糖尿病は体内で発症していても気づかれずに放置されることがとても多く、健康診断で初めて見つかることが多いのです。健康診断で見つかって治療を始めればまだいいのですが、なかには視覚障害や神経障害を起こしてから病院に行って、初めて自分が糖尿病だとわかる人もいます。

糖尿病はこのように、目立った症状が起こりにくいにもかかわらず、深刻な合併症が進行してしまうため、「サイレントキラー」とも呼ばれています。

自覚しづらいことが油断を引き起こす

糖尿病の自覚症状には「頻尿・多尿」「口渇」「易疲労感」などがありますが、これらの症状はすべての糖尿病患者が経験するとは限らず、何の症状もない人も多いのです。たとえ症状が発現しても、尿の量が増えたのは「飲み物をたくさん飲んだから」、喉が渇いたのは「暑いから」「動いたから」、疲労を感じたのは「歳をとったから」というように、別の理由をこじつけて、身体から出ているサインを見逃すことも多々あります。

もし糖尿病の合併症が進行していたとしても、同じように症状は自覚されにくいのです。「大血管合併症」では胸痛や一過性脳虚血発作（ＴＩＡ）59ページのような前駆症状がある人もいますが、何も症状がなく突然に脳梗塞や心筋梗塞を発症する人もいます。「細小血管合併症」では、神経障害であっても、痛みやしびれなどの自覚症状がない人は40％いました。[*33]また、網膜症では視力の低下や視野の異常という末期症状の手前まで、自覚症状が出てくることがほぼありません。

自覚症状がないことは、糖尿病の治療の大きな障壁になります。糖尿病と診断されても、「今は大丈夫」「私は大丈夫」という根拠のない自信を持っていたり、「少しぐらいなら大丈夫」「明日から頑張ろう」と治療を後回しにしたりする人が多く見られます。糖尿病の自覚症状がある人でも、「痛み」などの不便さを伴わないために治療を怠る傾向が見られます。糖尿病ケトアシドーシス35ページで救急搬送された人ですら、応急処置を受けて無症状の日々に戻れば、また食事療法や運動療法や薬物治療をおろそかにしてしまうケースも残念ながら見られます。

症状が何もない時期は、糖尿病が進行していない時期ではありません。身体の中では着実に、合併症の発症が近づいているのです。合併症を起こしてから「糖尿病はこんなに大変な病気なのか」と悟っても、残念ながら「時すでに遅し」です。だからこそ、症状がなくてもしっかり血糖コントロールをすることが大切なのです。

異変を感じた時には「取り返しのつかない」状態に……

糖尿病の細小血管合併症42ページでは、5年ぐらいすると神経障害が、7～8年ぐらいすると網膜症が、10～15年ぐらいすると腎症が発症します。これらは血糖コントロールの状況や罹病《りびょう》歴によって異なり、もっと早く発現する人もいれば、発現しない人もいます。

いずれにせよ、これらの合併症による自覚症状が明らかになった段階では、すでに病気は進行していることが多いのです。呑気にかまえていた人が「眼」「腎臓」「末梢（手足）」に異変を生じた時には、すでに取り返しのつかない事態になってしまっているのです。また、細小血管合併症は徐々に病状が進行して発症に至りますが、大血管合併症56ページはまさに突然に発症し、発症してしまうと生命をも奪う可能性があります。

すべての合併症の発症に共通して言えるのは、当事者の意識からすると「突然」でも、当事者の身体からすると日々の生活習慣の乱れの「積み重ね」によって起こっていることです。

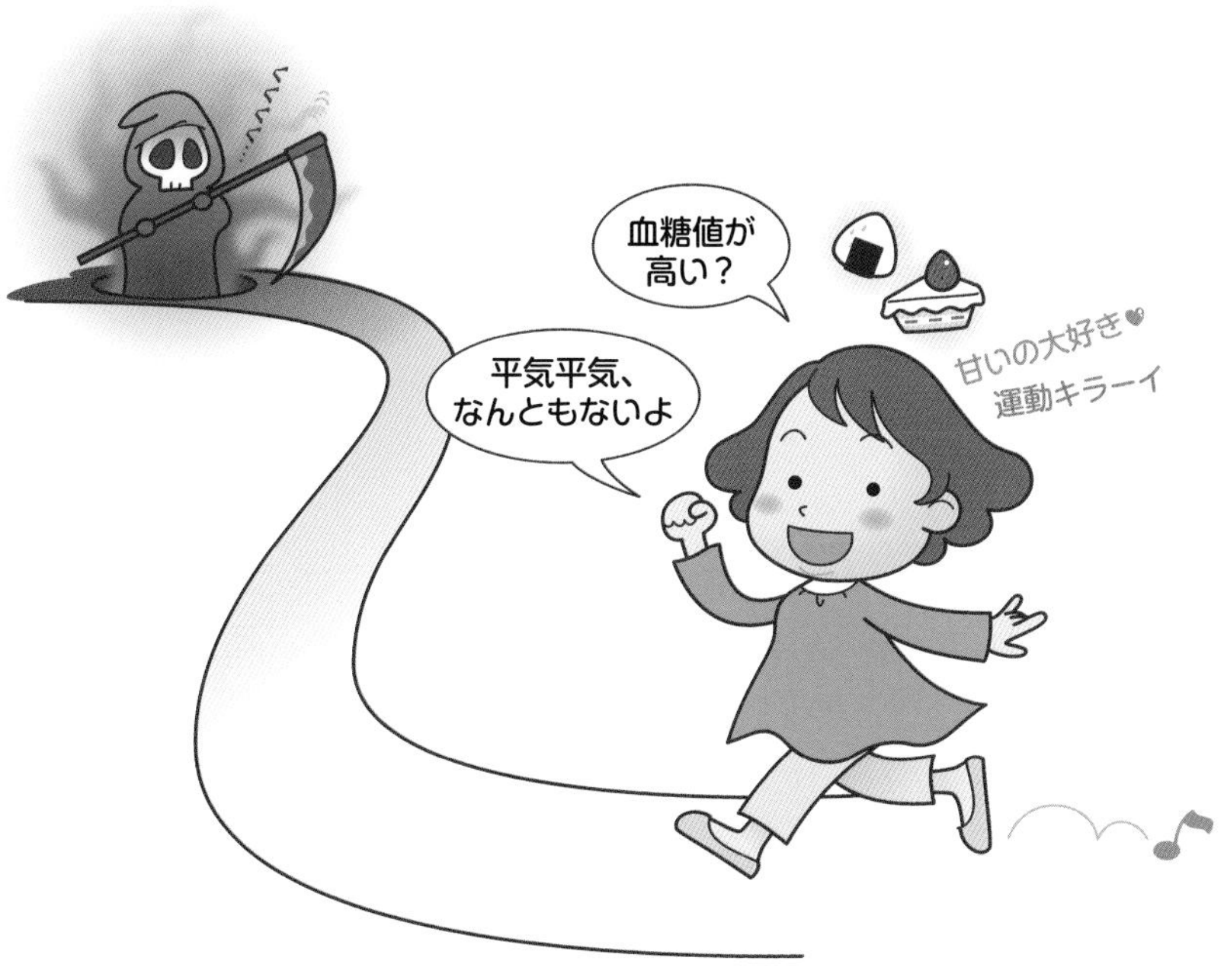

事例

短期間に合併症を次々と起こし、治療しなかったことを後悔したAさん

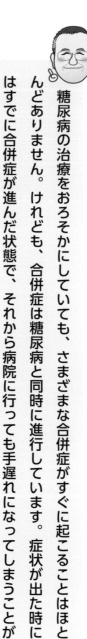

糖尿病の治療をおろそかにしていても、さまざまな合併症がすぐに起こることはほとんどありません。けれども、合併症は糖尿病と同時に進行しています。症状が出た時にはすでに合併症が進んだ状態で、それから病院に行っても手遅れになってしまうことがあります。

長らく治療をせず、多くの合併症を短期間に次々と起こしたAさんを紹介しましょう。

ある年の1月、「左足が腫《は》れて痛い」とAさん（57歳・男性）が私のクリニックにやってきました。大食漢のうえに無類の炭水化物好き。来院時に聞いた前日の食事は、昼がカレーライス2皿、夜はラーメンとチャーハンと餃子でした。このような過食を続けてきた結果、124kgもの肥満体型となっていました。

3年前に近くの病院で糖尿病の治療を始めていましたが、ここ1年ほどは忙しくて病院に行かず、治療を怠っていました。

診察すると、蜂窩織炎《ほうかしきえん》という細菌感染症にかかっていました。1年間も放置していたので、ＨｂＡ１ｃが11・8％と非常に悪い数値でした。すぐに糖尿病治療のためにインスリン注射を開始して、感染症治療のために抗生物質を投与しました。

けれども4月には、糖尿病神経障害から発症する足壊疽が見られるようになりました。同時に糖尿病網膜症も進行して視力が低下していたため、8月に近くの大病院で手術を受けました。ですが、進行した糖尿病の合併症は、ここでとどまることはありませんでした。

11月、左足を切断、義足での生活を余儀なくされました。

翌年9月、失明。

12月には脳梗塞を起こして救急搬送されましたが、家族の対応が早く、幸いその後遺症はありませんでした。

左足切断・失明・脳梗塞を経て、ようやくＡさんも治療を最優先にするようになりました。今も私のクリニックに通院して、ＨｂＡ１ｃは６・５〜７・１％の幅で血糖コントロールし、合併症も小康状態を保っています。

それでも、注射薬・塗り薬・内服薬で合計16種もの薬を使用しています。Ａさんは、「もっと仕事を続けていたかった」「奥さんに大変な迷惑をかけてしまった」「3人の娘の将来が心配」と口にします。

事例

もともと大食漢だったAさん。好きな食べ物を好きなだけ食べている間は、たしかに幸せだったと思います。けれども、その代償は、合併症として何倍にもなって自分に返ってきたのです。Aさんは蜂窩織炎で私のクリニックに来てからわずか2年の間に、糖尿病神経障害による下肢切断、糖尿病網膜症による失明、脳梗塞による救急搬送となりました。

進行した合併症の症状が出てくる時には、ドミノ倒しのように次々と起こります。後悔してからでは、残念ながら手遅れです。合併症ドミノを起こさないためには、合併症がひとつでも起こる前から、しっかり治療しておくことです。

第3章

肥満にサヨナラしよう 今から改善できる「食習慣」

まず取り組むべきは「食事療法」と「運動療法」

年配の人のなかには「糖尿病＝ぜいたく病」というイメージを持つ人がいるかもしれません。たしかに一昔前まで、糖尿病は食べたい時に好きな物を好きなだけ食べられる「富裕層の病気」でしたが、現代では違う様相を見せています。

ある調査[*34]によれば、糖尿病患者の57・4％が、年収２００万円未満・非正規雇用などの低所得層でした。

理由は２つ考えられます。ひとつは低所得層ほど、安価で量が多く、空腹を満たせる食品を多く摂る傾向が見られることです。必然的に米、パン、麺類など、炭水化物を中心とした食事になり、野菜、肉・魚類の摂取量が少なくなります。もうひとつは、低所得層はスポーツクラブなどへの加入率が低く、運動の機会が少ないことが挙げられます。

これは世界中で共通している傾向で、もはや糖尿病は「ぜいたく病」ではなく、「貧乏病」とさえ言えるでしょう。

原因は食生活と運動不足なのだから……

このように当事者が変わってきた糖尿病ですが、原因が「食生活の乱れ」と「運動不足」であることには変わりありません。ですから、**糖尿病の初期や、糖尿病予備群の段階であれば、食事療法と運動療法だけでも**かなり良くなります。

健診などで血糖値が高いと知ったすべての人がまず取り組むべき治療が、日々の「食事療法」と「運動療法」です。「糖尿病」と診断された人はもちろん、「糖尿病予備群（境界型）」「かくれ糖尿病」と指摘された人、指摘されなくても若い頃から太っていた人や、20代の頃から10kg以上体重が増えた人、このすべてに共通する、基本的で効果の高い治療法です。

経済的な事情や仕事上の要因など、この2つの「治療」を後回しにするさまざまな理由があるでしょうが、食事の改善をせず、運動量を増やすこともしなければ、やがて薬物治療が必要になり、経済的にも時間的にも、より負担が増えることになってしまいます。ましてや、合併症が発現して、眼が悪くなったり、透析が必要になったりすれば、ますます経済的・時間的な負担は多大になります。治療の放置が招く大きなしっぺ返しをくらう前に、日々の「食事」と「運動」を見直しましょう。

まずはBMIを25未満に

減量による糖尿病の改善効果は非常に高く、体重を５％以上減らせば、糖尿病が治るのに近い状態を維持できることが多いのです。

イギリスの研究によれば、ＢＭＩが30を超える肥満の２型糖尿病患者が、３カ月で15kgの減量を達成した結果、多くの人がＨｂＡ１ｃを６％未満で維持できるようになり、内服薬の種類や量を減らせました（下のグラフ）。

減量は糖尿病予備群の人の糖尿病発症予防にもつながることが、日本人を対象とした研究で明らかになっています。食事と運動の生活習慣改善で、４年間で２・２kgの減量をした結果、67・４％も糖尿病の発症リスクを下げられたという報告[＊35]もあります。

肥満の糖尿病患者や糖尿病予備群の人は、ＢＭＩ

体重をしっかり減らせば糖尿病は改善する

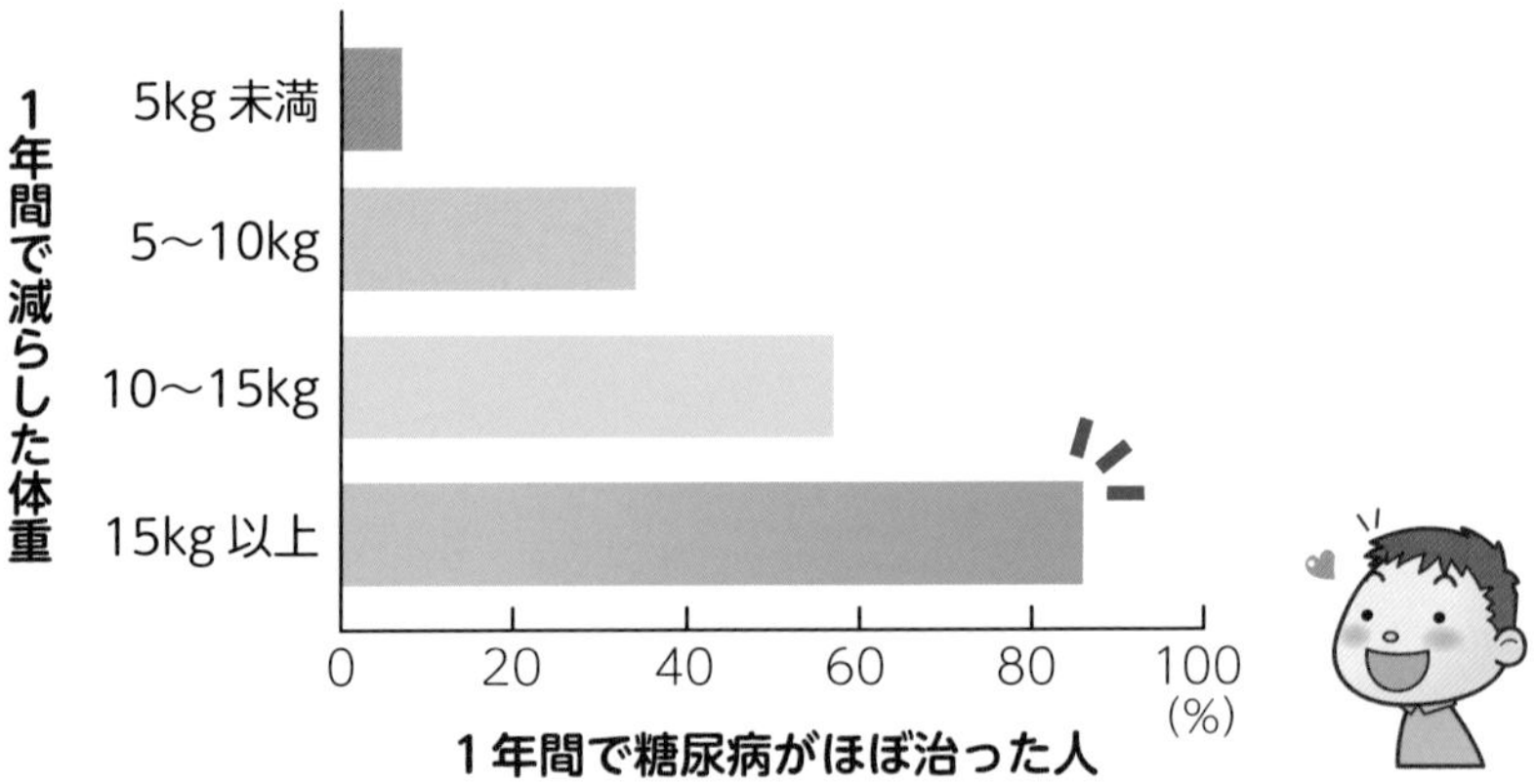

(Lancet 2018; 391(10120):541-551)

25未満を目指して減量しましょう。日本肥満学会のガイドラインでは、現在の体重の3％を3〜6カ月で減らすのがいいとされています。

減量は「正しい」方法で達成しよう

情報社会の現代日本では、老若男女を問わず、多くの人が「肥満は健康に悪い」という認識を持っています。美意識から「太りたくない」「痩せたい」と思っている人も大勢います。

日本人の3人に2人にダイエットの経験があり、ダイエット市場は2兆円に達するとも言われます。まさに「一億総ダイエット時代」とも言えるのですが、残念なことに、いまだに**間違った情報が常識としてまかり通っています。**りんごダイエットや寒天ダイエットなどの「単品ダイエット」、「やせる石鹸」や「健康サンダル」など、科学的根拠のない痩身法が話題になるたびに、多くの人が飛びついています。けれども、減量は糖尿病治療にも非常に重要なので、医学的見地から有効な方法について知っておいてください。

減量するのに必要なのは「食習慣の見直し」と「運動習慣」ですが、この章ではまず、糖尿病の予防・解消になる「食事」について解説します。

肥満の原因は「血糖」と「インスリン」だった

減量したい人が、食事に際して最初に気にするのが「カロリー」でしょう。

１９００年代前半から中盤にかけて、欧米で肥満と食事の関係が検証されてきた結果、カロリーの摂り過ぎが肥満の原因であるとされました。そして長らく、カロリーを摂り過ぎないことが、太らないことにつながるとされてきたのです。

「カロリーの摂取量が消費量よりも多いから太る」という説は、ある意味では理にかなった、非常にわかりやすい論理です。日本でもこの考え方が取り入れられ、カロリーは医学界でも食事指導の際に必ず用いられるようになりました。一般的にも、食品の成分表示や外食のメニューに記載されるなど、日常的でありふれた指標となっています。

こうして私たちは、「摂取カロリーが増えるから肥満になる」と信じてきました。けれども、ここでもう一度、本当に「カロリーの摂り過ぎが肥満につながる」のかどうかを考えてみたいと思います。

統計からわかる！「カロリー神話」は誤りだった

下のグラフを見てください。このデータ[*36]によれば、1980年時点で、肥満者（BMIが25以上）の割合は男性18・4％、女性20・7％でした。その後、女性の肥満者の割合には大きな変化がない一方で、男性のほうは、特に平成以降に大きく増加しています。2018年では、男性33・6％、女性19・4％です。

日本人全体で見れば、肥満者の割合は増加傾向にあると言えるでしょう。従来のカロリー理論から考えれば、肥満者が増えているのなら、摂取カロリー量も増えていると推測されます。

ところが、日本人の一日の平均摂取エネル

男性の肥満者が増えている！

（20～69歳）

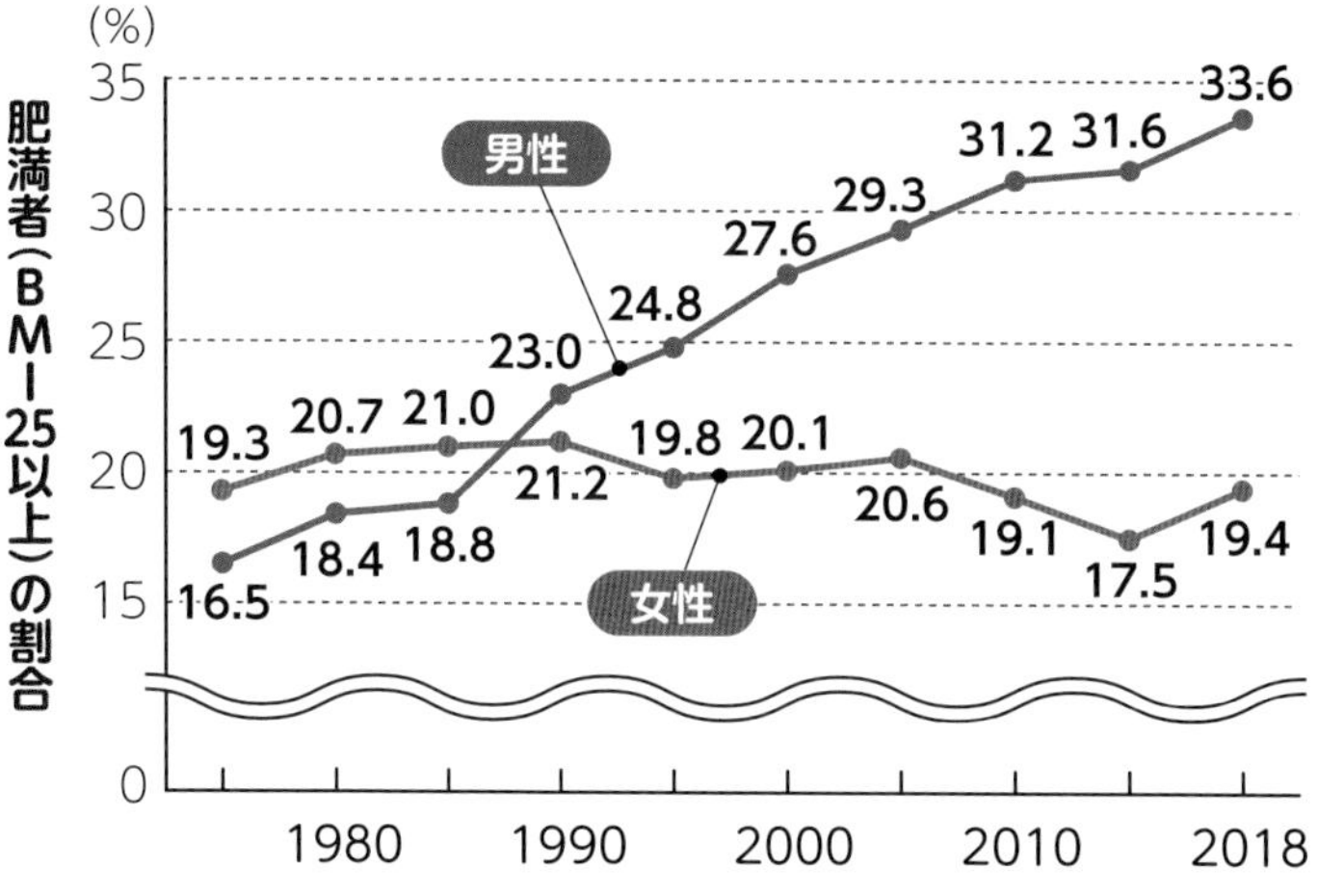

ギー量は、１９７５年の２２２６kcalをピークに、２０１８年には１９００kcalにまで減っています。驚くべきことに、現代人のエネルギー摂取量は、終戦直後の人よりも低いのです。

日本では**摂取カロリー量が減っているにもかかわらず、肥満者が増えている**ことになります。ですから、カロリーと肥満に相関関係があるとは言えないのです。

摂取カロリーは減っているのに……

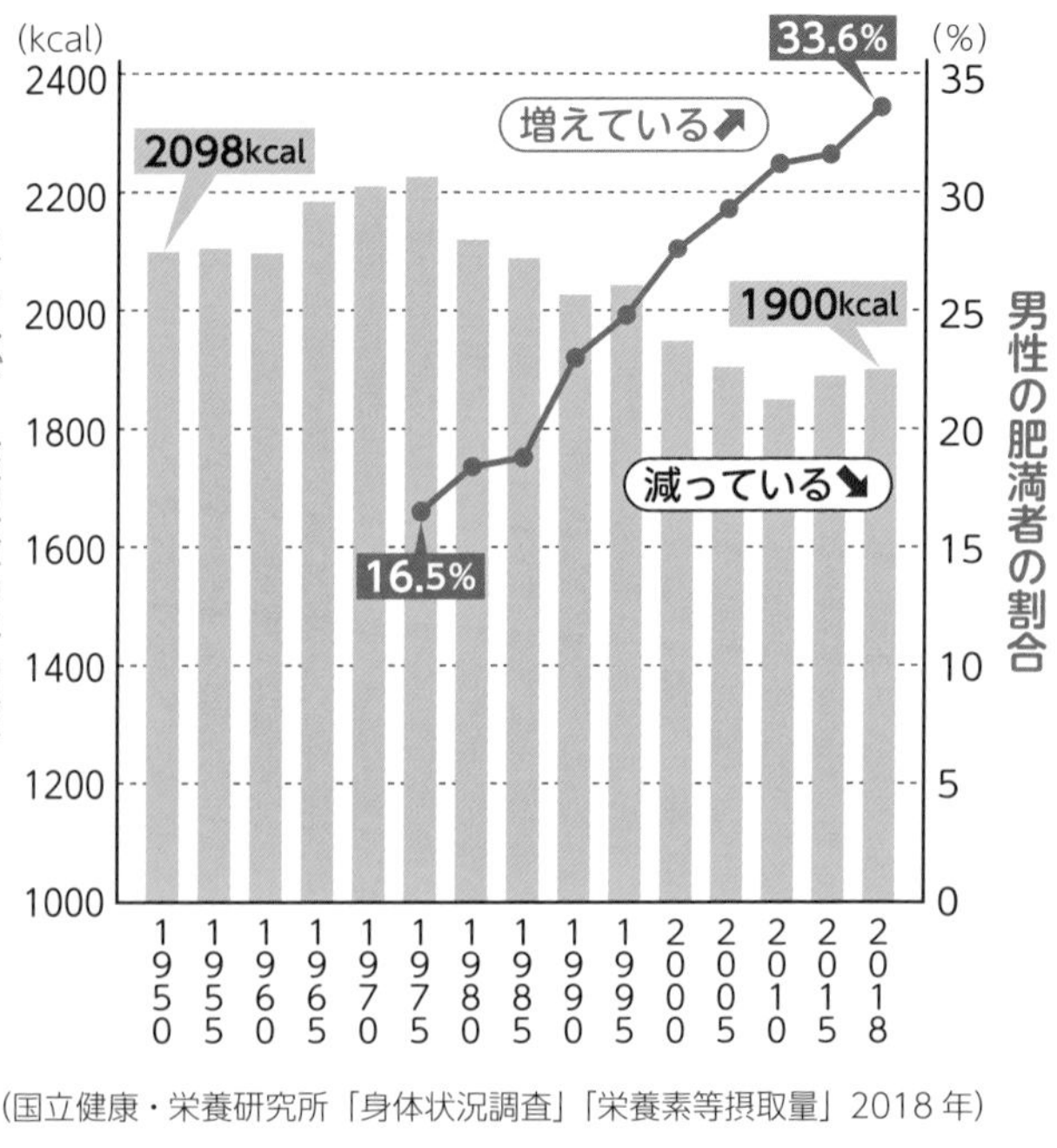

（国立健康・栄養研究所「身体状況調査」「栄養素等摂取量」2018年）

カロリーがそのまま脂肪に変わるわけではない

カロリーとは、「熱量」をあらわす単位です。１ℓの水の温度を１℃上げるために必要なエネルギーが１kcalです。

実は食物の熱量（カロリーの値）は、実際に食物を燃やして、上がった温度をもとに算出しています。その結果、三大栄養素の１gあたりのカロリーは、炭水化物が４kcal、タンパク質が４kcal、脂質が９kcalとされています。

けれども、このカロリーの値がそのまま太りやすさにつながると聞くと、私は違和感を覚えます。食物を実際に燃やしてカロリーを算出するのなら、アルコールや脂肪など、燃焼しやすい食物のカロリーが高くなるのは当然です。燃焼しやすい食物が、人間の脂肪を増やして、肥満につながるとは考えにくいことです。

また、体内に吸収されるエネルギー量や蓄えられる脂肪の量が、食品によってそれぞれ異なるのは当たり前です。ですから、まったく異なる2種類の料理が同じカロリーだったとしても、それぞれが同じように吸収されて、まったく同じ量の脂肪に変わっていくこともありえないのです。

さらに、１kcal＝脂肪０・１gのように、カロリーと脂肪の量に相関関係があるわけでもありません。

これらのことから、**カロリーを「肥満になる目安」のように用いるには、多くの矛盾点が存在する**のです。

カロリー理論の正と誤

カロリーの高い食事を続けた結果として、欧米人に肥満者が多いことは事実です。だから肥満にならないために、あるいは肥満から脱却するために、摂取カロリーを適正量に抑えましょうという理屈が「カロリー理論」です。

この理論は、一部分では正しいと言えます。一日に５０００kcalを摂取していた人が１０００kcalに減らして痩せていくのは、この理論のとおりです。

けれども、カロリー理論には２つの誤りがあります。ひとつは、総摂取カロリーを減らしさえすれば、すべての問題が解決するわけではないことです。もうひとつは、高カロリーとされる食品が、本当に肥満の原因になっているのか疑わしいということです。

たとえば、ハンバーガーとフライドポテトとコーラのセットを食べるとしましょう。有名な某ハンバーガー店の最も大きなサイズのセットを見ると、ハンバーガーは５２４kcal、ポテト大が５１７kcal、コーラ大が１８１kcalで、総カロリーは約１２２２kcalです。

カロリーを減らすために、同じメニューの最も小さいサイズに替えると、ハンバーガーは２５６kcal、ポテト小は２２５kcal、コーラ小は90kcalです。総カロリーは５７１kcalなので、当然カロリーは低くなります。だからビッグサイズのセットよりも、スモールサイズのセットのほうが太らないというのは当然です。

ところで、カロリー理論に基づく日本人の一日の推奨摂取カロリーは、活動量の少ない成人女性で１４００～２０００kcal、活動量の少ない男性は２０００～２４００kcal程度が目安です。もし総カロリーが５７１kcalのハンバーガーセットを朝昼晩３回食べても合計１７１３kcalなので、一日の摂取カロリーとしては問題ないことになります。

けれども実際は、この食事を３食続ければ、多くの人が太っていきます。カロリーの高いハンバーガーだけをやめて別の料理に換えればいいかというと、これも答えはノーです。

この例の場合、ポテトとジュースを摂り続けている限り、痩せることはないでしょう。ハンバーガー、ポテト、ジュースの何に問題があるのか、どの成分がダメなのかを理解しないと、いつまでたっても効果が出ないダイエットを続けることになります。

もともと食べ過ぎなら、全体の量を減らすことも必要です。ですが、総カロリーだけに注目し、食べている物の一つひとつがどう肥満につながっているかを理解しなければ、問題の本質を見誤ります。

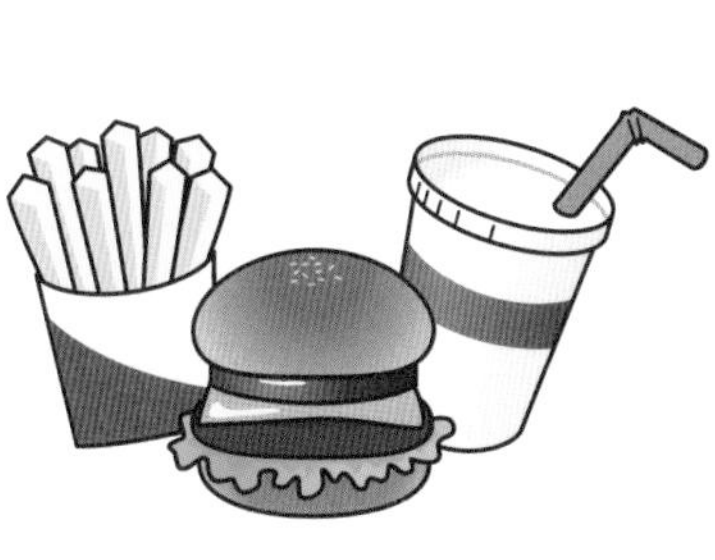

カロリー制限によるダイエット法の落とし穴

読者のなかにも、「カロリーの摂り過ぎ＝太る」という理論に基づいたダイエットを試した人が、少なからずいると思います。

「りんごダイエット」「バナナダイエット」など、特定の食品を食べ続けるダイエット法が周期的に流行しますが、結局は他の食物を禁じることで全体的な量を減らし、摂取カロリーを抑えるというメソッドが多いのです。

そのダイエットをした結果、痩せた人もいるかもしれません。けれども、この方法は結局、「食べなければいけない物」も、「食べてもいい物」も、「食べてはいけない物」も、すべて我慢した結果、痩せたにすぎません。ダイエットが成功したとしても、栄養が偏り、リバウンドが起こるなど、さまざまな問題を残しています。

極端にカロリーを制限することは、健康上大きな問題があります。

健康で平均的な体格の男性36名を対象に、半年間に24％のカロリー制限をした結果、真夏にもかかわらず強い寒気を訴え、活動量の低下や皮膚組織の異変などの身体症状まで出たという報告[*37]があります。

また、平均BMIが25の男女を対象にした試験で、2年間に25％のカロリー制限を続けた結果、体重が減ると同時に、骨密度や筋肉量の低下も見られたという報告[*38]もあります。

これらは、総摂取カロリーだけに注目して、本来食べなければいけない食物まで制限した結果、皮膚・筋肉・骨などの組織を作る栄養素が不足したから起きたことでしょう。強い寒気を訴えたのは、カロリー制限によって筋肉量が低下したことで、代謝が落ちてしまったせいだと考えられます。

筋肉量が低下して代謝が落ちてしまうと、痩せにくい身体になり、痩せることが難しくなります。髪が抜け、爪や皮膚が傷み、かりに痩せられたとしても「美しくなった」という満足感は得られないかもしれません。

また、どれだけ忍耐強い人でも、食べ物を我慢し続けるダイエットは無理をともない、必ずどこかで精神的に破綻して、リバウンドを招いてしまうものです。

美しく、健康的に痩せるためには、肥満になる本当の原因を正しく把握し、**「食べる必要のある物」と「食べないほうがいい物」の選別をしっかりおこなって、「肥満の原因となる食物だけ」を食生活から取り除く**ことです。

減らすべきはカロリーでなく、「血糖」と「インスリン」

肥満の原因がカロリーではないとすると、本当の原因はいったい何でしょうか。それはズバリ、「血糖」と「インスリン」です。

人間が食事からエネルギーを摂取する仕組みについては第1章で解説しましたが、もう一度ここで、簡単におさらいしましょう。

人間が食べた物は、消化されて「糖」になり、血液を通じて全身の器官に送り込まれます。この時に血糖値が上昇し、それが検知された結果、膵臓でインスリンが分泌されます。インスリンは血液中の糖を全身の細胞に送り込み、脳や内臓はこの糖をエネルギーとして活動します。必要な量の糖を送り込んだ後、余った糖があれば、インスリンはそれを脂肪細胞に送って貯蔵します。このように「血糖」と「インスリン」は、食事で糖を摂ってから脂肪細胞への貯蔵に至るまでのメカニズムに、大きく関与しているのです。

血糖値が急激に上がると、インスリンはブドウ糖を次々と脂肪細胞に送り込み、結果として肥満状態を作ってしまいます。

逆に血糖が多くなく、インスリン量が少なくなれば、身体はインスリンによって蓄えられた中性脂肪を分解することで、エネルギー源として活用します。このような状態であれば、脂肪は分解されて減っていきます。つまり**痩せようとするなら、血糖値を高くない状態にして、働いているインスリン量が少ない状態にすればいい**のです。そうなれば体内の脂肪細胞がエネルギーとして活用されるため、自然に痩せていくことになります。

血糖値の高い状態が肥満につながるメカニズムには、２つのパターンが考えられます。

ひとつは、血糖値が高ければ高いほど、大量のインスリンが一気に働いて、不要な糖を中性脂肪としてどんどん溜めこんで、太ってしまうパターンです。一食で大量に食べる相撲取りの太り方や、ドカ食いをして太る人がこのケースに該当します。

もうひとつは、血糖値の高い状態が長く続くと、常にインスリンが働いて、血糖を優先的にエネルギーとして活用し、身体がエネルギーを常に血糖から補充できる状態になっているので、身体の脂肪が蓄積され続ける一方で、消費されなくなってしまうというパターンです。間食がやめられない人が太ってしまうのは、このケースに該当します。

ダイエットを成功させるには、**血糖・インスリンを「短時間に急激に増やさない」「高い状態を長く続けない」**という、この２つを守ることが重要なのです。

「糖質」は血糖値を急激に上げる最も注意すべき栄養素

ここまでの話をまとめると、「血糖値を上げない食事」が大切だということがわかります。では、最も血糖値を上げる栄養素は何だと思いますか？　そうです。ずばり「糖質」です。

では「糖質を含む食品」と聞いて、あなたは何を思い浮かべますか？　最もイメージしやすい食品は「砂糖」でしょう。そのとおり、砂糖は糖質そのもので、「砂糖の重さ＝糖質の重さ」です。さらに吸収が速いため、血糖値を短時間で急激に上げてしまう食品でもあります。

お菓子やアイスクリームなどに砂糖が多く含まれているのは周知のことでしょう。ですから、そのような食品は避けてほしいところです。

「糖質が何グラム含まれているかを一つひとつ確認して、計算しながら食べるのであればいい」と思うかもしれませんが、砂糖には中毒性があるので、なかなか自制心は効かないものです。一口食べれば、もう一口食べたくなり……、ということになりがちです。

間食をするなら、ナッツやチーズなど、糖質の少ないものにするほうがいいでしょう。

糖質＝砂糖ではありません

「じゃあ、砂糖の量を減らせばいいんだな」と思って安心した人はいないでしょうか？　もし、そうだとすれば大きな誤解です。というのは、糖質＝砂糖ではないからです。

たとえば果物も、糖質（果糖）を多く含む食品です。ビタミン・ミネラルなども豊富なので健康的なイメージがありますが、昨今の果物は消費者の嗜好に合わせて甘味を強める品種改良が繰り返しおこなわれ、糖質が非常に多くなっているのです。美容と健康のために朝はスムージーという人もいますが、野菜だけでなく砂糖や果物まで入れてしまうと逆効果になりかねません。

なにより糖質は、炭水化物（ご飯・パン・麺類など）にたくさん含まれています。炭水化物のほとんどは糖質だと言って、過言ではありません。

ですから、菓子パンには要注意です。パン自体の原料が小麦（炭水化物）で、もともと糖質量が多いうえに、甘くするためにたくさんの砂糖が入っているからです。間食として2個ぐらい食べれば、それだけで一日の適正な糖質量を超える可能性があります。減らすべきは、砂糖ではなく糖分。そして、一日3食のうち1食からご飯やパンを抜けば、一日の糖質の割合が40～45％になります。

一日に摂るべき糖質量は70～130グラム

では、一日に必要な「糖質量」とは、いったいどのぐらいでしょうか。「糖質制限」という言葉はずいぶん浸透してきましたが、さまざまな説があり、その有効性や安全性の検証が今も続けられています。

ここでは、糖質を厳しく減らす「スーパー糖質制限」と、半分ほどに減らす「ゆるやかな糖質制限」を紹介します。

スーパー糖質制限

一日の糖質量を、60g以下にする糖質制限です。ＣＭでおなじみのライザップ社の糖質摂取量が50g以下なので、それに近いでしょう。

糖質を極端に抑えれば体内のブドウ糖がなくなるので、脂肪をつきにくくするだけでなく、身体の余分な脂肪をエネルギー源として活用できます。高度の肥満、または血糖値やＨｂＡ１ｃが極めて高く、短期間で改善が必要な人に実施することがあります。

ただし、脂肪からエネルギーを作るときに発生するケトン体が、血管の内皮細胞を障害する可能性や、ケトアシドーシス（→35ページ）を引き起こす可能性もあります。また、ケトン体が発生することで、口臭・体臭、倦怠感・眠気などが起きて、日常生活に影響する可能性があります。

ゆるやかな糖質制限

一日の糖質量を、70～１３０ｇにする糖質制限です。一般的な日本人は一日に３００ｇぐらいの糖質を摂取していると言われているので、およそ半分に減らします。

効果はスーパー糖質制限よりも劣りますが、ケトン体を過剰に発生させることがなく、ケトン体による悪影響を受けにくい安全な方法でありながら、食後血糖値を抑えて、肥満の予防・解消につなげることができます。

また、ある程度の糖質は摂取していいので、実際に取り組む人への負担が少ないというメリットもあります。

食事療法においては、「日常生活に支障をきたすことなく、継続性が十分に期待でき、本人が受け入れやすいこと」「効果に優れ、安全性について十分なデータがあること」の2点が重要です。

この観点から、**私は一日における糖質の摂取量を70～１３０ｇとする「ゆるやかな糖質制限」を勧めています。**

肥満の予防・改善には、「カロリー制限」ではなく、「ゆるやかな糖質制限」を、ということです。

「炭水化物」には糖質がたくさん含まれている

食べ物の三大栄養素は、「炭水化物」「タンパク質」「脂質」です。

肥満の原因は、血糖値が上がり、インスリンが分泌され、糖が脂肪として蓄えられることにあります。三大栄養素のうち、**食後に血糖値を上げてしまうのは炭水化物**です。それは炭水化物を構成する栄養素のひとつに糖質があるからです。ですから、炭水化物の量を減らすことで、肥満の予防・解消をはかることは理にかなっています。

けれども、炭水化物は摂取してから最も早くエネルギーに変わる、重要な栄養素です。大量のエネルギーを消費する脳も、通常は糖質からエネルギーを得ます。糖が不足すると筋肉や中性脂肪を分解して代わりとなるエネルギーを得ることもできますが、それは一種の非常手段で、長く続くと筋肉量の減少やケトン体による血管への悪影響が考えられます。

また、いきなり極端な糖質制限を始めたり、自己流の糖質制限で栄養が偏ったりすると、疲労感が出たり、集中力を欠いたりして、日常生活に支障をきたすことがあります。さらに、ストレスや空腹感で、以前よりも炭水化物を食べてしまい、リバウンドを起こすこともあります。

無理のない範囲内で、過剰な糖質を適正量にまで減らし、血糖値が上がりにくい食生活を身につけていきましょう。

炭水化物＝糖質＋食物繊維

炭水化物は、大きく「糖質」と「食物繊維」に分けられます。糖質は体内に吸収されてエネルギー源になりますが、食物繊維は消化・吸収されません。そのため糖質は血糖値を急激に上げますが、食物繊維は血糖値をほとんど上げません。

ですから、「炭水化物の量＝糖質の量」ではありません。炭水化物であるご飯を１００g食べたとしても、糖質を１００g摂取したことにはならないのです。

炭水化物は糖質と食物繊維に分けられる

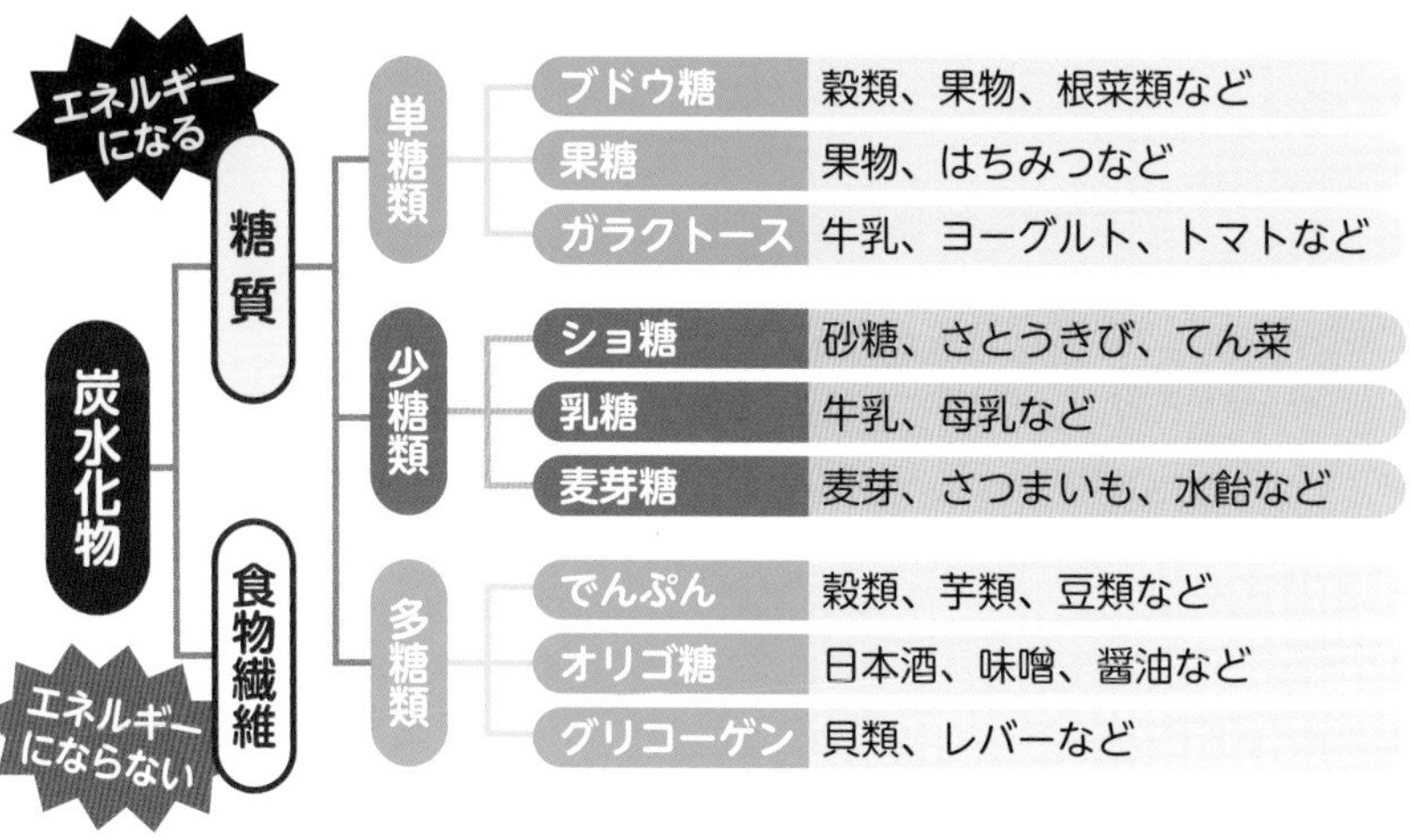

人類は糖質を好み、食物繊維を避けてきた

食物繊維は、野菜や海藻などに多く含まれます。

「食物繊維」と聞くと、腸内環境を整えるなど、身体に良いイメージがありますよね。けれども、実は人間の食文化は「炭水化物からどうやって食物繊維を減らし、糖質の割合を増やすか」という方向で発展してきたのです。なぜなら、人間の舌は糖質の割合が多いほうが、「おいしい」と感じるようにできているからです。

砂糖を作る工程を例にしましょう。さとうきびを細かく粉砕してしぼり、上澄みを濃縮してシロップ状にし……、さまざまな工程を経て、白砂糖になります。甘味を高めて、おいしいと感じてもらうために、食物繊維が除去されているのです。

お米もそうです。いわゆる白米は、玄米を精米することでできます。玄米から糠《ぬか》や胚芽などの層を取り去ることで、雑味の部分が除去され、ほぼ胚乳（白い部分）だけになっているので、食べやすく、おいしく感じるのです。

つまり人間は「おいしさ」を追求してきた結果、食物から食物繊維を取り除く作業を続けてきたわけです。けれども人類が避けてきた食物繊維は、私たちの身体にとても良い働きをする栄養素なのです。**食物繊維は血中コレステロール値を下げ、食後血糖値の急激な上昇を抑え、便通を良くし、腸内環境を正常に整え**ます。

たとえば、玄米は籾《もみ》から籾殻を取り除いただけの米ですから、白米のようななめらかな口当たりや甘味には欠けますが、食物繊維はもちろん、ビタミンB_1やマグネシウムなど、多くの栄養素を含んでいます。

炊いたご飯100gの中に、どれほどの食物繊維が含まれているか、白米と玄米で比較してみましょう。

白米なら0・3gですが、玄米は1・4gです。そして糖質の量は、白米35・6g、玄米34・2gです。わずかな差のようですが、白米と玄米をそれぞれ主食にした食事を比較すると、食後の血糖値の上がり方に大きな差があることがわかっています（下のグラフ）。白米では玄米に比べて、より急激に血糖値が上昇するグルコーススパイク（→110ページ）が起こっているのです。

ですから、**炭水化物を摂取するなら、できるだけ糖質が少なく、食物繊維が豊富な食材を選ぶ**べきでしょう。

玄米と白米の血糖値の上昇の違い

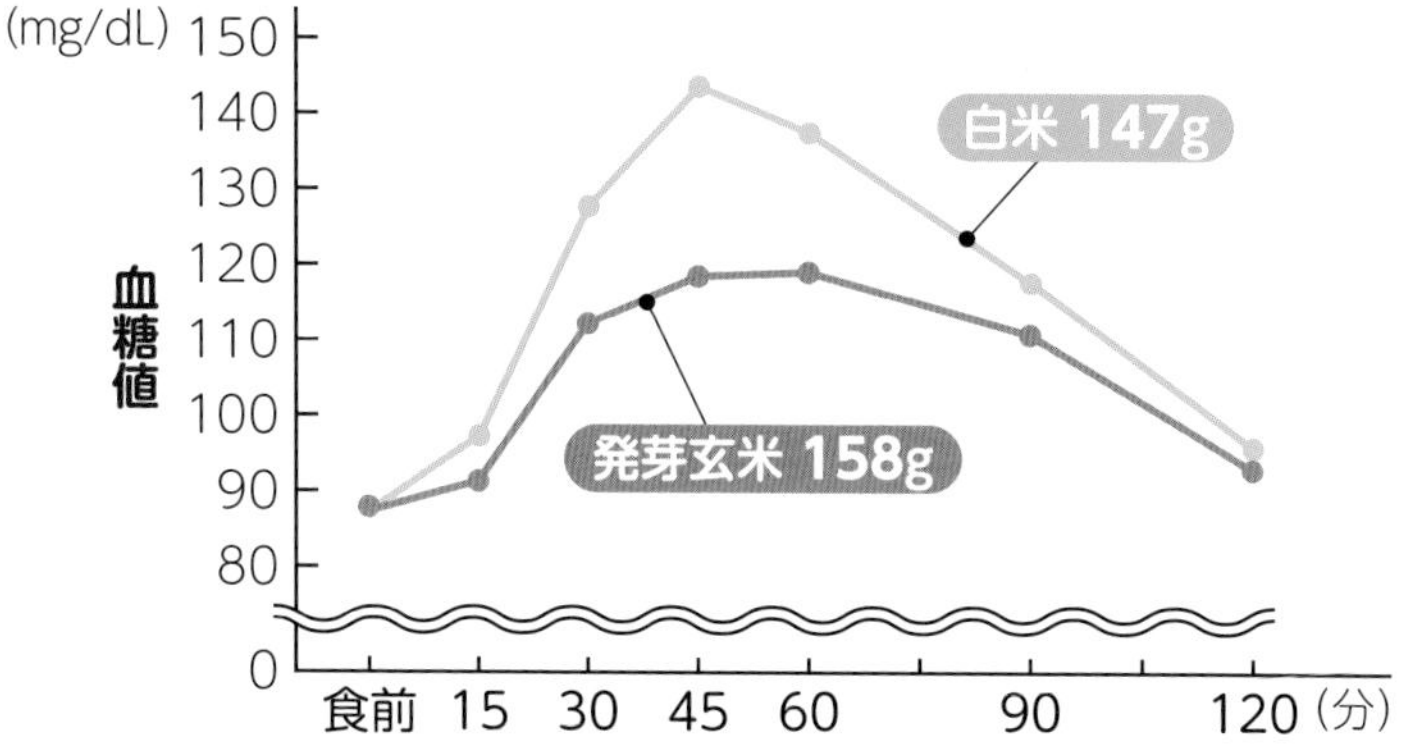

（日本 GI 研究会、2003　引用改変）

糖質を多く含む食品を知ろう

一日の糖質量を70～130gに抑えるためには、何に、どのぐらいの糖質が含まれているかを知っておかなければなりません。

具体例として、お米を使う代表的な料理の、米の量と、その糖質量を挙げましょう。およそ茶碗1杯のご飯なら［米150g・糖質55g］、カレーライスなら［米200g・糖質73g］、丼物なら［米250g・糖質92g］、寿司1貫なら［米20g・糖質8g］です。

なお、野菜であれば太らないからどれだけ食べてもいいと思っている人がいますが、サツマイモ、ジャガイモ、れんこん、里芋、にんじんなどの根菜類は、糖質を多く含むので注意してください。

特にジャガイモなどのイモ類は炭水化物が主成分で、糖質の多い食品です。私の患者さんには、「ポテトサラダ」や「マカロニサラダ」をサラダの一種と捉えている人が少なからずいるのですが、これらは野菜サラダに分類されるべき物ではありません。ジャガイモもマカロニ（小麦）も多くの糖質を含むため、控えるべき物です。料理の名前だけで判断しないように注意しましょう。

練り物も、糖質の多い食材です。それは、つなぎとして使っている原料に、でんぷん、砂糖、小麦粉が含まれているからです。

このように、普段の食生活のなかで、思わぬ物に多くの糖質が含まれている可能性があります。自分が普段よく食べる料理については、その中に入っている食材の糖質量を把握しておくことが大切です。

糖質は少しずつ減らしていく

ぜひ一度、**自分が一日にどのぐらいの糖質を摂っているのか**を振り返ってみてください。

一日に３００ｇの平均的な量を摂っている人は、まずは半分の１５０ｇに減らし、身体が慣れてきたら最終的に70～１３０ｇを目標に減らしていきましょう。

一日の糖質摂取量が３００ｇを超える人は、まずは２００ｇ、または１５０ｇに減らし、身体が慣れてきたら最終的に70～１３０ｇを目指しましょう。**一気に減らすのではなく、身体に過剰な負荷がかからないように徐々に慣れさせていく**ことが、リバウンドを予防して、継続性を高めるために非常に重要です。

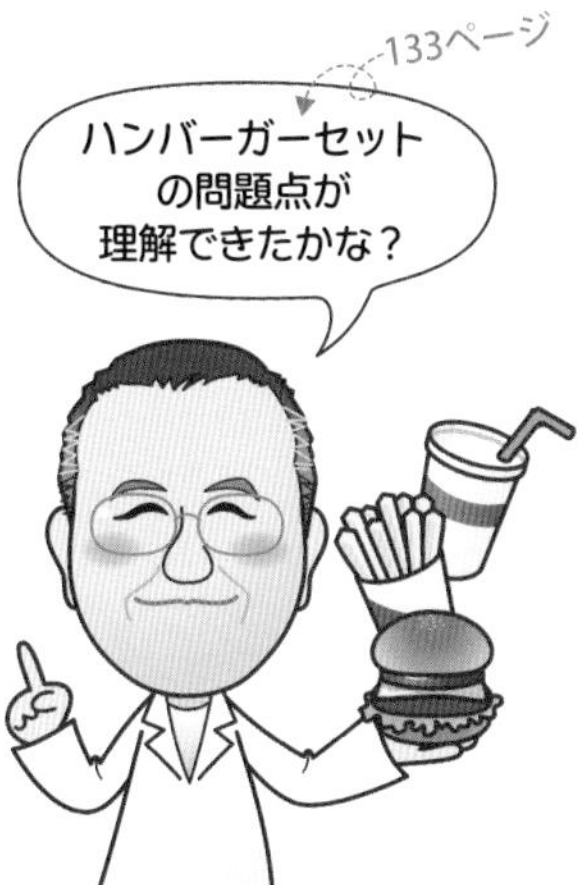
133ページ
ハンバーガーセットの問題点が理解できたかな？

糖質の多い食品の例

よく食べる（好きな）物が、どのぐらいの糖質を含むのかを覚えておきましょう。[*39]

穀類

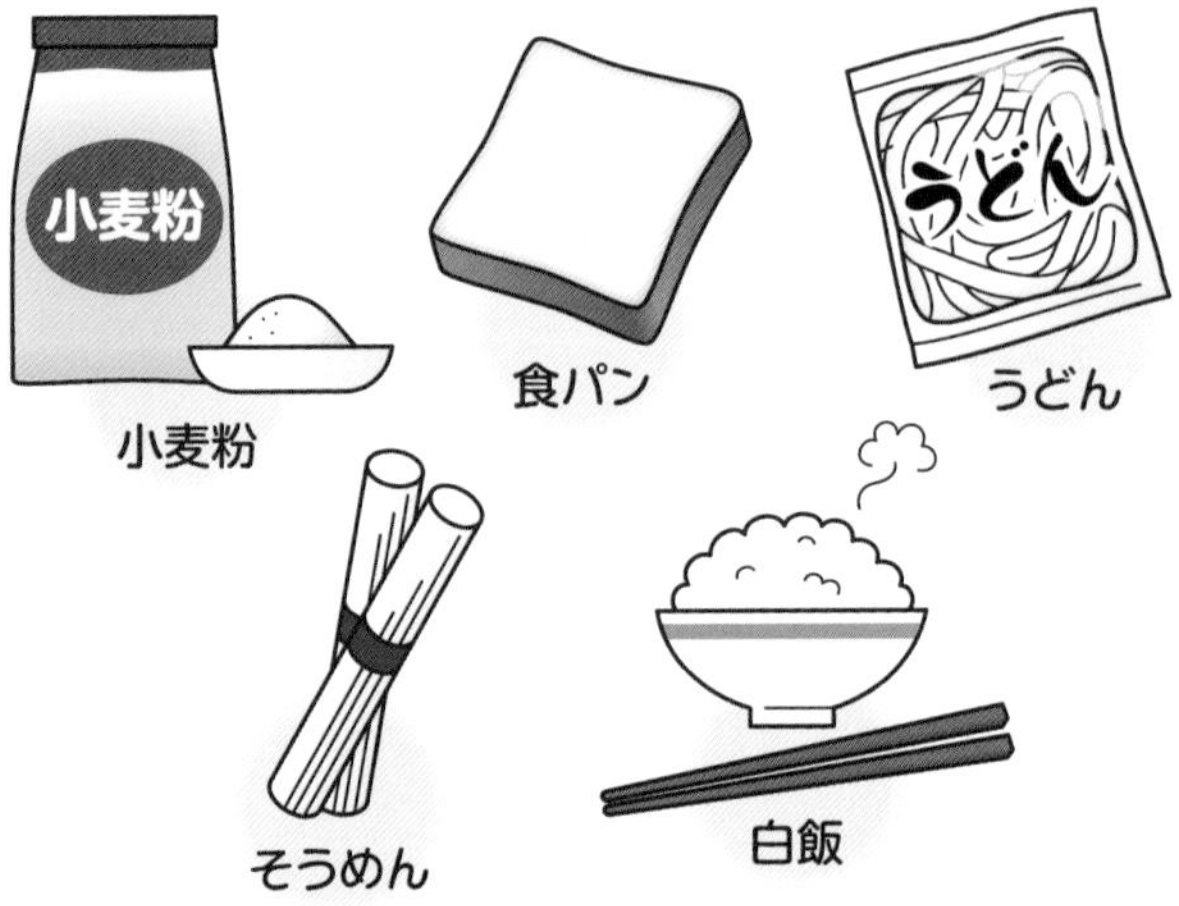

小麦粉 100g	▶	**73.3g**
全粒粉 100g	▶	**57.0g**
食パン（6 枚切り）60g（1 枚）	▶	**26.6g**
ロールパン 30g	▶	**14.0g**
うどん（ゆで麺）250g（1 玉）	▶	**52.0g**
そうめん（乾麺）100g（2 束、1 食分）	▶	**70.2g**
ラーメン（生麺）120g（1 玉）	▶	**64.3g**
スパゲティ（乾麺）80g（1 食分）	▶	**57.0g**
白飯 150g（茶碗小 1 杯）	▶	**55.2g**
全粥 250g（茶碗 1 杯）	▶	**39.0g**
もち 50g（1 個）	▶	**25.2g**
そば（ゆで麺）200g（1 玉）	▶	**48.0g**

芋・でんぷん類

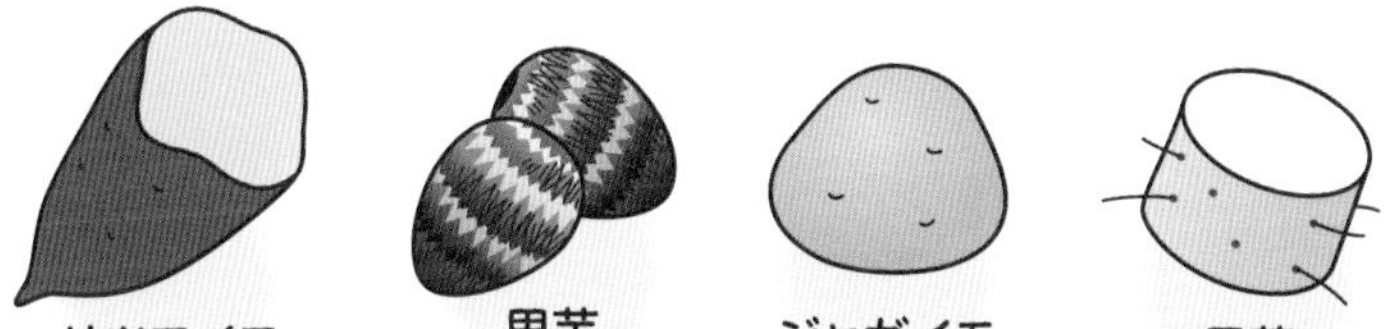

サツマイモ　里芋　ジャガイモ　長芋

サツマイモ 100g（中 1/2 本）	▶	**30.3g**
里芋 100g（中 2 個）	▶	**10.8g**
ジャガイモ 100g（小 1 個）	▶	**16.3g**
長芋 100g	▶	**12.9g**
くずきり 20g（約 1 食分）	▶	**17.3g**
緑豆はるさめ 20g（約 1 食分）	▶	**16.7g**

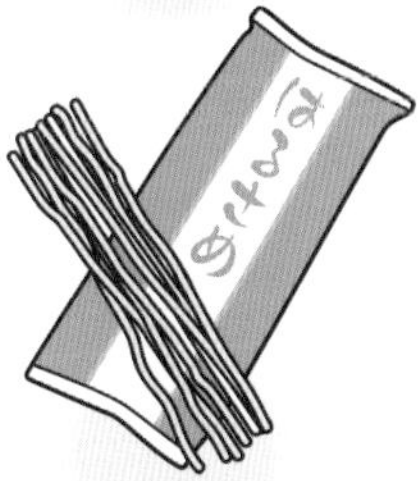

緑豆
はるさめ

砂糖・甘味料

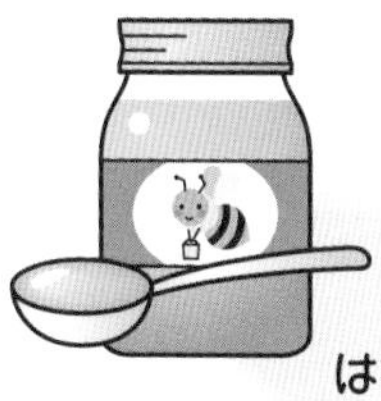

はちみつ

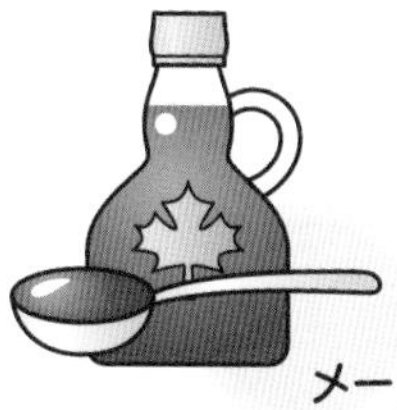

メープルシロップ

はちみつ 21g（大さじ 1）	▶	**16.7g**
メープルシロップ 21g（大さじ 1）	▶	**13.9g**

豆類・大豆製品

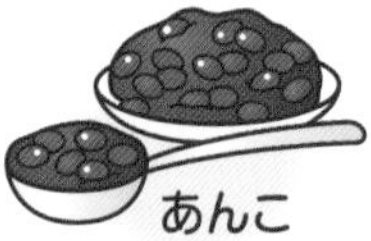
あんこ

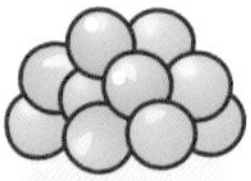
青えんどう

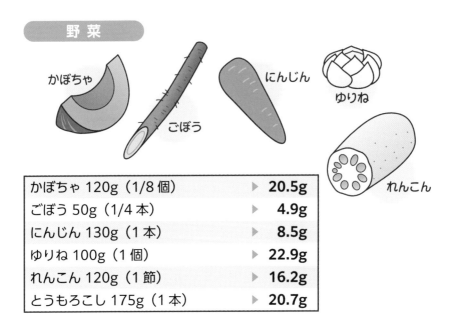

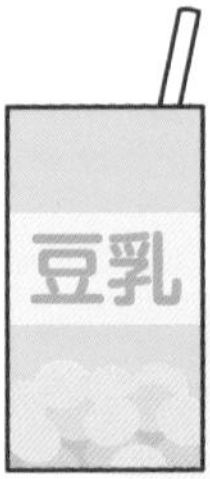

豆乳

あんこ（砂糖添加）20g（大さじ 1）	**9.7g**
青えんどう（ゆで）100g	**17.5g**
豆乳 200g（コップ約 1 杯）	**5.8g**

野 菜

かぼちゃ

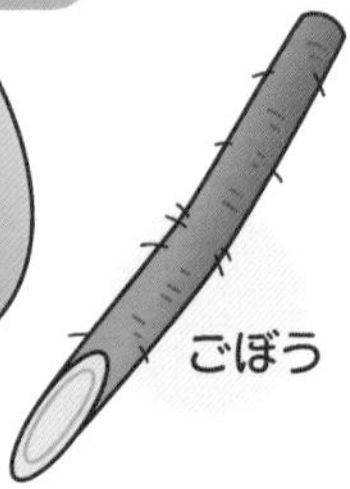
ごぼう

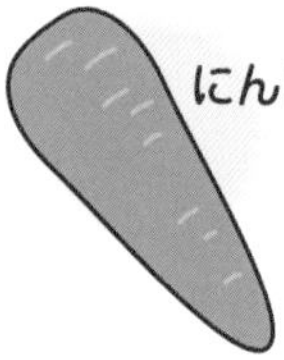
にんじん

ゆりね

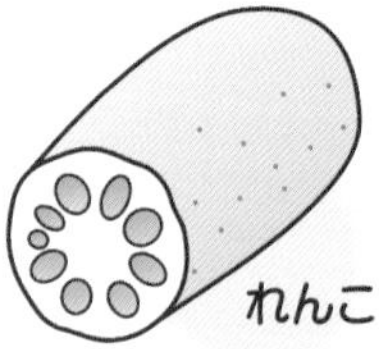
れんこん

かぼちゃ 120g（1/8 個）	**20.5g**
ごぼう 50g（1/4 本）	**4.9g**
にんじん 130g（1 本）	**8.5g**
ゆりね 100g（1 個）	**22.9g**
れんこん 120g（1 節）	**16.2g**
とうもろこし 175g（1 本）	**20.7g**

種子類

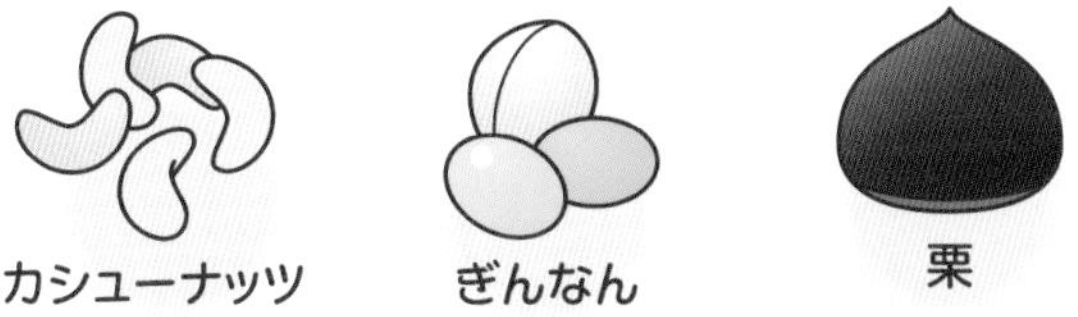

カシューナッツ 15g（10 粒）	▶	**3.0g**
ぎんなん（ゆで）15g（10 粒）	▶	**5.0g**
栗（ゆで）16g（1 個）	▶	**4.8g**

魚介類

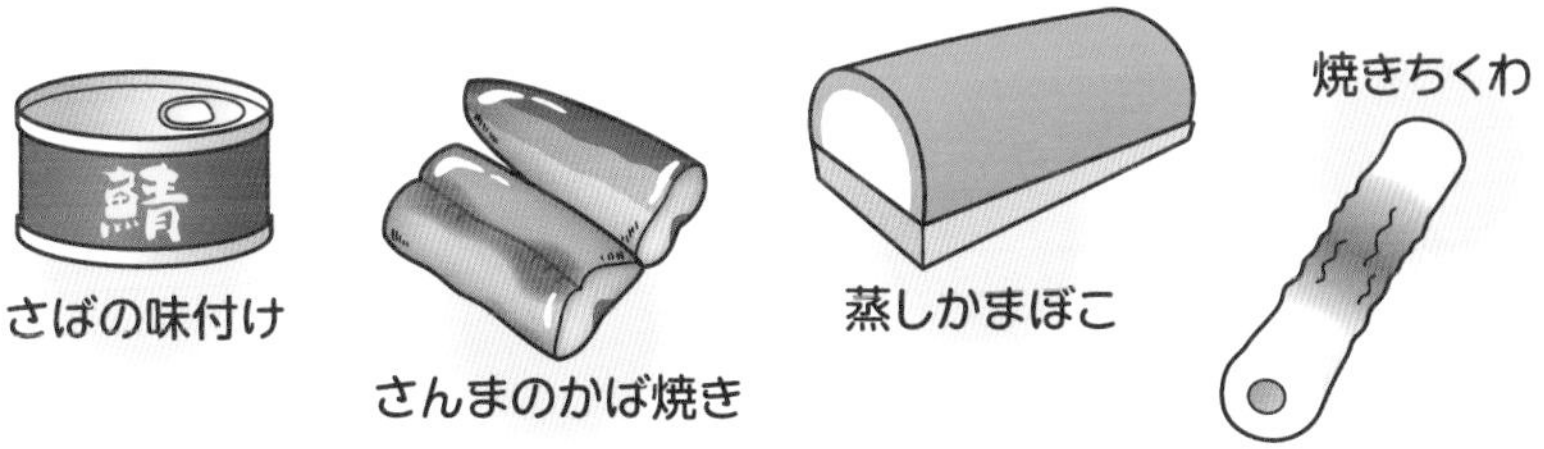

さばの味付け 150g（1 缶）	▶	**6.0g**
さんまのかば焼き（缶）100g（1 缶）	▶	**9.7g**
うなぎのかば焼き 100g（1 串）	▶	**3.1g**
蒸しかまぼこ 200g（1 本）	▶	**19.4g**
焼きちくわ 30g（1 本）	▶	**4.1g**
はんぺん 100g（1 枚）	▶	**11.4g**
さつま揚げ 80g（1 枚）	▶	**11.1g**
魚肉ソーセージ 80g（1 本）	▶	**10.1g**

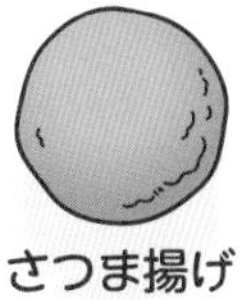

果実類

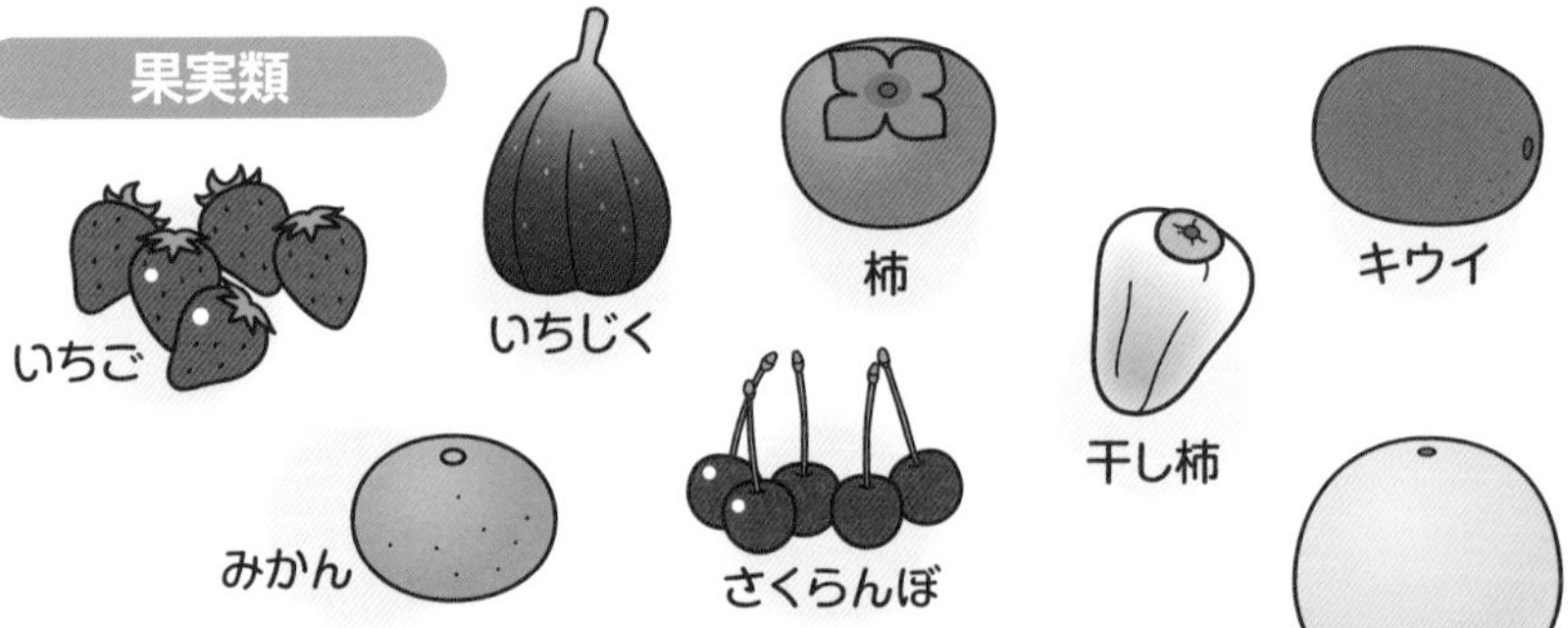

いちご 75g（中 5 個）	▶	**5.3g**
いちじく 45g（1 個）	▶	**5.6g**
みかん 80g（1 個）	▶	**8.8g**
ネーブルオレンジ 130g（1 個）	▶	**14.0g**
柿 180g（1 個）	▶	**25.7g**
干し柿 55g（1 個）	▶	**31.5g**
キウイ 85g（1 個）	▶	**9.4g**
グレープフルーツ（白）210g（1 個）	▶	**18.9g**
さくらんぼ（国産）35g（5 粒）	▶	**4.9g**
梨 250g（1 個）	▶	**26.0g**
西洋梨 250g（1 個）	▶	**31.3g**
なつみかん 200g（1 個）	▶	**17.6g**
パイナップル 100g（1 口カット 5 個）	▶	**11.9g**
はっさく 200g（1 個）	▶	**20.0g**
バナナ 100g（1 本）	▶	**21.4g**
ぶどう 75g（5 粒）	▶	**11.4g**
マンゴー 200g（1 個）	▶	**31.2g**
桃 170g（1 個）	▶	**15.1g**
りんご 250g（1 個）	▶	**35.3g**
メロン（赤肉）80g（1/8 個）	▶	**7.9g**

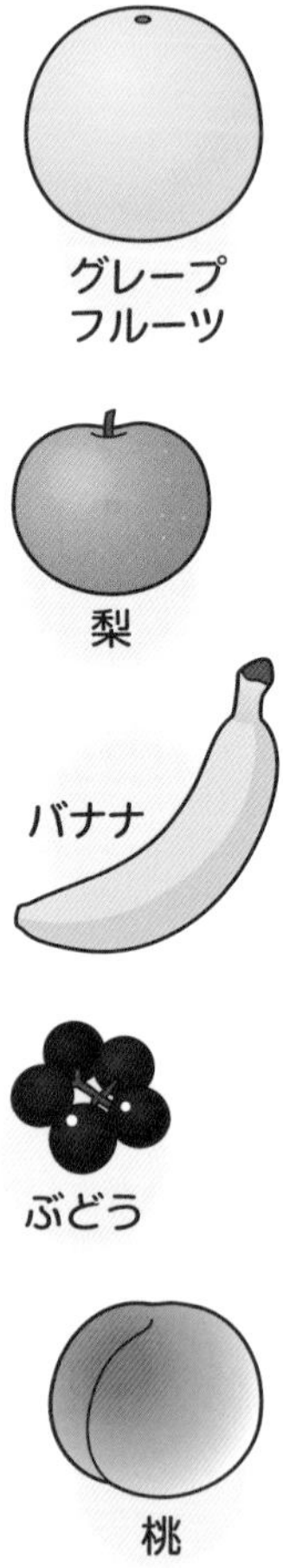

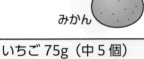

乳類・乳製品

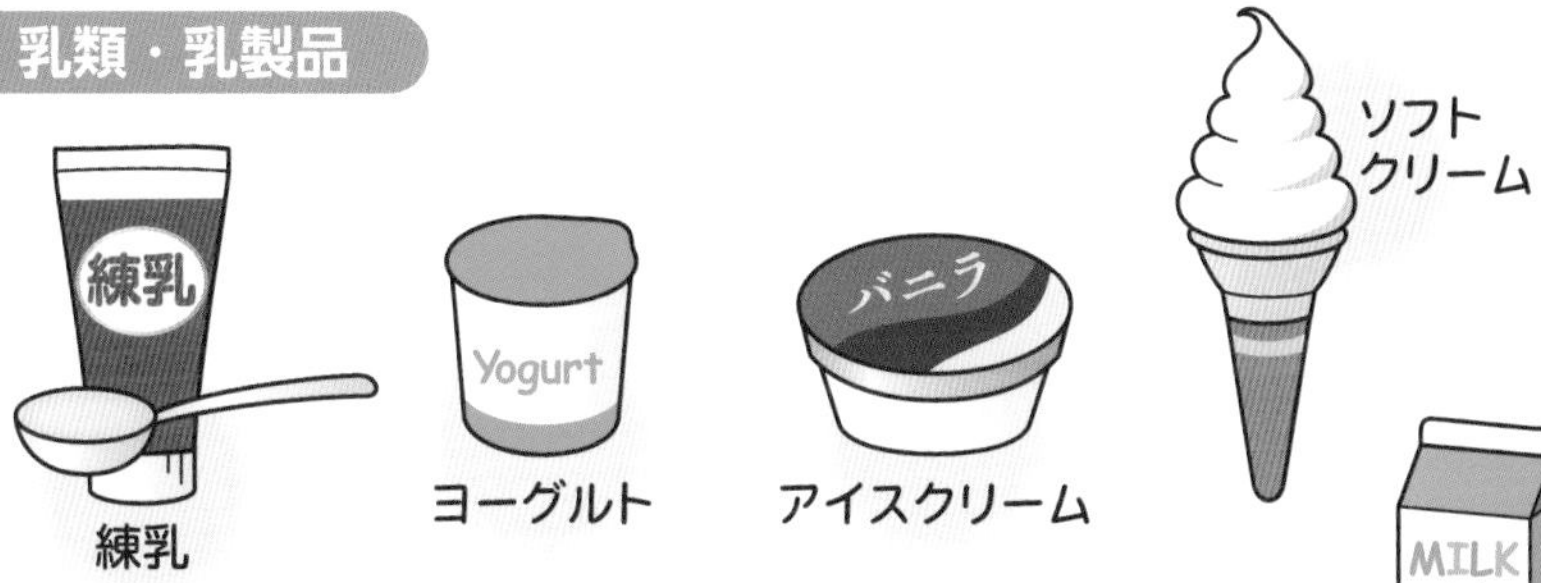

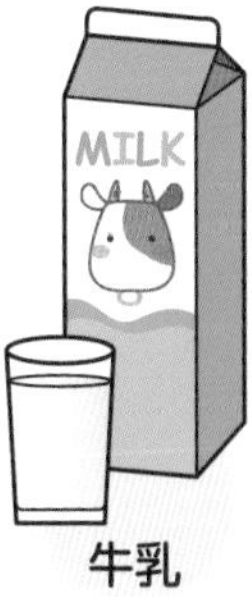

普通牛乳 200g（コップ約 1 杯）	▶	**9.6g**
練乳類・加糖練乳 20g（大さじ 1）	▶	**11.2g**
ヨーグルト･無脂肪無糖 80g（小カップ 1 個）	▶	**4.6g**
アイスクリーム 90g（小カップ 1 個）	▶	**20.2g**
ソフトクリーム 100g（1 個分）	▶	**20.1g**

外食メニュー

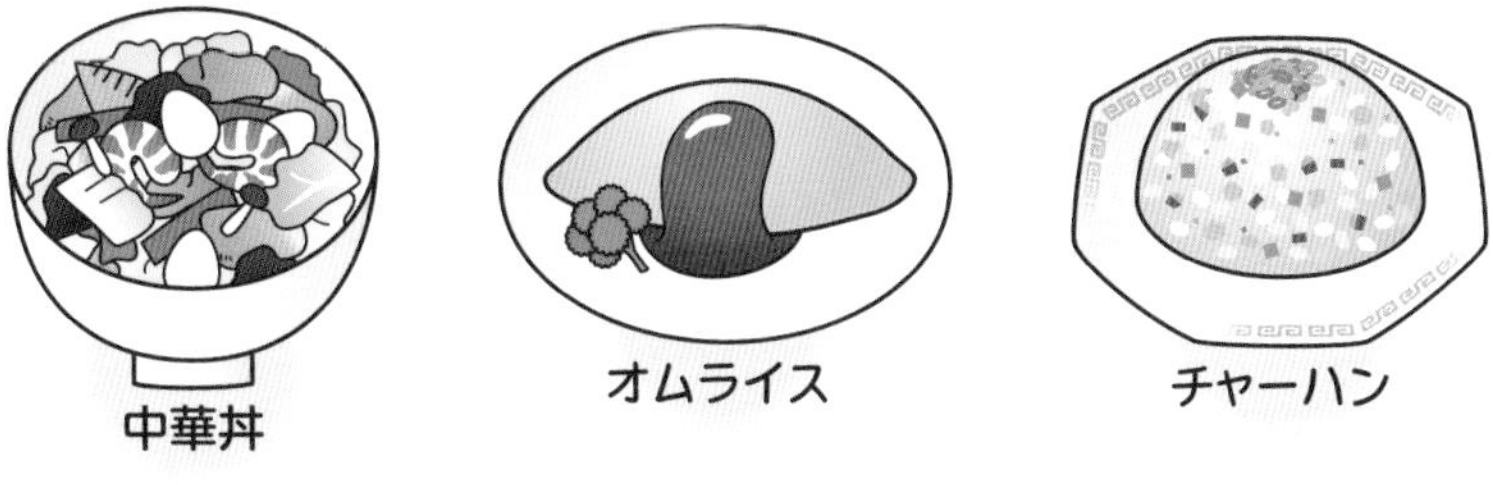

中華丼（白米 250g）	▶	**104.1g**
オムライス（白米 230 g）	▶	**87.0g**
チャーハン（白米 200 g）	▶	**76.7g**
天ぷらうどん	▶	**60.8 g**
ラーメン	▶	**61 ~ 64g**
スパゲティ	▶	**76 ~ 87g**

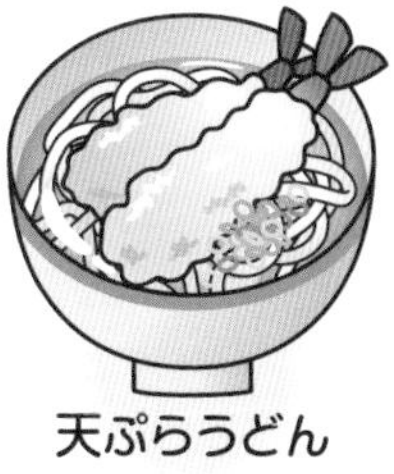

菓子類

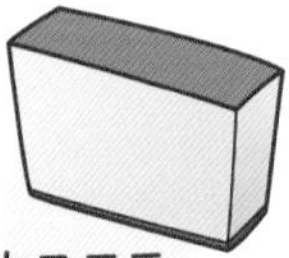
カステラ

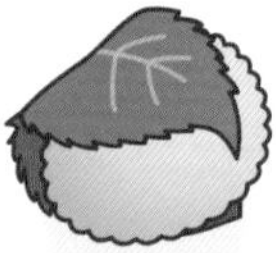
さくら餅

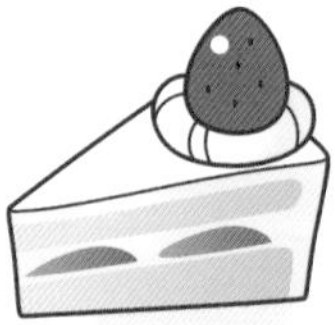
ショートケーキ

プリン

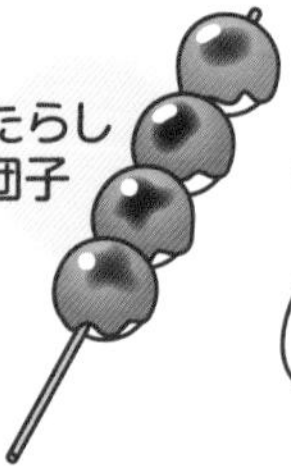
みたらし団子

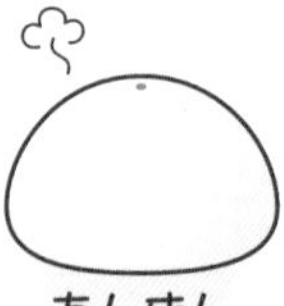
あんまん

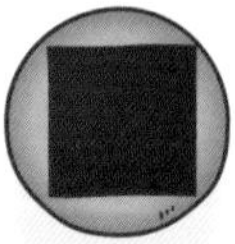
せんべい

ポテトチップ

カステラ 50g（1 切）	▶	**31.3g**
みたらし団子 60g（1 串）	▶	**26.9g**
さくら餅（関西風）50g（1 個）	▶	**22.2g**
どら焼 100g（1 個）	▶	**55.6g**
あんまん 100g（1 個）	▶	**48.5g**
ようかん 50g（1 切）	▶	**33.5g**
せんべい（甘辛）10g（1 枚）	▶	**8.6g**
シュークリーム 60g（1 個）	▶	**15.2g**
ショートケーキ 100g（1 個）	▶	**43.0g**
ベイクドチーズケーキ 100g（1 個）	▶	**23.1g**
アップルパイ 100g（1 片）	▶	**31.4g**
プリン 100g（1 個）	▶	**14.7g**
コーヒーゼリー 100g（1 個）	▶	**10.4g**
ハードビスケット 10g（1 枚）	▶	**7.6g**
ポテトチップ 60g（1 袋）	▶	**30.3g**
ミルクチョコレート 40g	▶	**20.8g**

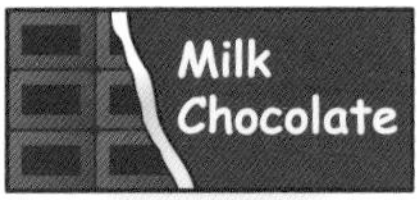

ミルク
チョコレート

お酒

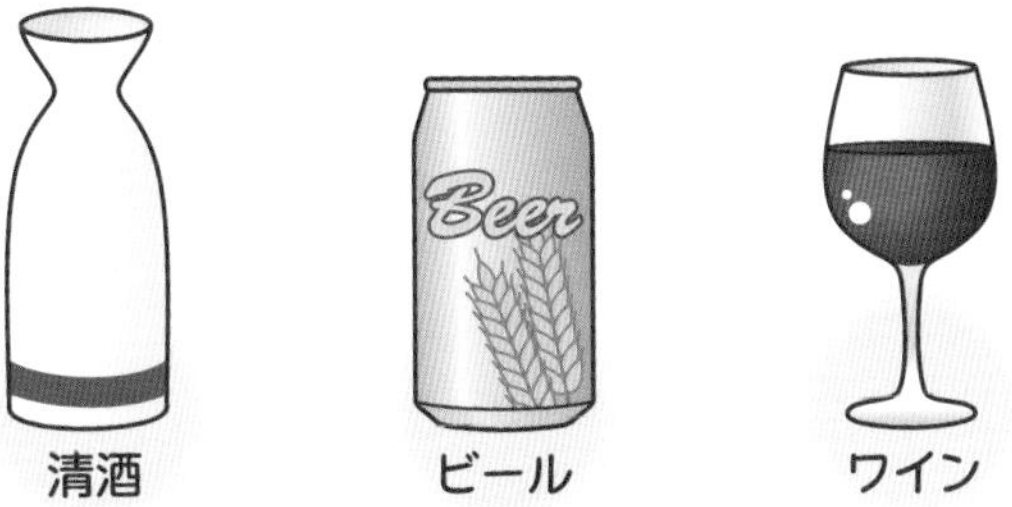

清酒（日本酒）180mℓ（1合）	▶	**8.8g**
ビール 350mℓ（1缶）	▶	**10.9g**
ワイン 80mℓ （グラス 1 杯）	▶ ▶ ▶	**白：1.6g** **赤：1.2g** **ロゼ：3.2g**
梅酒 100mℓ	▶	**21.5g**

調味料

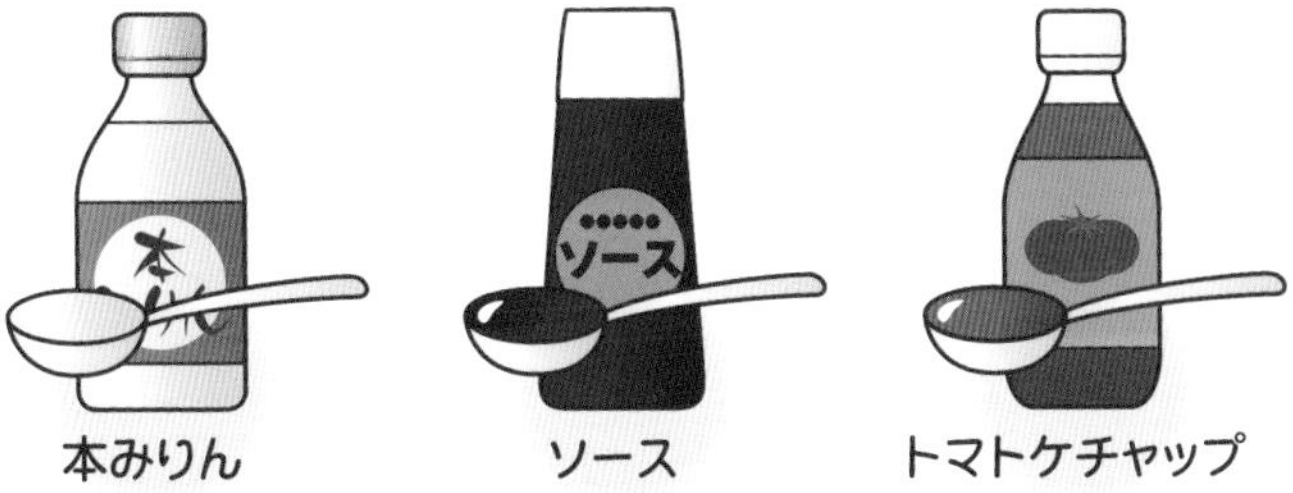

本みりん 18g（大さじ 1）	▶	**7.8g**
ウスターソース 18g（大さじ 1）	▶	**4.7g**
中濃ソース 21g（大さじ 1）	▶	**6.3g**
お好みソース 21g（大さじ 1）	▶	**7.0g**
トマトケチャップ 15g（大さじ 1）	▶	**3.8g**

飲み物の糖分にも要注意

身近な飲み物にも注意が必要です。

甘味のある飲料には、かなりの量の糖分が含まれています。メーカーや年式によって違いはありますが、代表的なメーカーのスポーツドリンク３４０mℓには22・８g、コーラ３５０mℓには39・６g、野菜ジュース２００mℓでも９・０gもの糖分が含まれています。

飲み物は盲点になりがちなので、成分をチェックする習慣をつけてください。

糖質を避けたお酒の楽しみ方

残念ながら、ビールの中ジョッキ1杯にも、糖質が約15g含まれています。

「そんな……、毎日の晩酌の楽しみがなく

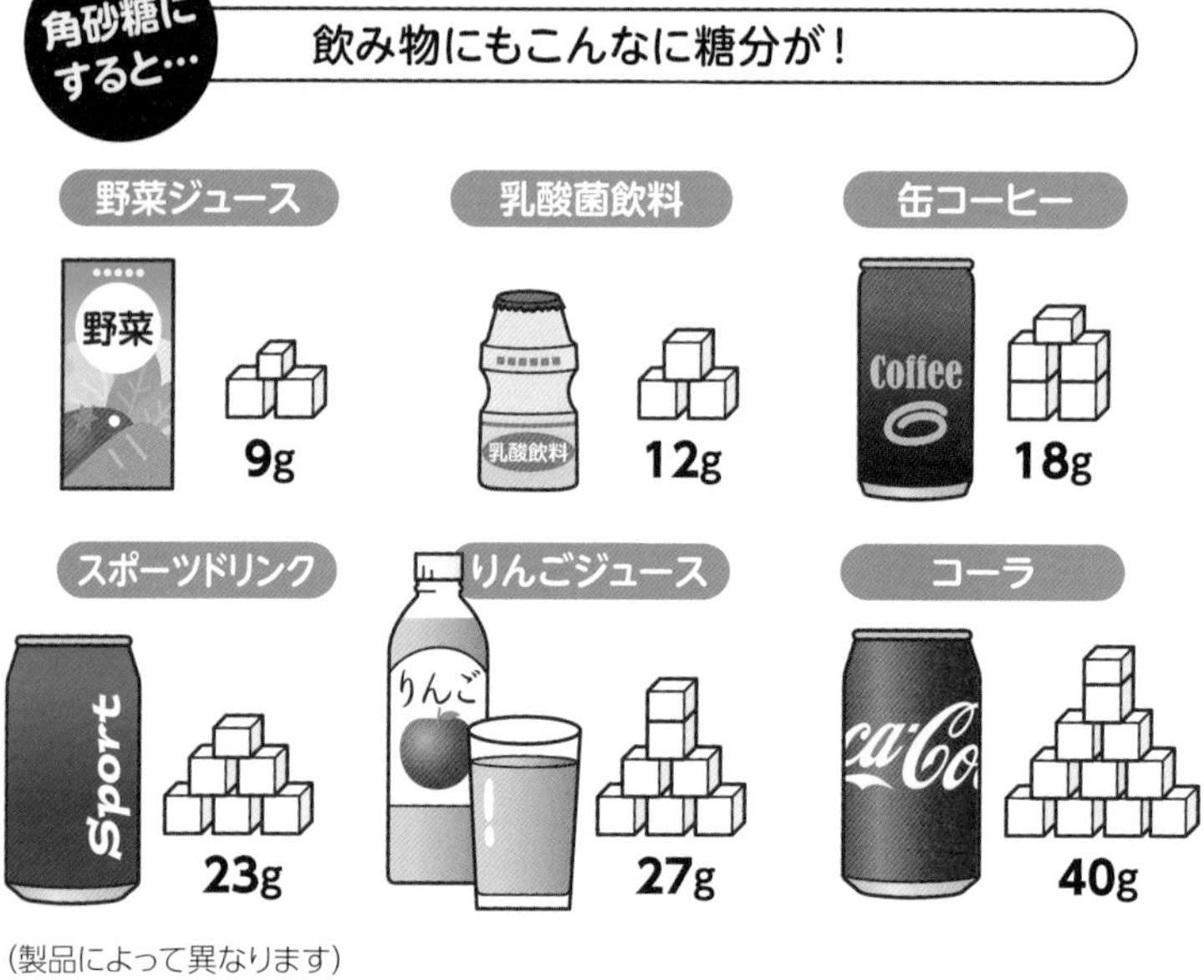

(製品によって異なります)

なるのは困る」という人もいるでしょう。

そういう人には、私は**お酒の種類を変える**ように提案しています。ビールや日本酒と違って、焼酎、ウイスキー、ウォッカ、ブランデーなどの**「蒸留酒」には、糖質が含まれていません。**いつもの食事も楽しみながら、加えてお酒も楽しみたいという人は、ビールや日本酒ではなく、蒸留酒を飲むといいでしょう。ワインも甘口タイプやロゼには糖質が多く含まれていますが、辛口であれば糖質の量は比較的少ないです。

ただし、アルコールの過剰摂取は肝臓に負担をかけるので、糖質がないからといって飲み過ぎないように注意してください。

また、お酒を楽しむ時には、刺身や焼き鳥などのおかずだけを食べて、糖質の多い主食（ご飯・パン・麺類など）を食べない方法もお勧めです（ただし、薬を内服していて、低血糖に注意する必要がある人もいます）。

このように、減らせる糖質は減らして、毎日の糖質を調整するのです。

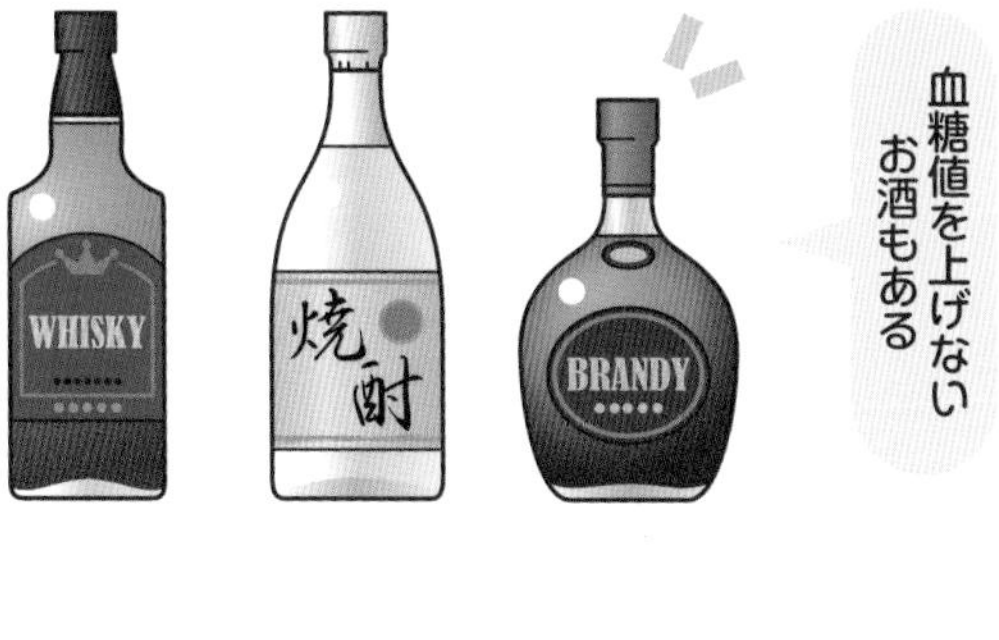

糖質は避ける!? では代わりに何を食べればいいの？

糖質を70〜130g140ページに制限すると聞いて、「結局は我慢するだけのダイエットと変わらないじゃないか」と思ったかもしれません。けれども私が考える糖質制限は、我慢だけのダイエットとは一味違います。糖質を減らす代わりに「ビタミンやミネラル分の多い野菜や海藻」を増やすことは一般的によくあるダイエット法で、私も推奨していますが、それに加えて肉や魚や大豆などでタンパク質の摂取量を増やすことを勧めています。なぜなら「ビタミンやミネラル」と「タンパク質」は、糖尿病治療との相性が実に良いからです。

「ビタミン・ミネラル」で代謝を上げれば、いいことずくめ

糖質の多い根菜類などを除いて、野菜はたくさん食べてください。ミネラルやビタミンの摂取

を増やすことを勧めるのは、「代謝」に大きく関わる栄養素だからです。

代謝とは、食べ物によって摂取された栄養から「エネルギー」を作る化学反応です。

エネルギーは、主に「基礎代謝」「身体活動」「食事誘発性熱産生」の3つで消費されます。「基礎代謝」は安静時に生命維持のために消費される必要最小限のエネルギー、「身体活動」は日常生活で身体を動かすときに消費されるエネルギー、「食事誘発性熱産生」は食事で吸収された栄養素の一部が身体の熱として消費されるエネルギーです。エネルギーの消費では、約60％が基礎代謝に、約30％が身体活動に、約10％が食事誘発性熱産生に使われます。

代謝が良くなれば、血流も改善するので、血管合併症の予防という観点からも良い効果が期待できます。

この**代謝を助ける栄養素が「ミネラル・ビタミン」**なのです。ビタミンとミネラルは力を合わせ、「補酵素」として、体調を整える手伝いをします。ミネラルが不足すると代謝が滞り、身体の機能を十分に発揮できません。ミネラルやビタミンは体内で合成することができないため、食物などで外部から補給しなければなりません。ですから、野菜や海藻を積極的に食べてほしいのです。代謝力が上がれば補酵素の必要量も上がるので、より効果を高めるためには、より供給量を増やさなければいけません。

健康的に肥満を解消・予防するなら「タンパク質」を

タンパク質は、髪の毛、肌、爪などの皮膚組織から、内臓、骨、筋肉など、身体のありとあらゆる器官の原料となる、非常に重要な栄養素です。

健康で長生きしたければ、身体の原料になるタンパク質は欠かせません。たとえ肥満が予防・解消できて、糖尿病の治療が順調に進んだとしても、肌がカサカサだったり、肌のしわやシミが目立ったりするのは避けたいところでしょう。その意味でも、タンパク質は重要なのです。

タンパク質を積極的に摂ってほしい理由は、それだけではありません。私が最も重視している理由は、**タンパク質がエネルギーを使用する「筋肉」の原料になる**栄養素だからです。

日本人のタンパク質の摂取量は、戦後から増え続けていました。しかし、１９９５年には一日81・５ｇあった摂取量が、２０００年の前をピークに、18年には約70・４ｇにまで下がっています[*40]。ここ数年は過度のダイエットや偏食傾向の影響で、タンパク質の摂取量は激減し、わずか10年ほどで１９５０年代と同じぐらいまでに落ち込んでいるのです。

つまり、タンパク質を十分に摂れていない人がとても多いのです。

その原因のひとつとして、「細い身体＝美しい」と思っている若い女性が増えたことが考えられます。流行を意識してスレンダーな体型に憧れる気持ちはわからなくもないのですが、極端な食事制限をしたことで必要な栄養素が不足しているのです。明らかなタンパク質不足で、骨粗鬆症《こつそしょう》などのリスクも含めて、健康に大きな悪影響を及ぼすことが予想されます。

男性もまた、中年層を中心に肥満の割合が年々増加しているにもかかわらず、１９９５年に一日90ｇ近くあったタンパク質の摂取量が、２０１８年には76ｇ弱に減っています。

肥満が増加している原因としては、運動不足で消費エネルギーが減少したことも考えられますが、タンパク質の摂取不足によって筋肉量が減少し、そのために基礎代謝量も低下した結果であるという可能性も否定できません。

タンパク質摂取量の減少は、高齢者の体力低下や免疫力低下にも関係すると考えられます。**タンパク質の摂取不足は、すべての世代にとって重要な問題**です。タンパク質の多い、肉、魚、卵、大豆、乳製品などの食材を、意識して食べましょう。

ただし、腎症49ページが進んでいる人は、ある程度タンパク質を制限する必要があるので、医師に相談してください。

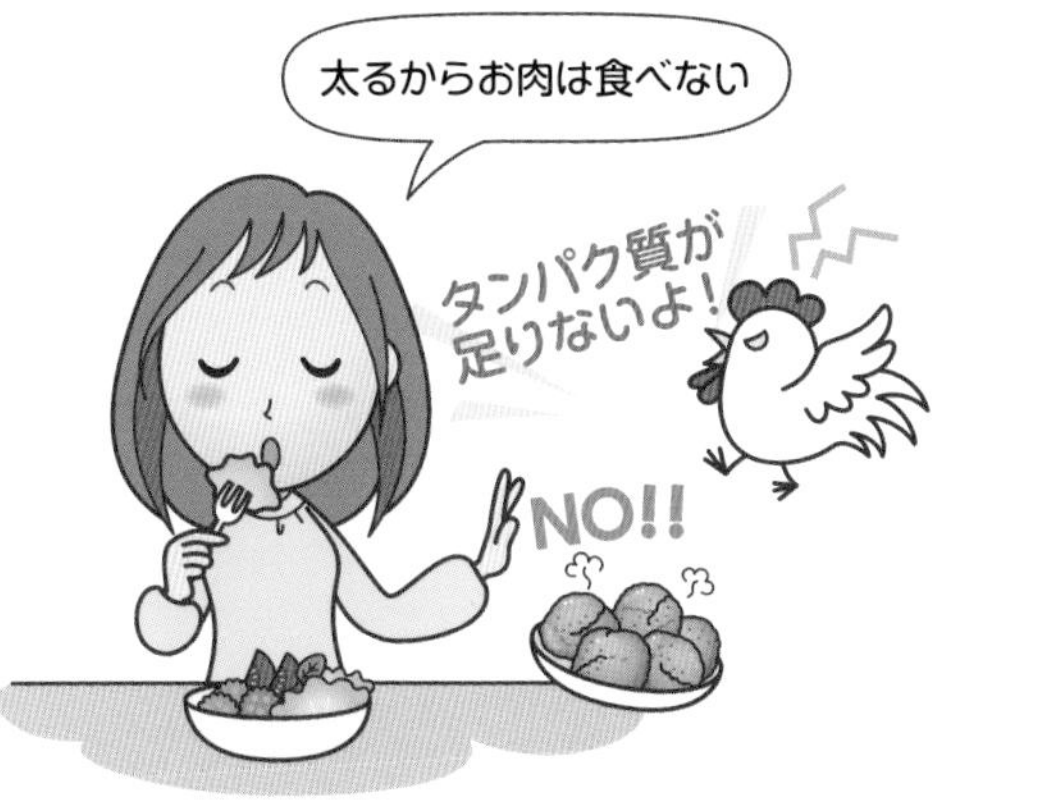
太るからお肉は食べない
タンパク質が足りないよ！
NO!!

避けるほうがいい脂質と、摂ってほしい脂質

それでは、糖質、タンパク質と並ぶ三大栄養素の「脂質」はどうしたらいいのでしょうか。

多くの人のイメージは、「脂質」＝「油っこい食べ物」↓「肥満になる」＝「健康に悪い」でしょう。だから避けたほうがいい、と思う人も多いはずです。けれども、「脂質」にもさまざまな物質があり、一概に「肥満につながる」「健康に悪い」とは言えません。結論から言うと、**良い脂質は積極的に摂って、悪い脂質はできる限り避けてほしい**ということです。

脂質は、「飽和脂肪酸」と「不飽和脂肪酸」に大きく分類されます。

飽和脂肪酸

飽和脂肪酸は、肉の脂身や乳製品（バターなど）などの動物性脂肪に含まれ、油脂分は常温で固体です。

飽和脂肪酸はエネルギーとして使われやすく、体内で合成できる脂肪酸ですが、**過剰に摂取すると皮下脂肪になりやすく、コレステロールや中性脂肪を増やしてしまうので、避けたほうがいい**脂質だと言えます。

不飽和脂肪酸

不飽和脂肪酸は、魚介類や植物由来の油に含まれ、油脂分は常温で液体です。不飽和脂肪酸には、取り入れてほしい種類と、避けてほしい種類があります。

不飽和脂肪酸は、「オレイン酸（オメガ9系）」「α-リノレン酸（オメガ3系）」「リノール酸（オメガ6系）」に分類されます。

オレイン酸（オメガ9系）は、ＬＤＬコレステロールを上昇させないと言われます。体内でも作り出せ、酸化しにくい性質があります。

オリーブオイルに多く含まれ、他にはナッツ類にも含まれています。

α-リノレン酸（オメガ3系）は、体内で作ることができない必須脂肪酸で、脳細胞を活性化し、免疫機能やアレルギーを改善するなど、さまざまな効果があると言われています。生活習慣病が原因の冠動脈疾患による死亡を減らすという報告もあります。

魚（サケ、マグロ、マスなど）や貝類・甲殻類（カニ、ムール貝、カキなど）などの海産物に含まれています。アマニ油やエゴマ油など、植物性の食用油にも含まれています。

良質の脂質で積極的に摂ってほしいのですが、日本人の食卓から魚介類が減ったため、摂取量が少なくなってきています。

リノール酸（オメガ6系）は、体内で生成できない必須脂肪酸ですが、摂り過ぎると免疫細胞が働きにくくなり、動脈硬化や心臓の病気などを誘発する可能性もあるので、むしろ避けたほうがいい脂質のひとつです。

サラダ油のほか、菓子、パン、マヨネーズ、カップ麺、総菜などの加工食品やファストフードにも含まれており、現代人は知らず知らずのうちに過剰摂取していることが多いのです。

意識的に「オレイン酸（オメガ９系）」「α-リノレン酸（オメガ３系）」など、他の不飽和脂肪酸に代替するほうがいいでしょう。

もうひとつ話しておかなければいけない脂質が**「トランス脂肪酸」**です。トランス脂肪酸とは、オメガ６系植物油を化学処理する過程で発生する物質です。

長く食べ続けると、冠動脈疾患のリスクを上げ、コレステロール値を悪化させ、内臓脂肪を増やして肥満の原因となります。２０１３年に米国食品医薬品局（ＦＤＡ）は、トランス脂肪酸の使用を全面的に禁止する方針を固めたと発表しました。

かつてはバターよりも安くて低カロリーだから良いとされたマーガリンも、「トランス脂肪酸」

を多く含みます。マーガリンから水分と添加物を除いてクリーム状にしたショートニングも、菓子やパンやケーキなど、身近な加工食品に使われています。

また、揚げ物などで何度も使用した油にも、多く含まれています。

原材料表示に「マーガリン」「ショートニング」「食用精製加工油脂」という記載があったら、できる限り避けましょう。

トランス脂肪酸は冠動脈疾患のリスクを上げる

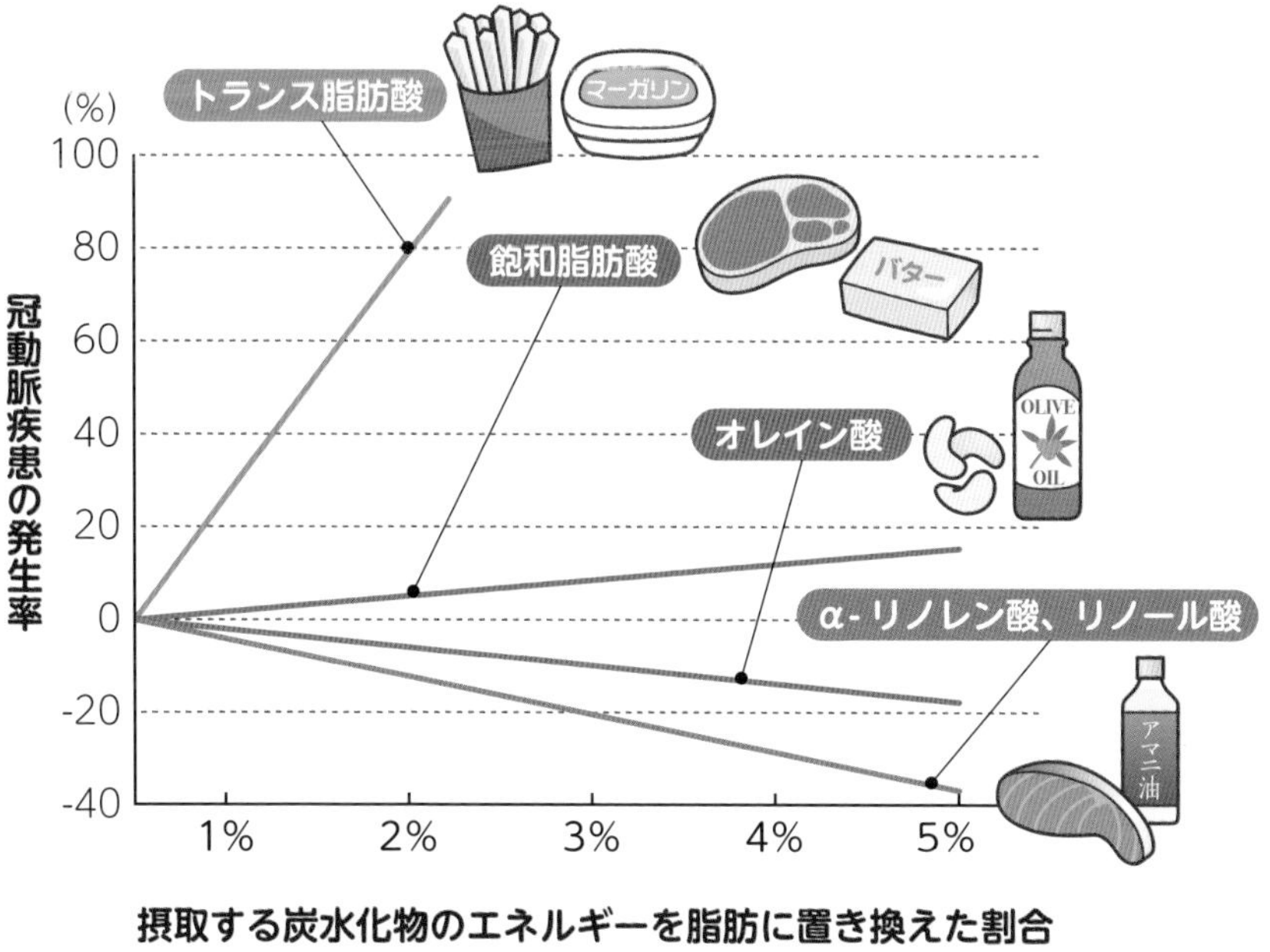

(New England Journal of Medicine 1997;337,1491-1499 より一部改変)

血糖値の上昇率は、食材によって異なる

三大栄養素を中心に述べてきましたが、血糖値が上昇するスピードは「食材」ごとに違います。それを数値で示した指標が「ＧＩ（グリセミック・インデックス）」です。**血糖値の上がりやすさを示す指標**として、ＧＩ値が70以上は「高ＧＩ食品」（血糖値が急速に上がる食品）、56〜69は「中ＧＩ食品」、55以下は「低ＧＩ食品」（血糖値がゆっくり上がる食品）と定義されています。**低ＧＩ食品を中心に食べれば、血糖値を上げにくい**食事になるのです。

一般的に、「精製されていない茶色の食べ物のＧＩ値は低い」と言われます。たとえば白米はＧＩ値が77で高ＧＩ食品に、玄米はＧＩ値が55で低ＧＩ食品に分類されています。

「ＧＬ（グリセミック・ロード）」という考え方も登場しています。ＧＬ値は、炭水化物の「質（血糖値の上がりやすさ）」を示すＧＩ値に、炭水化物の「量」という概念を取り入れて、より実践的にした概念です。同じＧＩ値の食品でも、含まれる炭水化物の量が多ければ、血糖値は上がります。

たとえば、ＧＩ値で比べると、スパゲティ（48）とスイカ（58）ではスイカのほうが高いのですが、１００ｇあたりの炭水化物量はスパゲティが24ｇ、スイカが９・５ｇなので、ＧＬ値では

スパゲティが11・0、スイカは5・5と逆になります。GL値では実際に食べる食品に含まれる炭水化物の量で判断するので、より正確に血糖値に及ぼす影響を知ることができます。

GL値はまだ日本では一般的ではありませんが、「急激な高血糖」を防ぐ食生活をおくるためには必要な考え方なので、早く浸透してほしいものです。

食べ物とGI値

	高GI食品 70以上	中GI食品 56～69	低GI食品 55以下
穀類	白米➡77 食パン➡74 コーンフレーク➡81	クロワッサン➡67 パンケーキ➡67 バターロール➡59	玄米➡55 ピザ➡51 そば➡47 うどん➡47 スパゲティ➡46
菓子類	米菓➡91 ドーナツ➡76 キャンディー➡74 キャラメル➡74 ガム➡74	アイスクリーム➡61 クッキー➡59 ビスケット➡59	ポテトチップス➡54 ケーキ➡46 ゼリー➡44 チョコレート➡43
その他	ジャガイモ➡78 カボチャ➡75 フライドポテト➡70	レーズン➡64 スイカ➡58	サツマイモ➡51 里芋➡51 キウイ➡53 バナナ➡51 ブドウ➡50 柿➡50 れんこん➡47 桃➡42 メロン➡42 いちご➡40 オレンジ➡39 練り物➡38 梨➡38 りんご➡37 牛乳➡27

(The American Journal of Clinical Nutrition.;83(5):1161-1169 2006 May)

特定保健用食品（トクホ）の過信は禁物

商品として販売されている食品は、健康への効果を表示できる「保健機能食品」と、表示できない「一般食品」に分類されます。保健機能食品には、国が効果や安全性を審査した「特定保健用食品（トクホ）」、審査はないものの国が定めた栄養成分を含んでいる「栄養機能食品」、審査はないものの企業から国への届け出が必要な「機能性表示食品」があります。

トクホとしては、２０２０年３月時点で１０７４の商品が認可されており、病気に関係する人はもちろん、一般の人の関心も高くなっています。

では、実際に「血糖値が気になる方」と記載されているトクホには、どのような作用があり、どのぐらいの効果があるのでしょうか。血糖値に関するトクホの多くには「難消化性デキストリン」と呼ばれる、ジャガイモやとうもろこしのデンプンから生まれた化合物が含まれています。食べ物から摂った炭水化物に含まれる糖質は、体内でブドウ糖に分解され、小腸で吸収されて肝臓へ送られるわけですが、難消化性デキストリンはこの糖質の消化・吸収の速度を遅らせ、食後の血糖値の上昇をゆるやかにする作用があります。

「ブドウ糖の吸収を遅らせることで食後血糖値を下げる」という作用から考えると、食事の直前～30分前に摂らないと十分な効果は期待できません。食事をせず、ただ喉が渇いたからと摂取しても、血糖値が下がるわけではないのです。また、トクホを作っているお茶の某メーカーのホームページには「1日1回を目安に摂取」と記載されていますが、1回飲んで一日中効果が持続するとは考えにくいです。

　ですから「トクホのお茶を飲んでいるから、食べ過ぎても大丈夫」と過信するのは間違いです。とはいえ、**「食前に摂取する」「夕食など、糖質摂取量の多いタイミングで摂取する」「毎日継続する」**を守れば、一定の効果はあるでしょう。ただし、糖尿病自体が良くなるわけではないので、期待し過ぎず、食事療法のサポートぐらいの認識で続けるといいでしょう。

まとめ　「食事療法」のポイント

- **糖質**は**70〜130g**に抑える。
- 「タンパク質」は**積極的に**食べる。
- 「脂質」は**選んで**食べる。

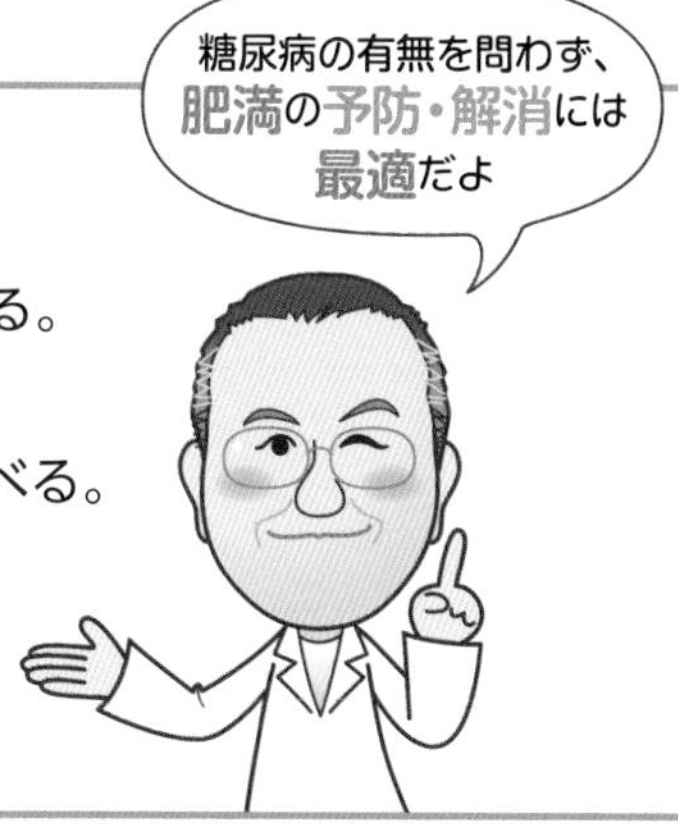
糖尿病の有無を問わず、
肥満の予防・解消には
最適だよ

事例

糖質の摂り過ぎをやめて肥満を解消し、糖尿病を克服したＢさん

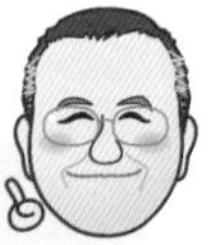

もともとかなりの糖質を摂っていたため、段階的に糖質制限に取り組んでもらった結果、体重が大幅に減り、糖尿病が改善した男性を紹介します。

Ｂさんは来院当時39歳で、身長は１７５センチ、体重は95キロ、ＢＭＩは31。「肥満」に該当していました。ＨｂＡ１ｃは７・６％で、私のクリニックで糖尿病の診断を下しました。

診断後、私はすぐに薬を処方することはせず、クリニックにいる管理栄養士による栄養指導をしっかりおこない、生活習慣の改善を求めました。なぜなら、それまでのＢさんの食習慣がかなり糖質過剰摂取タイプだった一方で、彼なら栄養指導の意義をきちんと理解してくれると判断したからです。

「ふところ事情を考えて、食費をできるだけ抑えたい」というサラリーマンは、私のクリニックの患者さんにも大勢います。昼食のために街に出れば、「ごはん大盛り無料」「麺増量無料」

という看板を立てた飲食店がたくさん……。ついつい「大盛りで!」と言いたくなる気持ちもわかります。しかし、「無料」という言葉に飛びついてしまうと、ただでさえ糖質を摂り過ぎがちなのに、一食で一日分以上の糖質を摂ってしまいかねません。「大盛り無料」の麺類や穀類で満腹感を得ることは、経済的にはいいかもしれませんが、血糖値の急激な上昇が起こる、極めて悪い食事なのです。

Bさんの食生活はまさに、この典型的な糖質過多でした。栄養指導の際に前日の食事を確認すると、夕食はミートスパゲティ3人前（乾麺の量として300g）、デザートにアップルパイという、驚くほど炭水化物に偏った食生活を送っていたのです。

私はまず「一日の糖質量を150g未満にして、量を食べたければタンパク質・脂質の食材にしてください」と指示しました。「食べる量自体を減らさないのなら、実践できそうです」と言ったBさん。糖質制限を目指した食事のコントロールがスタートしました。

彼の食卓には、肉・魚・卵などのタンパク質が増え、それに並行して脂質の割合も増えました。本当は野菜の割合が増えることを期待していたのですが、Bさんいわく「付け合わせの野菜はコストパフォーマンスが低い」と、当初は野菜の摂取量は大きく変わりませんでした。しかし、糖質制限を始めてわずか3カ月で、Bさんの体重は6kg減少。HbA1cは6・4%にまで下がりました。

もうひとつ、「よく噛んで食べるようになりました」とBさんが話すとおり、咀嚼《そしゃく》回数が増えたことも、体重減少の大きな要因でしょう。炭水化物は、ご飯やパンにせよ麺にせよ、噛む回数が少なくなりがちです。肉や魚など十分な咀嚼が必要な食事に変えることによって、早食いによる食後血糖値の急上昇を防げたことも大きく寄与しています。

さらに3カ月後、体重は79kgまで減り、ＨｂＡ１ｃは5・8％にまで下がりました。この時の大きな要因は、野菜の摂取量の増加と全体的な食事量の減少です。

この頃のBさんは「特に脂質が多い食事を摂ると胸やけがする」と話していました。胸やけを避けようとしたことから、脂質を多く含む食材の摂取量が少なくなり、野菜の摂取量が自然に増えていきました。糖質制限を開始すると、第1段階では糖質を減らすことで一時的にタンパク質や脂質の割合が増えますが、最終的には身体の欲求によってバランスをとるようになり、糖質量を減らしただけのバランスのとれた食事に落ち着くこともあるのです。

第4章

賢く「運動」すれば血糖値はもっと下がりやすくなる

食習慣だけでなく「運動習慣」も血糖値を変える

肥満の予防・解消には「食事」だけでなく、「運動」も極めて重要です。肥満の原因となる内臓脂肪を「負債」と捉えるなら、日々の負債を増やさないようにする方法が「食事」であり、負債を返済する方法が「運動」です。

高い血糖値を下げるにはインスリンが必要になりますが、**インスリン以外で、血糖値を下げることができる唯一の方法が「運動」**です。膵臓に負担をかけることなく、血糖値を下げることができるので、**どの段階の糖尿病の人にも適した治療法**だと言えるでしょう。

また第3章で、摂るべき栄養素のひとつとしてタンパク質→160ページを挙げましたが、「運動」はこのタンパク質をさらに生かす方法でもあります。タンパク質は筋肉の原料となりますが、残念ながらタンパク質を摂るだけで筋肉がつくわけではありません。タンパク質は、運動によって筋肉がついていく効果を高めるものです。

運動が世間一般に考えられている以上の効果があることを、この章では紹介します。

運動の「急性的な効果」と「持続的な効果」

運動の効果として知られているのが「エネルギー」の消費でしょう。エネルギーは主に「基礎代謝」「身体活動」「食事誘発性熱産生」の3つで消費されることは前述（159ページ）しました。

運動をすれば、筋肉を動かす**「身体活動」**で、**消費されるエネルギーを増やせ**ます。さらに血糖の利用が促進されることによって、インスリンを介さずに、運動中から運動後まで血糖値を下げることができます。

この効果は急性的で、運動の時間が長ければ長いほど、動きが激しければ激しいほど、エネルギーを消費します。糖尿病患者は特に食事をした1～2時間後に血糖値がピークになることが多いので、食後30分～2時間の間に運動をすれば、食事で吸収されたブドウ糖の利用が促され、急激な血糖値の上昇を抑えられるという効果もあります。

もうひとつの運動による効果は、**筋肉量の増加による「基礎代謝」の強化**です。日常的にエネルギーを使う筋肉の量を増やすことで、「エネルギーが使われやすい身体をつくる」のですが、これは持続的な効果です。

「年をとって痩せにくくなった」と感じるのは、基礎代謝が10代後半をピークに年々減少し、

年齢とともに「基礎代謝量」は下がっていく…

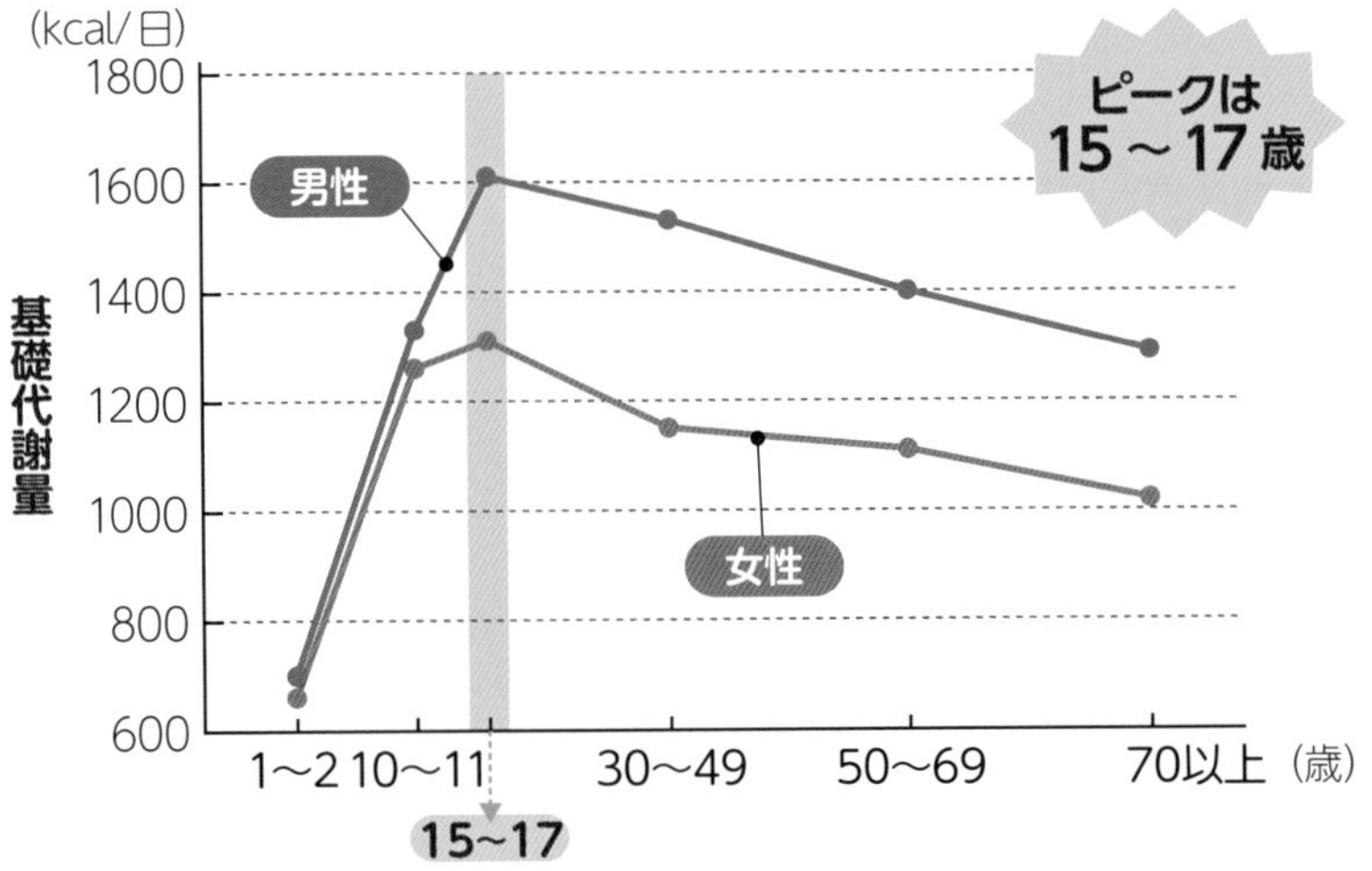

（厚生労働省「日本人の食事摂取基準」2015年より作成）

エネルギーの消費量が減ったからです。

基礎代謝を高めるのに効果的な方法は、筋肉をつけることです。基礎代謝のなかでも、エネルギー消費量が最も大きいのは骨格筋（骨格に付いて運動に使われる筋肉）なので、筋肉を増やせば基礎代謝が大きく向上するのです。

なお、食事で摂取された糖の80％は骨格筋で処理されますが、骨格筋で処理しきれない糖が増えてしまうと、血糖値が上がって糖尿病の原因になります。逆にいうと、筋肉が増えて、骨格筋の処理能力が増えると、それだけ血糖値は上がりにくくなります。

また、運動を続けることで内臓脂肪が減れば、肥満によるインスリン抵抗性26ページが改善されていきます。

運動をすることによって筋肉量が増え、内臓脂肪が減ることでインスリンの働きが良くなり（インスリン抵抗性が改善）、同じインスリン量でも血糖値が低下していくのです。

これらの急性的な効果（「身体活動」によるエネルギー消費）と、持続的な効果（「筋肉増強で増えた基礎代謝」によるエネルギー消費）の両方から血糖値を下げる作用があるため、「運動」は糖尿病患者に非常に重要な治療法になるのです。

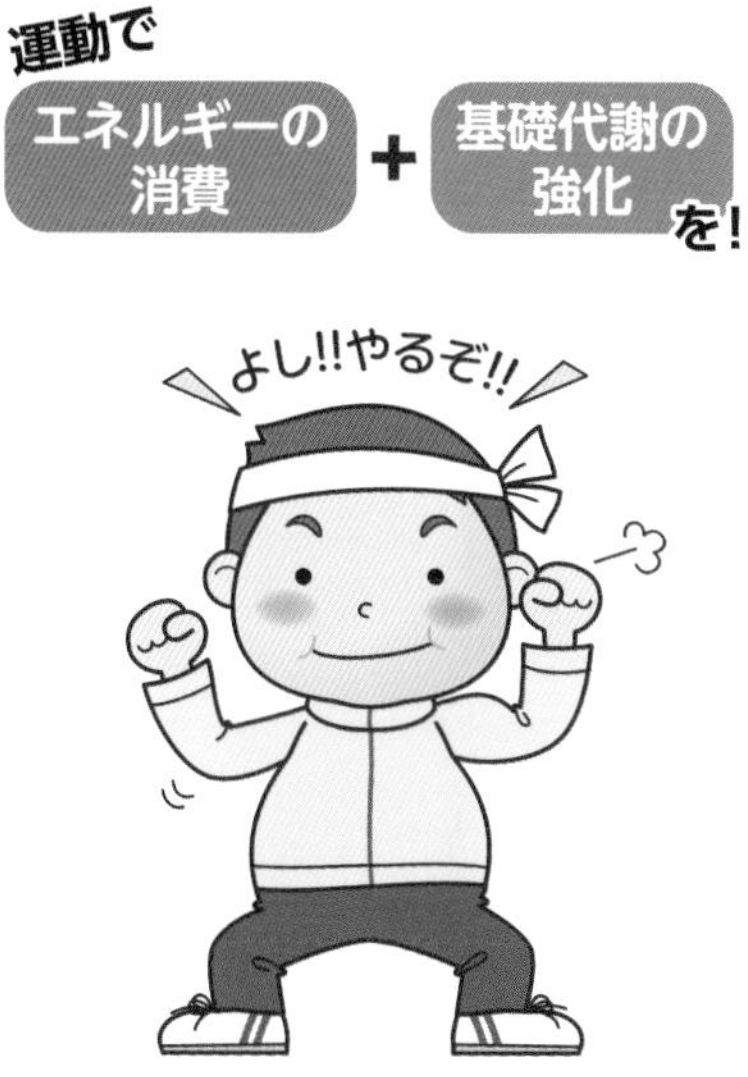
運動で
エネルギーの消費
＋
基礎代謝の強化
を!
よし!!やるぞ!!

食後血糖値の改善が期待できる「有酸素運動」

「有酸素運動」は、ウォーキング、ジョギング、スイミング、サイクリングなど、負荷が軽度～中程度の、長時間続けられる運動です。有酸素運動では、運動に必要なエネルギーを生み出すのに主に糖質と脂肪を使うため、「内臓脂肪を減らす」のにも有効です。運動を始めてしばらくは糖質中心に燃焼されますが、20分ぐらい続けていると脂肪の分解が速まっていくので、内臓脂肪を減らすには、長く続けるほうがいいと言われます。

有酸素運動は「血糖値を下げる」のにも極めて効果的です。そのため糖尿病患者には、有酸素運動をできれば毎日、少なくとも週に3～5回、各20～60分間おこない、**1週間で合計150分以上**することが勧められています。その際の運動強度は、中等度（「ややきつい」と感じる程度、心拍数は100～120拍／1分間）です。

ウォーキングなら一日に2回（一回15～30分間）、歩数では約1万歩、消費エネルギーとしては160～240kcal程度が適当とされます。

食後血糖値が高くなる糖尿病患者は食後30分～2時間の間にすると最も血糖降下作用があると前述しましたが、一日に1回だけ45分間するよりも、毎食後の3回、15分間ずつするほうが血糖値が改善するという報告[*41]もあります。

有酸素運動は「内臓脂肪を減らし、血糖値を

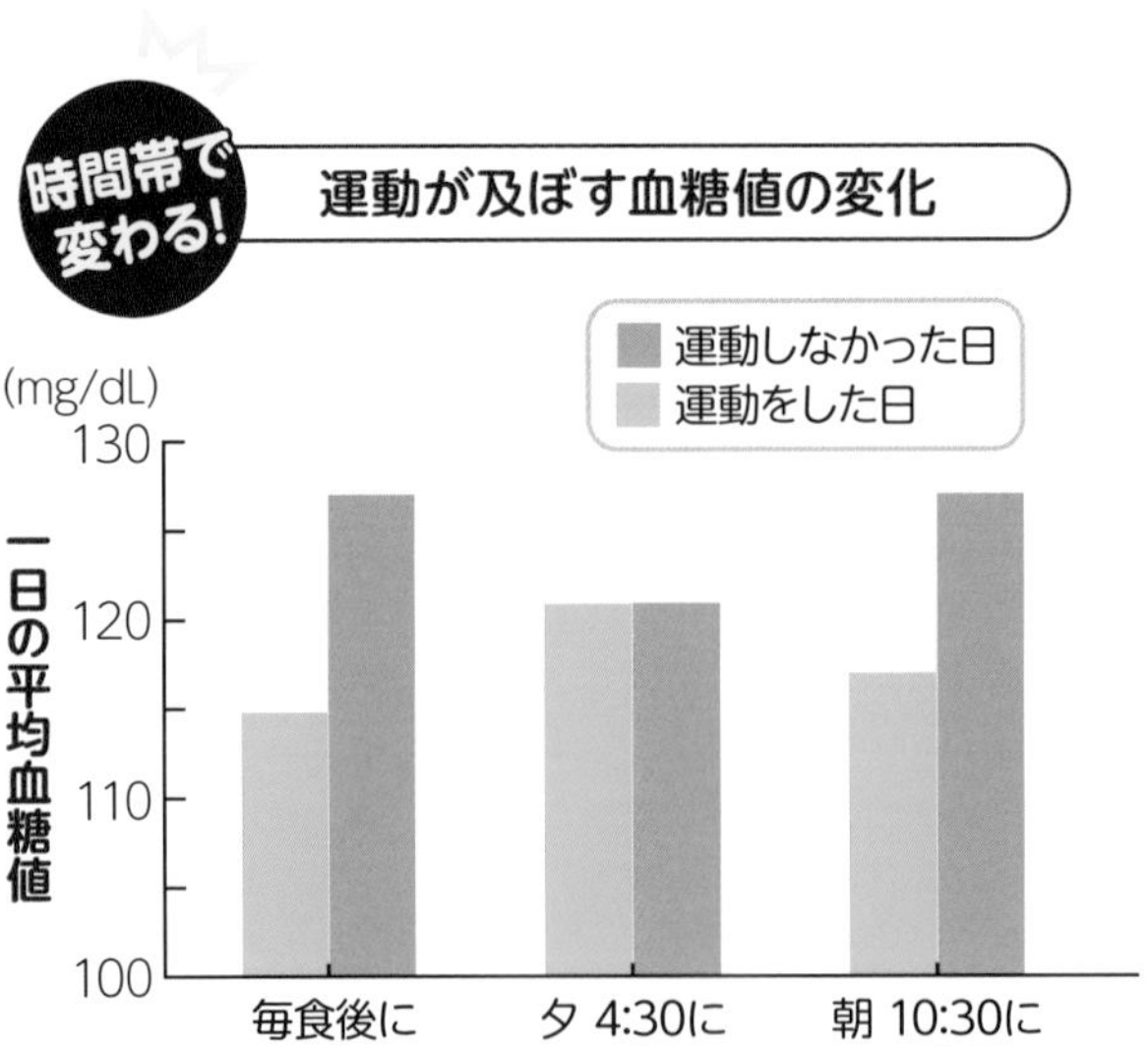

下げる」という点で非常に有効ですが、難点は時間を確保するのが難しいことでしょう。忙しくて運動に1時間以上を割くのが負担で結局はやめてしまう人が多いのです。外出の機会が少ない人は、家の中でできる「ながら運動」で取り入れるといいでしょう。

ただし、有酸素運動は急性的な血糖改善には非常に効果的ですが、筋肉量を増やすには不向きです。どれだけ時間をかけても、有酸素運動だけではなかなか筋肉は増えません。では、どうしたらいいのでしょうか。

おすすめの「ながら有酸素運動」

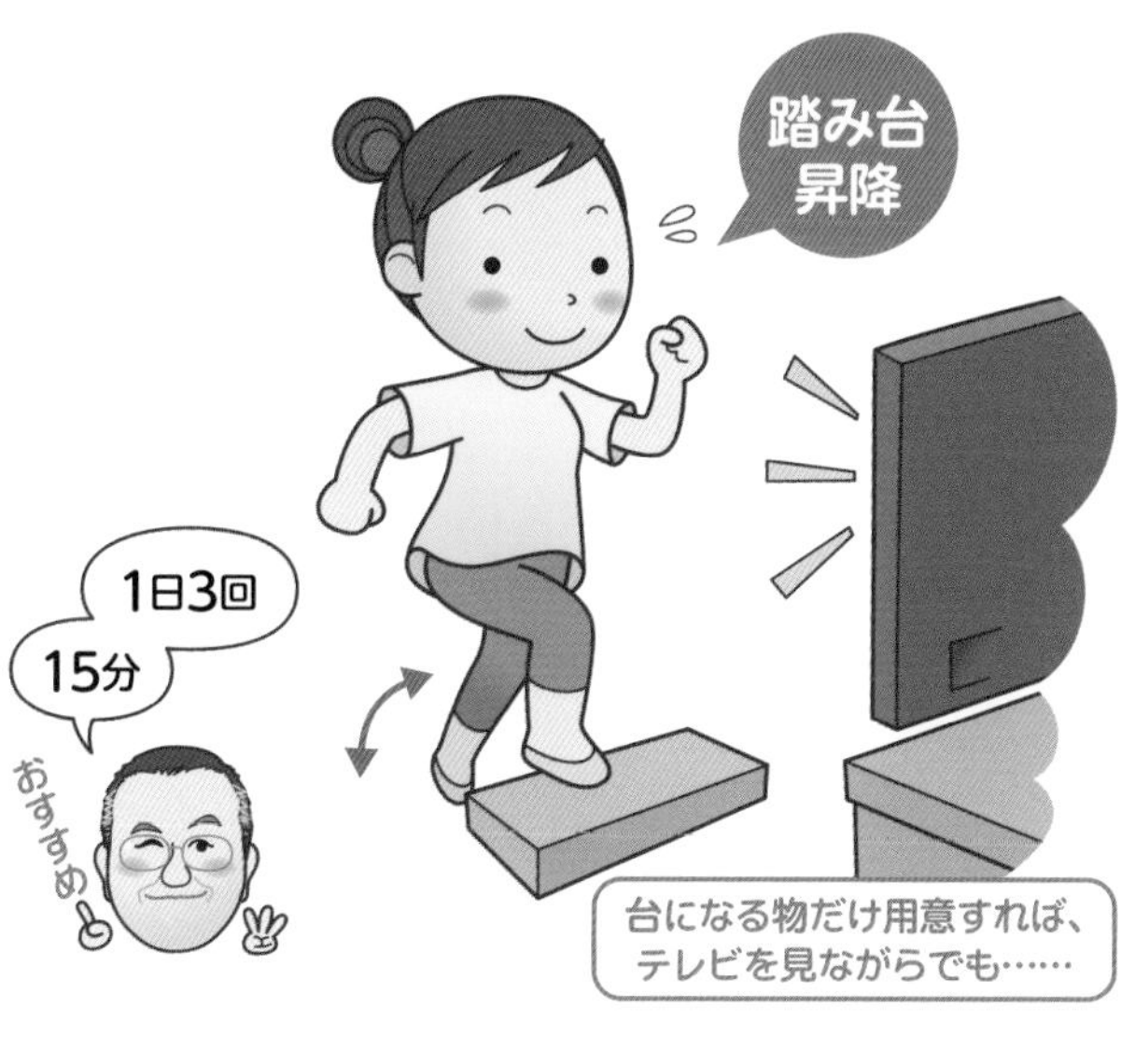
踏み台昇降
1日3回
15分
おすすめ
台になる物だけ用意すれば、テレビを見ながらでも……

インスリン抵抗性を改善できる「レジスタンス運動」

筋肉量を増やすには「無酸素運動（レジスタンス運動）」が効果的です。レジスタンス運動は、有酸素運動とは対照的に、短距離走や筋トレなど、筋肉に高い負荷を短時間に集中的にかけておこなう運動です。瞬発的にかける負荷が大きい分、有酸素運動よりも消費されるエネルギーは多くなります。

レジスタンス運動によって、筋細胞は一時的に小さなダメージを受けます。すると、身体はそれを修復させながら、次に同じような刺激があった場合に耐えられるように、筋線維をさらに強く太くしようとします。その結果、筋肉量が増えていくのです。筋トレなどをした後に、大きな疲労を感じたり、筋肉痛が起こったりするのはその過程です。

レジスタンス運動では筋肉に蓄えられた糖がエネルギー源として用いられますが、脂肪は使われないので、内臓脂肪に直接アプローチする効果はありません。ですが筋肉量を増やせば基礎代謝が向上するので、日常生活を送るだけでもエネルギーが消費されやすい身体になります。**筋肉量が増えていくと、インスリン抵抗性が改善**していきます。ただし、レジスタンス運動によるインスリン抵抗性の改善効果は３日で低下し、１週間でほとんど消失すると言われます。インスリン抵抗性を長期的に改善するには、**継続的な運動習慣が大切**だということです。

日本では長らく「運動療法＝有酸素運動」という考え[*42]が主体でした。糖尿病の運動療法にレジスタンス運動を取り入れる人は８％程度というデータもあります。ですが、近年はレジスタンス運動を運動療法に取り入れることが高い注目を集めています。

ダンベルやチューブなどの器具を使うとより効果的ですが、自分の体重を利用すれば、もっと手軽にできます。たとえば、スクワット、片足立ち、腹筋、腕立て伏せなどです。これも「ながら運動」なら長続きしやすいでしょう。

レジスタンス運動を週に2〜3回、できれば有酸素運動と同時にすれば、内臓脂肪を減らす効果とともに、インスリンの効き目も良くなるので、血糖コントロールが非常に良くなっていきます。

おすすめの「ながらレジスタンス運動」

スクワット

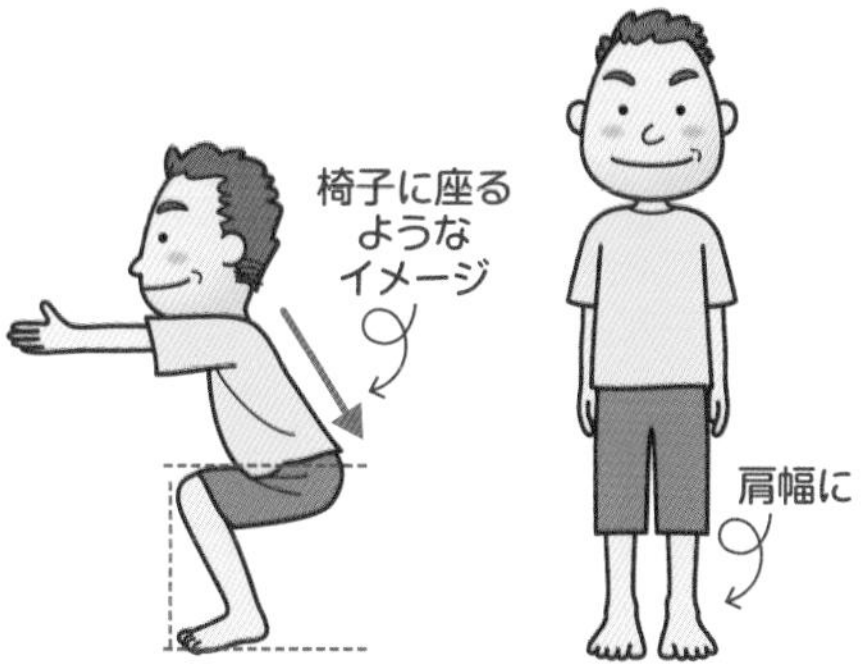

足を肩幅に開き、背筋を伸ばしながら膝をゆっくり曲げ伸ばしする。

カーフレイズ

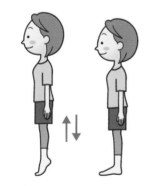

背伸びをするように4秒かけてかかとを上げ、4秒かけて下げる。

どんな運動をどれぐらいしたらいいのか？

糖尿病にはどのような運動がいいのかという検証が、アメリカでおこなわれました（下のグラフ）。

２型糖尿病患者を「有酸素運動」（→１７８ページ）「レジスタンス運動（筋トレ）」（→１７９ページ）「有酸素運動＋レジスタンス運動（筋トレ）」「運動なし」の４グループに分けて、ＨｂＡ１ｃの推移を見たのです。運動時間は３グループとも週１５０分程度にそろえて９カ月間実施しました。すると、運動をしなかったグループではＨｂＡ１ｃが約０・１％上昇したのに、運動をした３グループではすべてＨｂＡ１ｃが下がりました。３グループを比較すると、「有酸素運動＋レジスタンス運動」

有酸素運動＋レジスタンス運動が効果的

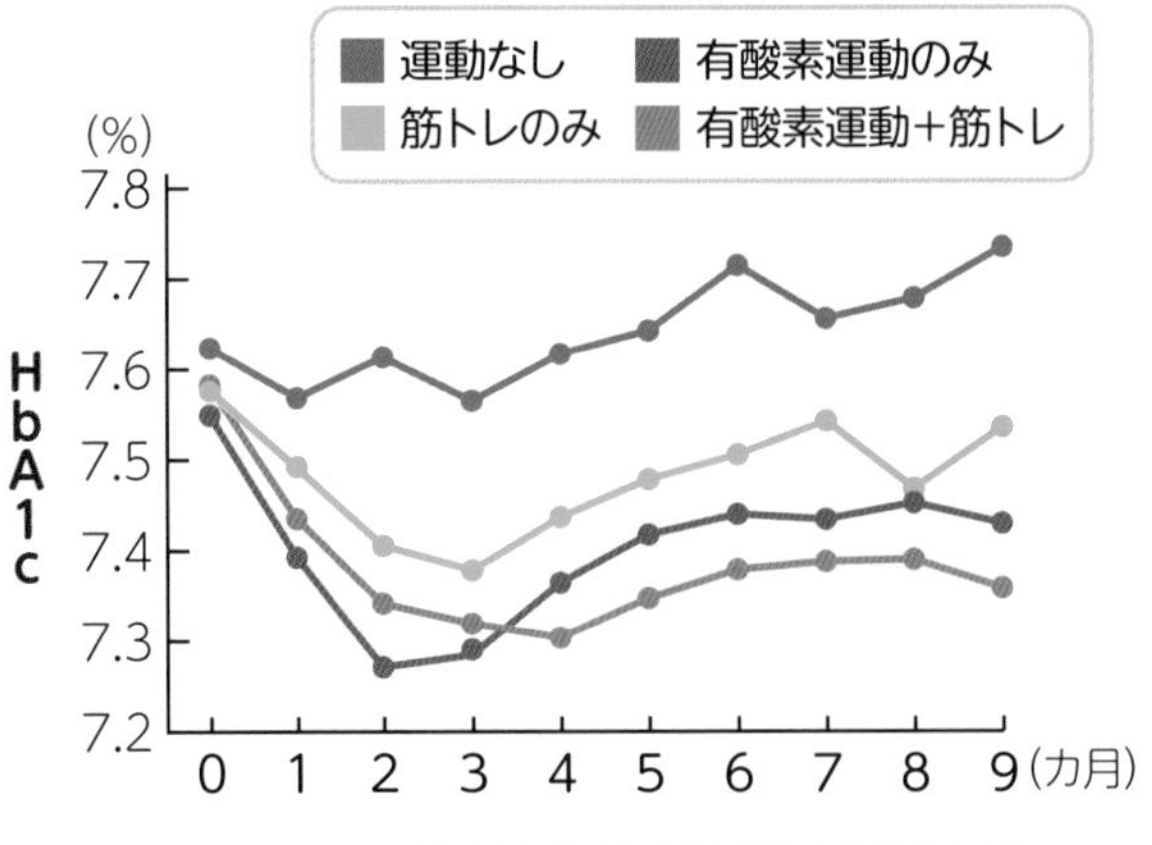

(JAMA 2010;304(20):2253-2262)

↓「有酸素運動」↓「レジスタンス運動」の順でＨｂＡ１ｃが低下しました。

この結果から、**有酸素運動とレジスタンス運動の組み合わせは、**内臓脂肪の燃焼という点だけでなく、**血糖降下作用としても優れている**ことが証明されました。

レジスタンス運動だけでは脂肪の燃焼効果はありませんが、脂肪燃焼を促進させるホルモンが分泌されます。そのため、まずレジスタンス運動をおこない、その後で有酸素運動をおこなうと、有酸素運動の脂肪燃焼効果がさらに増強されます。

細切れでもOK、継続が大事

「有酸素運動は20分以上続けないと内臓脂肪が燃焼されない。だから短時間の運動では効果が得られない」と言われていました。けれども最近の研究では、短時間（5〜10分程度）の有酸素運動でも、こまめにおこなうことで体脂肪が減るという結果が出ています。

掃除や洗濯といった、家事などの生活活動ですら効果があることも明らかになりました。毎日20分（２０００歩）程度のウォーキングをプラスすることで、ＨｂＡ１ｃ値が約０・７％低下するという報告[*43]もあります。

まとめて運動しようとすると時間の確保が難しく、つい後回しにしがちです。まとめて時間を取れない人は、細切れの運動を試してください。たとえば８０００歩を一回で歩こうとすれば80分かかりますが、１０００歩なら10分でできます。一駅前で降りて歩いたり、わざと遠回りしたり、日常生活の少しの時間を充てれば、普段の生活でも８０００歩程度にはなります。

運動の効果は1～2日持続すると言われますが、逆に言えばそれ以上は続かないのです。ですから、毎日こまめな運動を積み重ねていきましょう。

高齢者でなくても「ロコモ」に注意

「ロコモティブシンドローム（運動器症候群）」とは、身体を動かすための骨・軟骨・関節・筋肉などに障害が出て、立つ・歩くといった基本的な動作に支障が生じる状態です。メタボリックシンドロームは心臓や脳血管などの「内臓の障害」によって健康寿命を短くしますが、ロコモティブシンドローム（ロコモ）は「運動器の障害」による「要介護状態」や「要介護になる危険性のある状態」になることで健康寿命を短くします。

ロコモの大きな要因のひとつは加齢で、40代以降になると増え始めます。けれども肥満や**糖尿病のある人は、年齢に関わらずロコモになりやすい**のです。糖尿病の人は、そうでない人より10年以上もロコモの発症が早いと言われますが、それは「運動不足による肥満・筋力低下」が「骨や関節の障害」を引き起こし、「身体機能の低下」につながり、「運動不足」に戻ってくるというスパイラルが発生するからでしょう。

ロコモを防ぐには、若い頃から運動で筋肉量を増やしておくこと、年をとってからは筋肉量を維持することです。ロコモに陥ると運動療法が十分にできないため、糖尿病がますます悪化します。早くから運動療法に取り組んで、このスパイラルに陥らないようにしましょう。

なお、すでにロコモの人でも運動はできます。工夫してやってみましょう。

身体が弱ってもできる運動はあります

膝の上げ下げ	足首の曲げ伸ばし	片足上げ

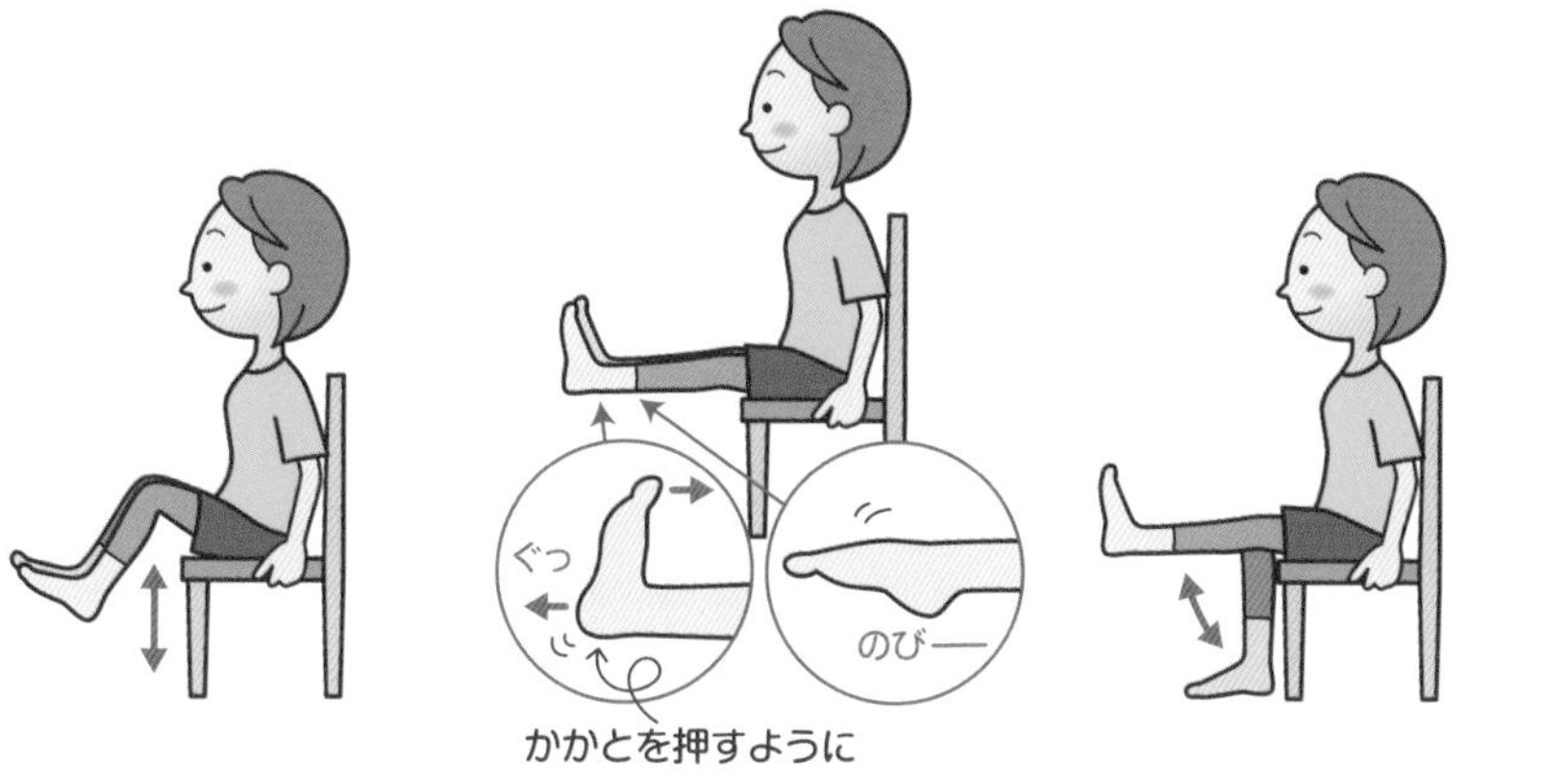

両膝をゆっくり持ち上げ、5秒止めてからゆっくり下ろす。	両足を持ち上げたまま、足首を内側と外側に交互に伸ばす。	片足を椅子の高さまでゆっくり持ち上げ、ゆっくり下ろす。

低体温なら「体温」を上げよう

基礎代謝は、人が生きていくために最低限必要なエネルギーですが、その中には「体温の維持」も含まれています。

ところで、50年前の日本人の平均体温は36・９℃でした。[*44]「37℃に近いなんて、ほとんど微熱では」と思うかもしれませんが、そうではありません。そう感じる人がいる理由としては、日本人の平均体温の低下が考えられます。２００８年におこなわれたインターネット調査[*45]では、平均体温は36・１℃でした。つまり、半世紀前に比べて、日本人の平均体温は約０・８℃も低下していたのです。私のクリニックに来られる患者さんでも、「冷え」を訴える高齢者や女性が増えていると感じます。

この低体温の原因のひとつに、筋肉量の低下が考えられます。現代のライフスタイルは明らかな運動不足になっているうえに、新型コロナウイルス感染症の発生後は、それがさらに助長されています。

体温が１℃上がると基礎代謝量は13％上がる[*46]と言われていますが、基礎代謝量の増加はエネルギー消費量の増加にもつながるので、身体を温めることは良い習慣だと考えられます。逆に、体温の低い方は注意が必要です。

手軽に体温を一時的に上げて、代謝を上げる方法として入浴があります。湯治場で長期療養するのは理にかなっていると言えるでしょう（ただし、サウナや岩盤浴などで大量の汗をかくと、水分だけではなくミネラルも失ってしまうため、ミネラルを補給する必要があります）。糖尿病で低体温の人は運動して筋肉量を増やすことが重要であるのは言うまでもありませんが、入浴などを通じて意識的に体温を上げてみてはいかがでしょうか。

まとめ　「運動療法」のポイント

- 有酸素運動は可能な限り**毎日**、少なくとも**週**に**3～5**回、計**150**分以上やる。
- 有酸素運動は**食後 30**分～**2**時間の間にする（一回にまとめるより**毎食後が効果的**）。
- 有酸素運動の強度は**「ややきつい」**と感じる中程度。
心拍数は、50 歳未満なら 120 拍 / 分、
50 歳以上なら 100 拍 / 分が目安。
- レジスタンス運動は、インスリン抵抗性改善効果が3日で低下し1週間でほとんど消えるため、**週**に**2～3**回やる。
- 有酸素運動の前にレジスタンス運動をすると、内臓脂肪が**効果的に燃焼**される。

事例

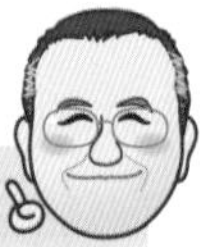

生活習慣の改善だけで糖尿病を克服したCさん

長年「薬物療法」中心の治療を続けていた人が、私のクリニックで「食事療法」と「運動療法」に重点的に取り組んだことで、段階的に薬を減らすことができました。最終的には薬物療法を中止したうえで、血糖値をコントロールできているCさんを紹介します。

Cさんは２０２１年現在73歳の男性で、もともと大病院で糖尿病の治療を受けていました。11年10月に私のクリニックに来院した時には、一日に2回のインスリン自己注射で、ＨｂＡ１ｃが７・１％までコントロールされていました。インスリン使用中の患者としては、まずまず優秀な数値です。

来院当初、私はまず今までと同じインスリン注射を続けるように指示しました。それと同時に、改めて糖尿病の合併症の怖さや、食事療法・運動療法の効果や重要性、2型糖尿病ではインスリンは必ずしも一生打ち続けなくてはいけないものではないということを説明しました。

するとCさんは「薬を少しでも減らしたい」と決心し、来院した翌日から意欲的に食事療法・

運動療法に取り組み始めたのです。

半年もたつ頃には、ＨｂＡ１ｃが６％を切るようになりました。いわゆる糖尿病予備群の数値です。

この結果を踏まえ、私は「インスリンを自己注射する回数を減らしてみましょう」と提案しました。これまで一日に２回だったのを１回にしたのです。一時的にＨｂＡ１ｃが６・５％まで上昇し、少し肝を冷やしましたが、その後は落ち着いて、３カ月後には再び６％を切るところまできました。

そこで、いよいよ毎日のインスリンの自己注射をやめて、飲み薬を一日に２種類飲むように変更しました。結果的に大きく血糖値は上がらなかったので、さらに飲み薬を一日に１種類としましたが、それでも血糖値は上がりません。

インスリンの注射から飲み薬に変更して４カ月後、ついに飲み薬も中止して食事療法と運動療法のみとしました。ＨｂＡ１ｃはやや上昇しましたが、それでもＣさん自身が根気強く食事療法と運動療法を続けたおかげで、来院当初は７・１％であったＨｂＡ１ｃが、薬物療法を中止した後でも６％を上回ることがない状態が続いています。

事例

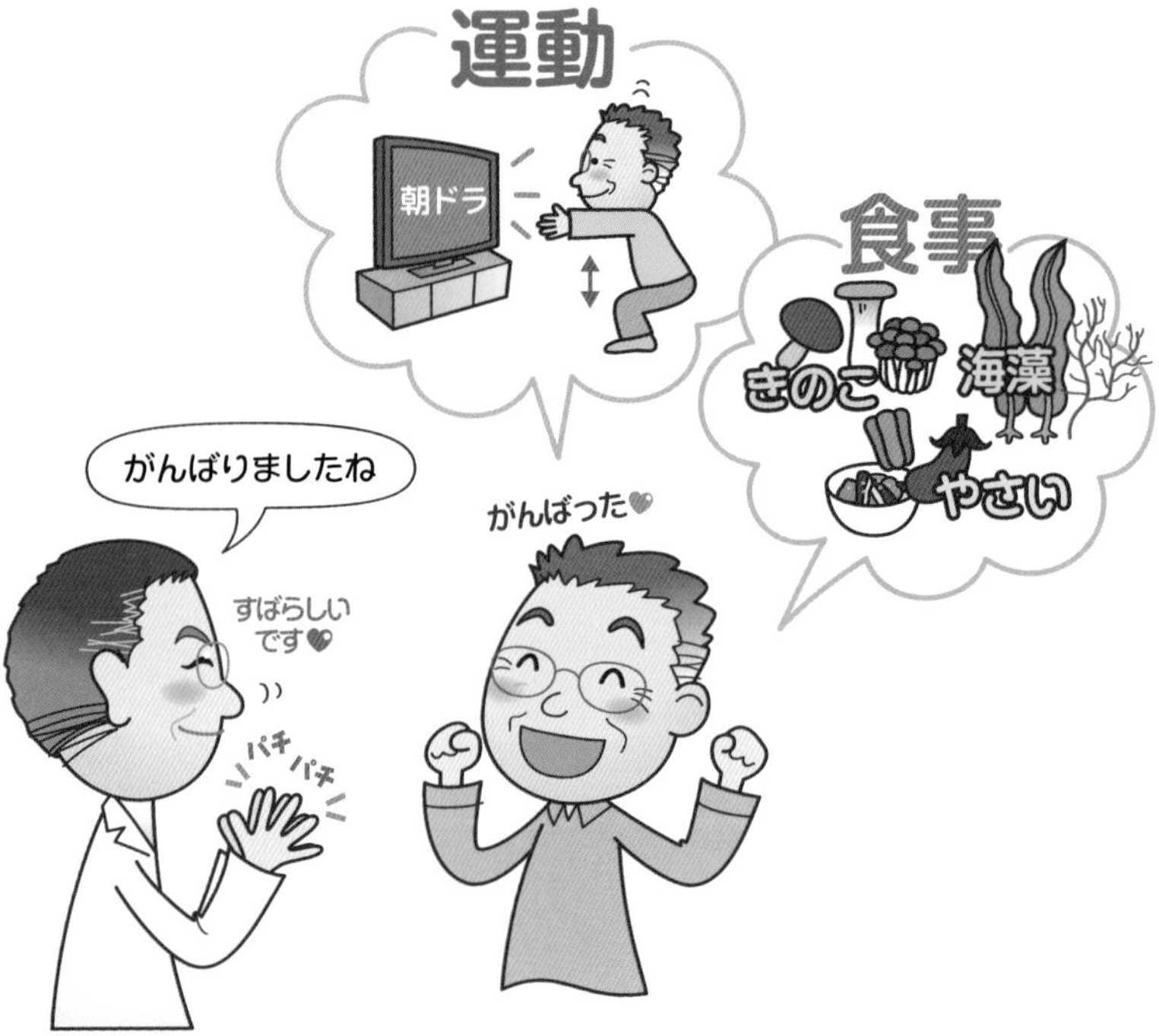

第5章

自主的に受診し積極的に治療しよう

できるだけ早く健診を受けて自分のステージを知る

たとえ「かくれ糖尿病」でも、あるいは「糖尿病予備群」でも、または本当の「糖尿病」でも、健康な人と同じように人生を謳歌することはできます。けれども、そのためには「早期発見・早期治療」が要《かなめ》になります。

「早期発見・早期治療」を可能にするために、まずすべきことは、現在自分がどのステージにいるのかの把握です。「今はまだ糖尿病になっていない」と思う人も、本当に「糖尿病」でないかどうかを確認してください。糖尿病は発見が遅くなればなるほど、合併症が進行し、治療でも打つ手が少なくなってしまいます。

「健康診断」を定期的に受け、もしも「かくれ糖尿病」や「糖尿病予備群」の段階になっていたら、すぐにでも食事療法・運動療法を始めましょう。そうすれば糖尿病の発症を防げる可能性があるからです。

残念なことに、糖尿病と診断されたきっかけが「健康診断」だった人は43・7％と、半数にも達していません。[*47] 一方で、「口渇・多飲・多尿などの高血糖症状による」は16・1%。つまり、6人に1人が、糖尿病であるにもかかわらず、自覚症状が出るまで何もせず、病状が進行してから糖尿病だと診断されているのです。

メタボを重視した「特定健診（メタボ健診）」

かつての健康診断は、生活習慣病やがんなどの早期発見・早期治療を目的に実施されていました。けれども2008年からは、40〜74歳の人を対象に、メタボリックシンドロームの該当者と予備群を減らすことを目的に「特定健診（メタボ健診）」が実施されています。

この**特定健診では、**「腹囲」と「BMI」（92ページ）で**内臓脂肪蓄積のリスクを判定**し、「血糖」「脂質」「血圧」の検査結果に基づいて**生活習慣病のリスクを判定**します。

そしてメタボの該当者と予備群の人には、自分の健康状態を把握し、生活習慣改善の行動目標を自分で設定・実施できるように、**「特定保健指導（動機付け支援・積極的支援）」という、医師や保健師らによる支援**が個々人におこなわれています。「動機付け支援」では、個別面接かグループ学習をして、3カ月後に生活習慣の改善状況を確認します。「積極的支援」では、個別面接かグループ学習をして、個別面談などで3カ月以上複数回のサポートを継続し、その後に生活習慣の改善状況を確認します。この特定保健指導を受けてもらうことで、生活習慣病の発症や重症化を防ぐことを目指します。

つまり「特定健診（メタボ健診）」と「特定保健指導」の制度を、糖尿病を含む生活習慣病の早期発見・早期治療に役立てようとしているわけです。

ところが、「特定健診」の全国的な実施率は、２０１８年度で54・7％でした。これでは半数近くの人が「自分が糖尿病かどうか」すらわからないわけです。会社に勤務する人の実施率

糖尿病の早期発見・治療に役立つ「特定健診」と「特定保健指導」

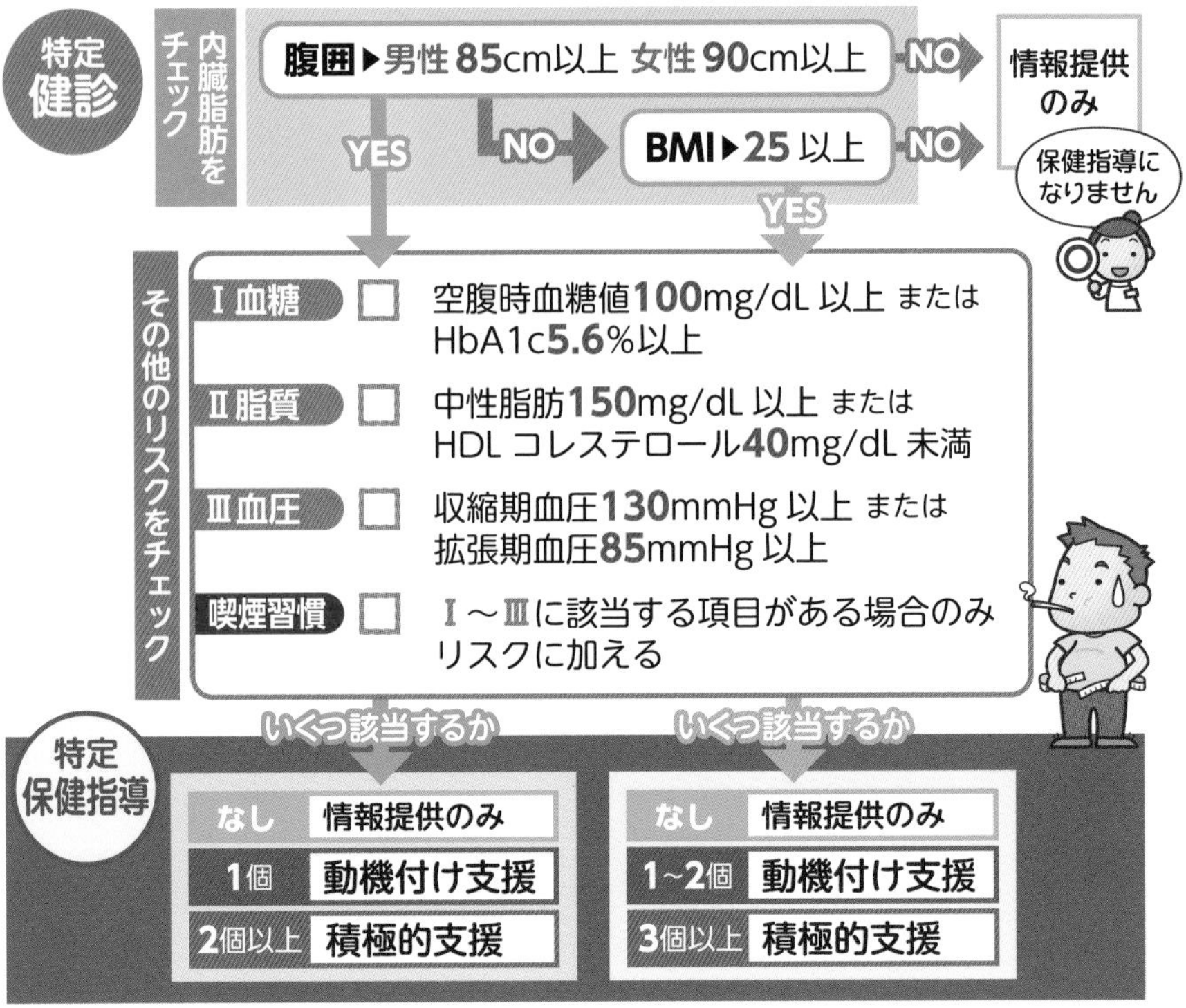

は5～9割ですが、自営業や女性や若い人の実施率は2～4割です。

「特定保健指導」のほうは、２０１８年度で23・2％です。何らかの生活習慣病または予備群と言われたにもかかわらず、病気に向き合おうとする人が極めて少ないわけで、せっかくできた制度も、糖尿病の早期発見・早期治療に役立っているとは言いがたい現状です。

発症予防には「定期的な検診」が極めて重要

糖尿病は一部の例外を除いて、ある日突然発症することはない病気です。けれども乱れた生活習慣を続けていると、日常生活のなかで何の症状も出ないまま、しかし静かにゆっくりと進行していきます。そして、数年後には発症している可能性があるのです。

「特定健診（メタボ健診）」を毎年定期的に受けていれば、糖尿病のリスクが高まっていることがわかります。**発見が早ければ早いほど、内服薬や注射薬を使わない、つまり負担の軽い治療ができる**のです。定期的な特定健診を受けず、ある日「糖尿病」だと診断された人は、いつから糖尿病にかかっていたのかがわかりません。糖尿病になってから診断されるまでの期間に、合併症がかなり進行してしまっていることもあります。

ですから、現在は糖尿病に縁がないと思っている人でも、毎年1回は定期的に特定健診を受けてください。すべての自動車は定期的に車検に出して走行に問題がないか確認することが義務づけられています。車でさえそうなのですから、大切な生きた身体に問題がないか定期的に確認することを怠ってはなりません。

糖尿病を調べる「血液検査」と「尿糖検査」

健康診断・特定健診では「HbA1c」101ページ「空腹時血糖値」100ページ「尿糖」の検査があります。特定健診で血糖値が高いと言われてクリニックに来れば、これに「75gOGTT血糖値100ページ（食後2時間血糖値）」の検査が追加できます。

「尿糖検査」について知ってほしいこと

ここで、みなさんになじみがある「尿糖検査」に触れておきます。**血糖値が高くなると、尿にも糖が含まれる**ようになるため、採尿して糖がないかを確認するのが尿糖検査です。尿糖が陰性（－）なら正常で、陽性（＋）なら再検査が必要になります。尿糖検査で陽性が続くようであれば、糖尿病である可能性は極めて高いです。陽性で、含まれる量が多いほど＋の数が増え、「＋」「2＋（＋＋）」「3＋（＋＋＋）」などと示されます。

尿糖検査は血液採取をせずにすむ、簡便な検査です。けれども尿糖検査だけでは、血糖値が約１８０mg／dLまでの糖尿病は発見できません。空腹時血糖値が１１０mg／dL以上・１２６mg／dL未満、食後2時間血糖値が１４０mg／dL以上・２００mg／dL未満が境界型ですから、↓１０４ページ尿糖検査では、進行している糖尿病は発見できても、**早期の糖尿病は発見できない**というデメリットがあるのです。健康診断で尿糖検査が陰性だとしても、糖尿病ではないと自己判断して安心してはいけません。

なお、尿を見ただけでは糖尿病かどうかは判断できません。患者さんから「尿の色が濃くなってきました」「尿から甘い匂いがしています」「最近尿が泡立っています」などと相談を受けることがありますが、尿の色や匂いは食べた物や体調などによっても変わるため、私たち医師もそれだけで判断材料にすることはできません。

こんなイメージ　尿糖検査で陰性でも安心はできません

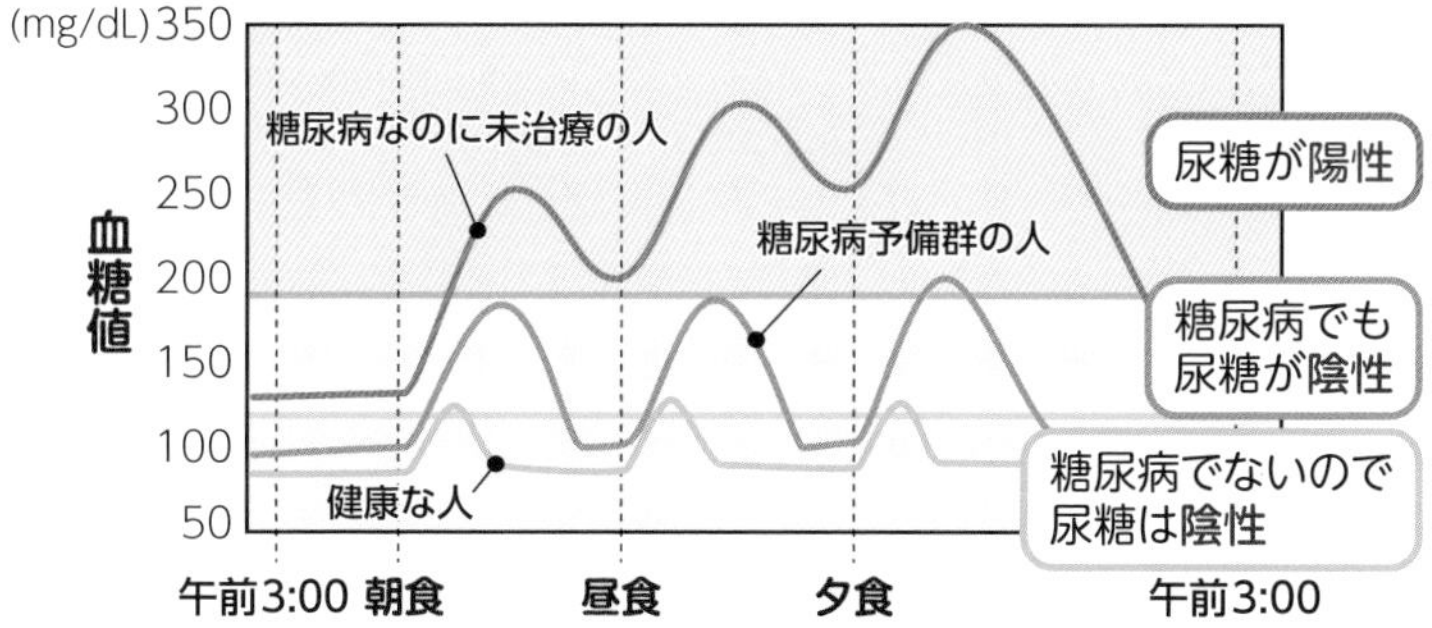

「要治療」と言われたら必ず定期的に診察・検査を

ここでは、すでに治療中の人、または糖尿病だと言われた人が何をすべきかを解説します。

残念なことに、医療機関で糖尿病の治療を受けている人のうち、1年間で約8％が何らかの理由で治療を中断していると推計されています。糖尿病治療の大きな障壁のひとつは、繰り返し述べてきた「無症状」です。明らかな異変が現れない限り、どうしても治療を後回しにしがちなのです。もうひとつの障壁が「食事」です。食べたい物を我慢するのはつらいし、仕事などの事情で食事療法がしにくい人もいます。運動も好きでなければ、なかなか重い腰が上がらないものです。これらが相まって、「なぜ痛くも痒くもない糖尿病のために、こんなに我慢や面倒なことをしなければならないんだ」という、治療に後ろ向きな感情が出てしまうのです。

自分が糖尿病であるという自覚を持ち続け、「今やっている治療は自分の未来のためだ」という認識を持ち続けることが大切です。食事療法や運動療法を怠らず、定期的に病院やクリニックで医師の診察を受け、「血糖値が高くなっていないか」「合併症が進んでいないか」「食事・運動療法は適切にできているか」を確認し、治療への取り組み意欲が低下しないように、自分のモチベーションを維持することが極めて重要なのです。

放置しているうちに失うものは……

血糖値が高く「要治療」と判定された５００人を対象におこなった調査[*48]によると、「要治療と判定されて医療機関を受診した人」は77・２％でした。しかし、その後に糖尿病の治療を始めたかどうかを尋ねると、「治療を始めたが、現在はしていない」「まだ治療を始めていないが、いずれ始めようと思っている」「治療を始めるつもりはない」という人が2割を占めました。この「受診しても治療しない」人と、そもそも医療機関を「受診しない」人を合わせた「放置群」は、全体の39・０％にも達しています。若い30代では、要治療と判定された41・１％もの人が医療機関で受診しておらず、「放置群」は6割近くにのぼりました。

けれども、受診しなければ、または受診を中断してしまえば、血糖値の検査も治療上のアドバイスを受ける機会も逃してしまいます。さらに合併症に早く気づく機会を失います。

病状や事情にもよりますが、医師とも相談のうえ、**一般的には2週間から3カ月ごとに受診する必要**があります。

「細小血管合併症」の検査

糖尿病は「血管病」ですが、残念ながら自分で自分の血管の中をチェックすることはできません。「糖尿病がどのぐらい進んでいるのか」「合併症のリスクは高いのか低いのか」「治療の効果はあるのか」などを知るためには、医療機関で定期的に検査を受ける必要があります。

「糖尿病腎症」の検査

糖尿病と診断されたら、腎機能に問題がないか確認するために、アルブミン尿49ページも検査します。
糖尿病腎症47ページの診断には、尿糖検査と血液検査が必要です。

糖尿病腎症になって腎機能が低下すると、健康な人なら排泄されない「タンパク質」が排泄されるため、尿糖検査ではそれが検出されます（タンパク尿）。

しかし、このタンパク尿は糖尿病腎症がかなり進んだ段階でしか検出されないため、より早い段階で発見するために「尿中微量アルブミン検査」が用いられます。アルブミンはタンパク質のひとつで、分子量が非常に小さいため、軽度の腎機能障害でも検出されます。この尿中微量アルブミン検査によって、糖尿病腎症の早期発見・早期治療が可能になります。

血液検査では、「血清クレアチニン値」を測定します。クレアチニンは筋肉で作られる老廃物のひとつで、そのほとんどが腎臓の糸球体48ページで濾過《ろか》されて排泄されます。血液中の**クレアチニンが増えているということは、糸球体の濾過機能が低下している**ことを示します。この血清クレアチニン値と、年齢・性別から、ｅＧＦＲ（推算糸球体濾過量）を計算します。

ｅＧＦＲは「老廃物を尿へ排泄する腎臓の能力」を示し、健常者は１００mL／分前後ですが、腎機能が低下するほど低くなります。第３期50ページになると尿中微量アルブミンが増加し、同時にｅＧＦＲも低下、第４期には30mL／分未満になります。

糖尿病腎症は第２期の早期段階までに治療をおこなうことが極めて重要なので、尿糖検査・血液検査を定期的に受け、腎機能が低下していないか、必ず確認が必要です。

「糖尿病神経障害」の検査

一般の糖尿病外来で受けられる糖尿病神経障害54ページの検査は、主に３つあります。

第１は、検査用のハンマーで両側のアキレス腱を叩いて、正常な反射があるかどうかをチェックする**「アキレス腱反射」**です。第２は、さまざまな太さのフィラメント（ビニールの糸）を足の裏に当てて、

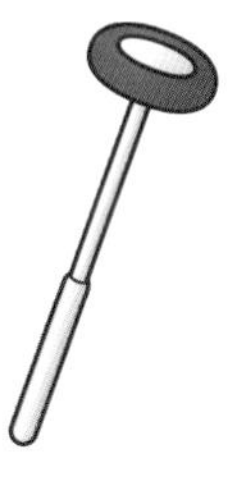

ハンマー

どの太さのフィラメントで感覚があるかを調べる**「モノフィラメント検査」**です。第3は、音叉《おんさ》を叩いて震わせ、足のかかとの内側に当てて、振動を何秒間感じられるかをチェックする**「振動覚検査」**です。

この3つに加えて、痛みやしびれや感覚鈍麻などの自覚症状がないかを確認して、糖尿病神経障害があるかどうかを調べます。

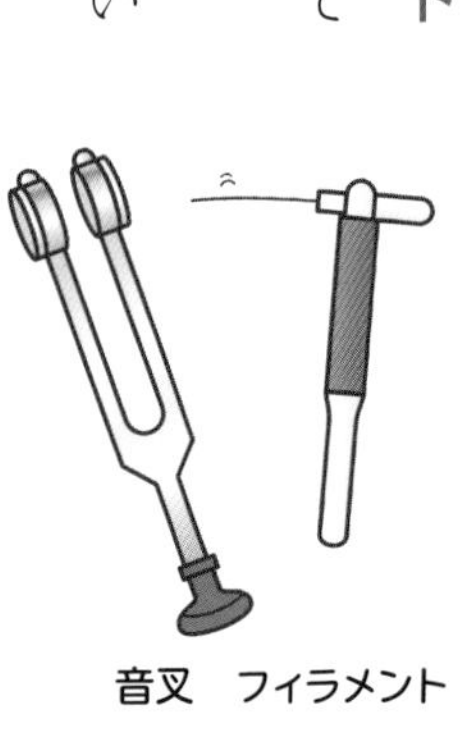
音叉　フィラメント

より正確に診断できる「神経伝達速度」を調べるには専用の検査機器が必要になるので、これらの検査とは別に、総合病院や専門施設での検査が必要になります。

「大血管合併症」の検査

糖尿病があると、生命にも関わる「動脈硬化」も進んでしまいます。どのぐらい進んでいるのか、医療機関で定期的に「動脈硬化の具合」を調べる検査を受ける必要があります。

動脈硬化の程度を確認する「頸動脈エコー検査」

「頸動脈」は、大動脈から頭部へ血液を送る、首の中にある太い血管です。頸動脈には、脳へ血液を送る「内頸動脈」と、顔へ血液を送る「外頸動脈」があります。その分かれ道となる部分を「頸動脈分岐部」と呼びますが、ここは「動脈硬化になりやすい部位」です。

「頸動脈エコー検査」では、超音波を使って血管を透視します。検査の時には横になってもらい、エコーゼリーを首に塗り、プローブと呼ばれる医療機器を首に当てながら動かしていきます。プローブを通してモニターに頸動脈が映し出されるので、医師は映像を確認しながら、血管壁が厚くなっていないか、血管にこびりついたプラーク（不要な隆起物）や血栓がないかなど、動脈硬化の程度を確認します。また、こびりついたプラーク部分の面積と、血液の流れる部分の面積の比率を計算して、血管の狭窄率を出すことができます。

頸動脈エコー検査では、**動脈硬化が原因となる**

頸動脈エコーでプラークがわかる

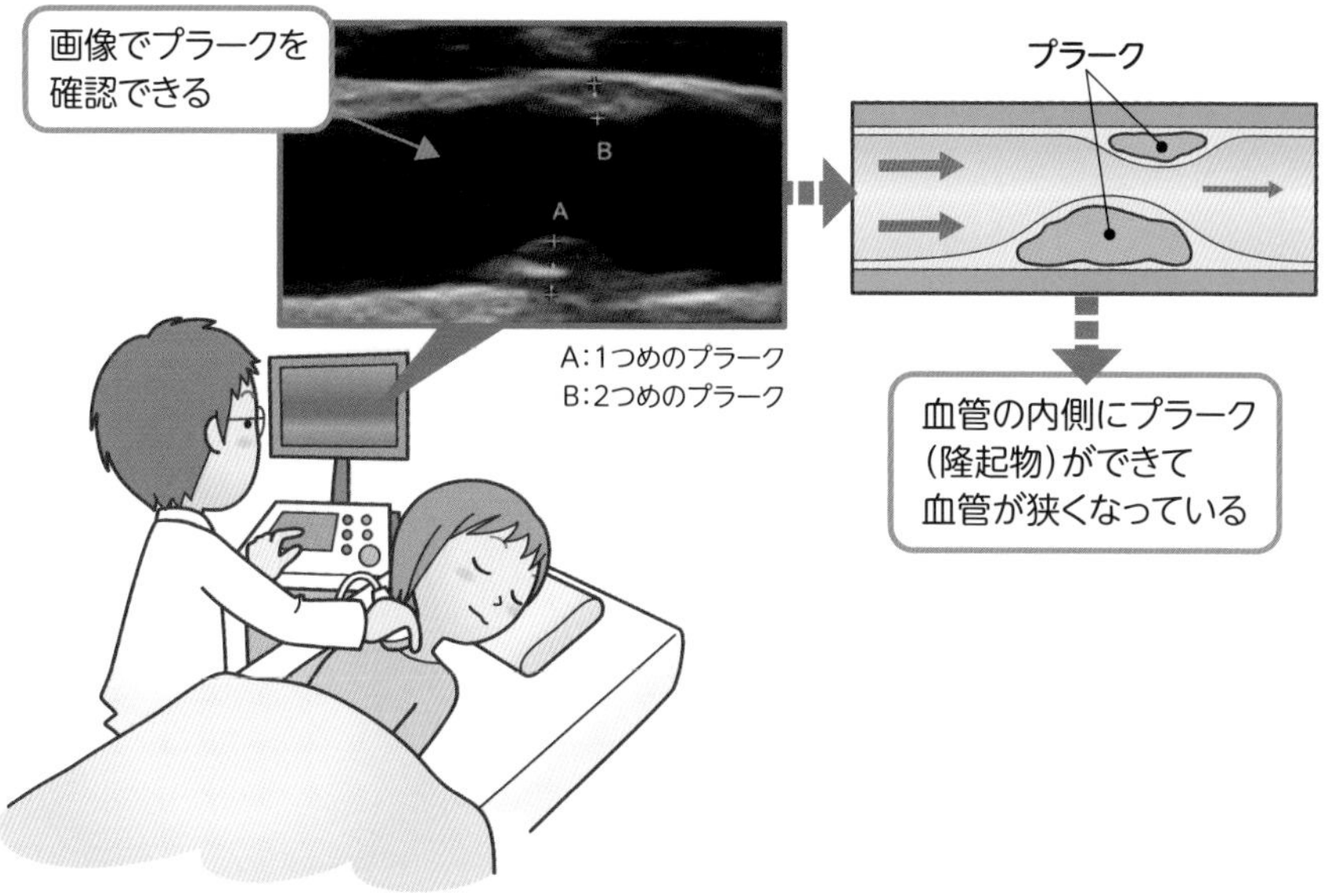

合併症（心筋梗塞や脳梗塞など）の発症リスクを推測できます。検査のために薬を飲むことも、検査前に飲食を制限されることもなく、放射線も使わないという、とても安全な検査です。検査内容にもよりますが、およそ10分程度で終わり、痛みもありません。

受ける頻度に明確な基準はありませんが、家族が心筋梗塞や脳梗塞など動脈硬化性の病気を起こしたことがある人、**糖尿病だけでなく、喫煙、高血圧、脂質異常症などの危険因子を持っている人、50代以上の人は、年に1回ぐらい**検査を受けることをお勧めします。

「末梢動脈疾患（PAD）」の検査

末梢動脈において動脈硬化が進んでいる「末梢動脈疾患（PAD）」（64ページ）の検査には「触診」「足関節上腕血圧比（ABI）測定」「エコー検査」などがあります。

触診では足を触って左右で温かさが違ったり冷たく感じたりすると、PADを疑います。

足関節上腕血圧比（ABI）測定は動脈の「詰まり具合」を示します。横になった状態で足首の血圧を測定すると、健康な人では、腕の血圧と同じぐらいか、少し高い値になります。けれども足の動脈が詰まっていると、腕に比べて足首の血圧は低くなっています。そこで、「上腕の収縮期血圧」と「足首の血圧」を測定し、その比から足の動脈の詰まりを診断します。

ＡＢＩの値が低いほど、血管が詰まっていることになります。０・９未満なら、ＰＡＤだと診断されます。

エコー検査では、頸動脈と同じエコーを下肢に当てて、血管が狭窄していないかも診ます。

これらの検査を経て、総合的に診断されます。

自分の血管が何歳なのかを知る検査

動脈硬化の進行を確認するには、「頸動脈エコー」と「足関節上腕血圧比（ＡＢＩ）」のほかに、「心臓足首血管指数（ＣＡＶＩ）」「脈波《みゃくは》伝播速度（ＰＷＶ）」の検査があります。

心臓足首血管指数（ＣＡＶＩ）は動脈の「かたさ」を示します。動脈は血液を全身に送る役割を担っており、血圧が変化した時のふくらみ具合を調べることで動脈の「かたさ」がわかるのです。動脈硬化が進むほど「ＣＡＶＩ」の値は高く

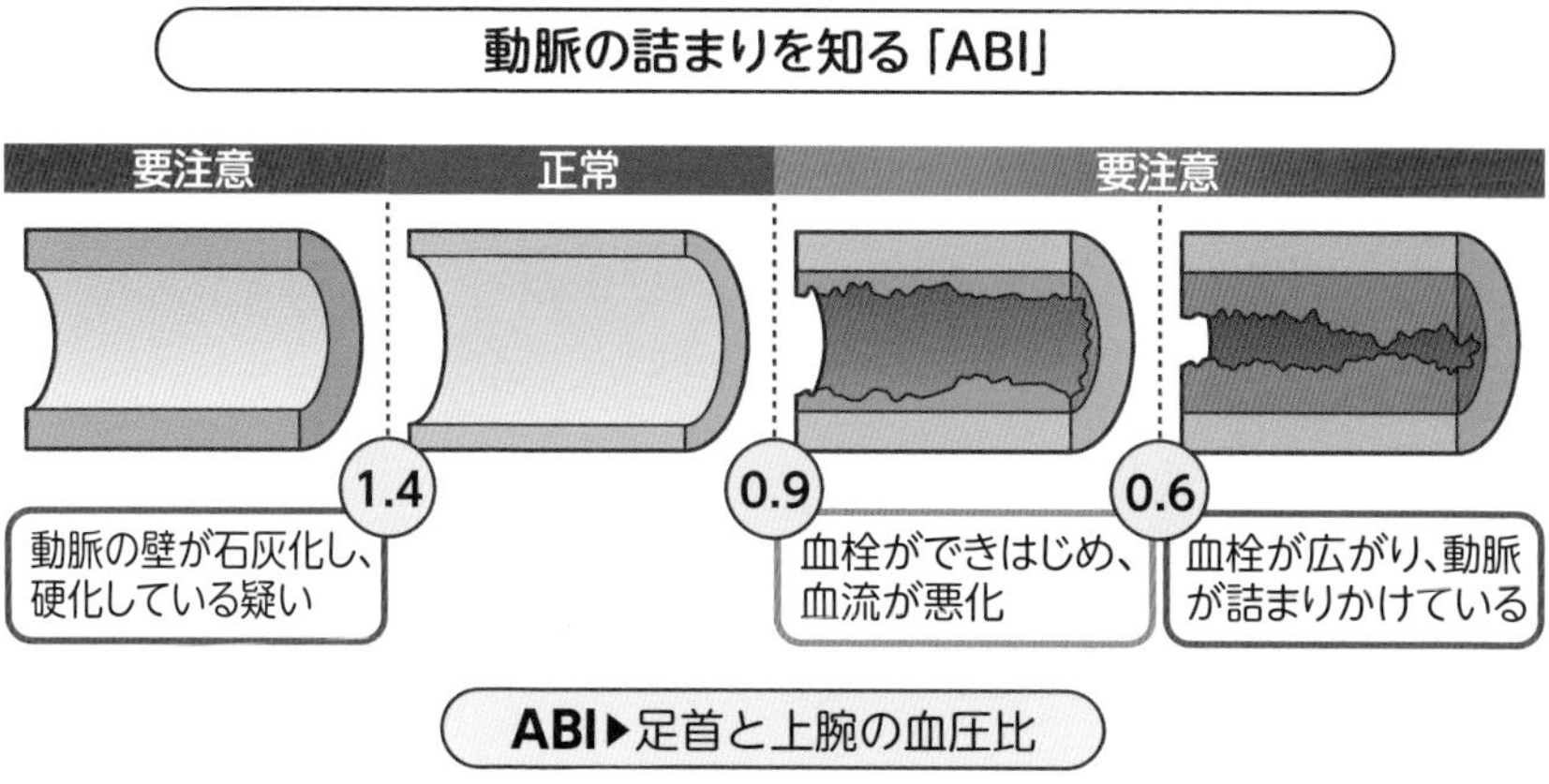

なり、9・0を超えると約半数が脳や心臓の動脈に動脈硬化症が発症しているというデータがあります。

脈波伝播速度（PWV）も、動脈の「かたさ」を示します。心臓から出て動脈を伝わっていく脈波の速さを測定する検査です。動脈硬化が進行して血管が硬いほど、血管壁が厚いほど、血管内腔が狭いほど、脈波は速くなります。PWVの数値は加齢によっても高まりますが、動脈硬化によっても高まるのです。

ABIも、CAVIも、PWVも、あお向けに寝た姿勢で両腕・両足首の血圧と脈波を測定するだけなので、5分程度の時間ですみ、痛みなどの負担がない簡単な検査です。結果もすぐに出るので、その場で診断結果を聞くことができます。

これらの検査によって、動脈硬化の危険因子を持たない人の平均値と比較して、いわゆる「血管年齢」を算出

動脈のかたさがわかる「PWV」

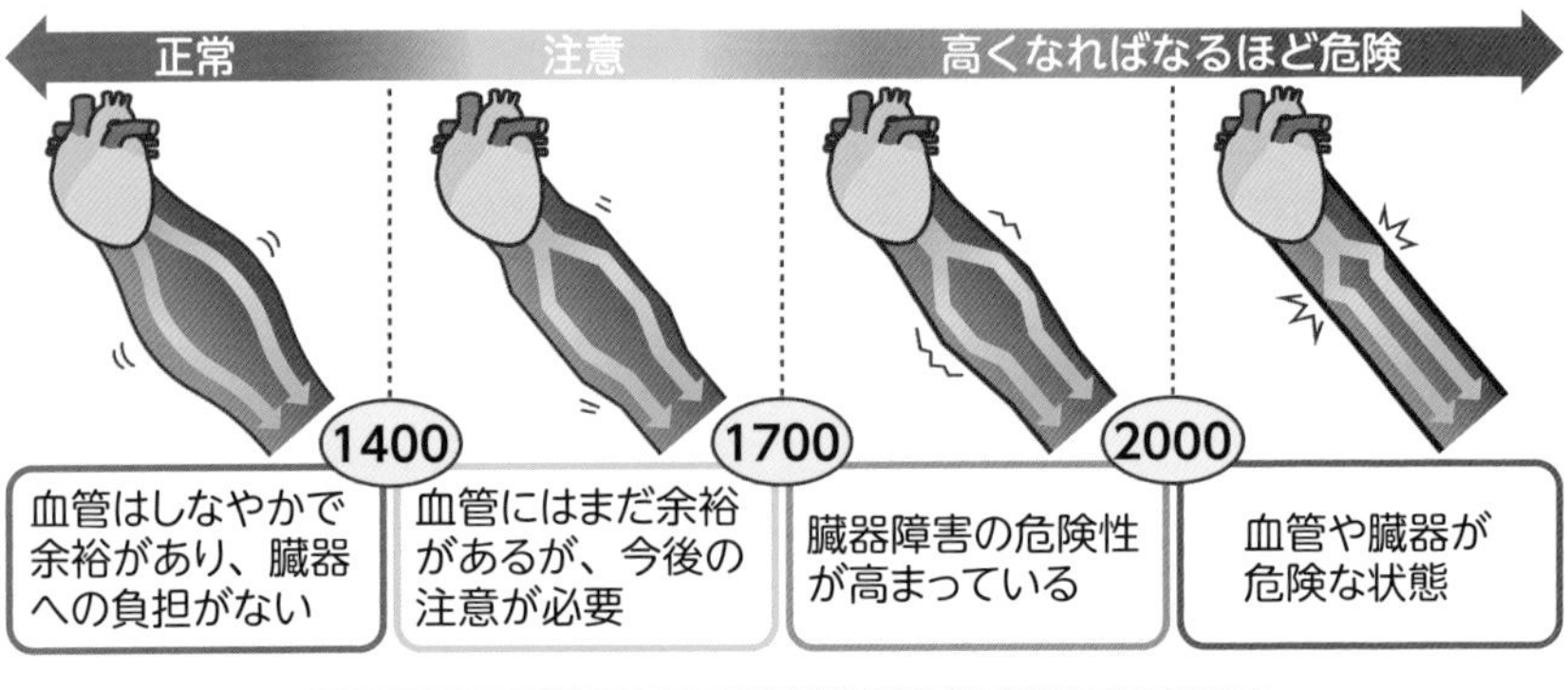

正常
注意
高くなればなるほど危険
1400
1700
2000
血管はしなやかで余裕があり、臓器への負担がない
血管にはまだ余裕があるが、今後の注意が必要
臓器障害の危険性が高まっている
血管や臓器が危険な状態

PWV▶心臓から動脈を伝わる脈波の速度

できます。糖尿病患者は血糖値やＨｂＡ１ｃなどを知ることももちろん非常に大切ですが、合併症を予防するためには、これらの検査を通じて血管の状態を知ることも非常に大切です。

「がん検診」も受ける

糖尿病になった人に、もうひとつ受けてほしいのが「がん検診」です。第1章でも述べたように、がんと糖尿病との関係72ページは深く、糖尿病であれば、がんのリスクが高いのです。

「医療機関で糖尿病の診察を受けているから、がん検診は受けなくても大丈夫」と考えるのは間違いです。がんは身体のさまざまな部位で発生し、腫瘍マーカーなどの血液検査だけでは確定診断ができないため、日常診療ですべてのがんを見つけるのは容易ではないからです。たとえば、膵臓がんかどうかを選別するには「腹部超音波検査」が、大腸がんかどうかを選別するには「便潜血反応」など、日常診療ではおこなわれない特別な検査が必要となります。私たち医師が日常診療でがんを疑うような兆候がある時には、がんはすでに進行してしまっている可能性が高いのです。

がん検診を定期的に受けていれば、がんを早く発見することができ、治療も可能になることが多いので、**がんのリスクが高い糖尿病患者にはぜひとも受けてほしい**のです。

がん検診の目安[*49]は、次のとおりです。

胃がん検診　問診、胃部X線検査、または胃内視鏡検査：40歳以上は年1回
子宮頸がん検診　問診、視診、子宮頸部の細胞診、内診：20歳以上は2年に1回
肺がん検診　問診、胸部X線検査、喀痰《かくたん》細胞診：40歳以上は年1回
乳がん検診　問診、乳房X線検査（マンモグラフィ）：40歳以上は2年に1回
大腸がん検診　問診、便潜血検査：40歳以上は年1回

がん検診は自覚症状がない時点でおこなわれるので、がんが進行していない状態で発見できます。がんが「不治の病」と言われたのは昔のこと。現在では**多くのがんが早期発見・早期治療で治ります。**逆にがんを見逃してしまうと死期を早めるので、がんのリスクの高い糖尿病患者には検診のメリットが非常に大きいのです。

感染症の予防も心がける

糖尿病（予備群を含む）の人にしてほしいことは、検診だけではありません。

新型コロナウイルスに感染した場合、糖尿病があると重症化しやすいことは前にも述べました。感染症を予防するには、普段から健康的な生活を送ることによって「細菌類に対する抵抗力をつけておく」ことです。そのためにも「食事」「運動」は大切です。身体をよく動かすことによって血流が良くなると、免疫機能が高まり、抵抗力が強くなります。それに加えて、タンパク質やビタミンA・B_6・C・Eといったビタミン類などは免疫細胞の働きを活発にする栄養素なので、積極的に摂りましょう。

感染防止策としては、通常の手洗い・うがいの励行以外に、ワクチン接種も重要です。糖尿病患者は**毎年の「インフルエンザワクチン」を接種すべきで、特に高齢の糖尿病患者は「肺炎球菌ワクチン」も接種すべき**でしょう。「インフルエンザワクチンを摂取した高齢の糖尿病患者は、入院の頻度が低下した」「長期療養型の病院に入院した糖尿病患者が、肺炎球菌ワクチンを接種したところ死亡率が減少した」などの報告もあります。

何よりも重要なのは、日々の血糖コントロールをしっかりとおこなうことです。感染症のかかりやすさも、血糖値の高さと、血糖値が高かった期間の長さに影響されると言われています。血糖コントロールを長く続けることは、感染症予防にも効果的なのです。

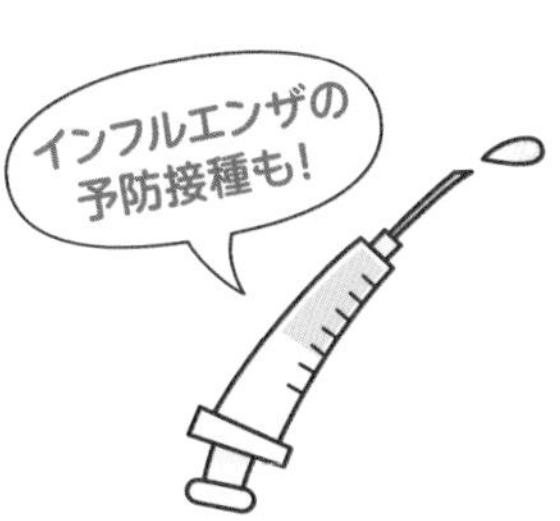

自分の血糖値やHbA1cを常に意識しておくこと

糖尿病の人が「今の血糖値はどのぐらいか」「血糖コントロールはうまくできているのか」「目標のＨｂＡ１ｃに近づけているのか」を把握することは、非常に重要です。医療機関を受診した時には血液検査をするので、自分の現在の「血糖値」「ＨｂＡ１ｃ」、また、それぞれの推移を、必ず意識しておきましょう。

受診しなくても血糖値がわかる「血糖自己測定」

自分で血糖の濃度を調べる方法として、「尿糖検査」と「血糖測定」があります。

尿糖検査 をするには、薬局で簡易検査キットを購入します。キットを使えば、血糖が一定量を超えた時に尿に排出される「尿糖」の有無を調べることができます。痛みがなく、簡便にできるという利点がある一方で、血糖値がはっきり数値化されるわけではなく、尿糖が検出され始めるには個人差があるという難点があります。

血糖測定は、測定時の血糖が血糖値として数値化されるため、自分の血糖の状態をはっきり把握できるという点で非常に優れています。

医療機関を受診した時だけでなく、自分で測定できれば、日々時々刻々変動する血糖値を確認することができます。「血糖自己測定」をすることで、「自分は何をどのぐらい食べると、血糖値がどれだけ上がるのか」「どんな運動を、いつすれば、血糖値が下がるのか」なども把握できます。食事療法や運動療法も、より効率的にできるでしょう。

医師もまた、その結果を伝えてもらえれば、「患者の血糖値がいつ高くなるのか」「食後血糖値が上がっていないか」「薬が効き過ぎて血糖値が低くなり過ぎていないか」などが確認でき、より安全で、より効果的で、より細やかな薬物治療をおこなうことができます。

糖尿病の発見や管理に極めて有効で、合併症の予防にもつながる血糖自己測定ですが、残念ながら今の日本では、自己注射（インスリン、ＧＬＰ-１受容体作動薬）をしている人と一部の妊娠糖尿病の人以外には保険が適用されません。自費で購入するしかなく、一回１００円程度かかります。

自分の血糖値を正確に知ることは、実は難しい

２型糖尿病という診断を受けた時に気になるのは、「自分の血糖値をいくつにすればいいのか？」ということでしょう。

私も患者さんから、「血糖値はいくつならいいのですか？」「食事の後の血糖値はどのぐらいならいいのですか？」という質問を受けることがあります。その場合、私は「空腹時血糖値」と「食後血糖値」で目標とするべき数値を説明します。

けれども血糖値は、食事や身体活動などによって大きく変化するものです。食後血糖値も、食事の量や内容で変わります。たとえば「夜寝る前の空腹時血糖値」などと決めておき、毎日同じタイミングで測定したとしても、食事をした時間や身体の動かし具合などによって大きく変わります。つまり、血糖値は一日の中でも常に変動するばかりか、日によっても変化するために、目標値を設定しても、実は指標としては用いられにくいという側面があるのです。

しかも、糖尿病の進行度合い、インスリン分泌能、肥満の度合いによるインスリン抵抗性など、個々人の背景もバラバラなので、他の人との比較においてもなかなか難しい検査値なのです。

それでも、糖尿病と診断されたら、自分の血糖値を継続的に測定しておくことが非常に重要です。そして、血糖値は自分で測ることができるのです。

従来の血糖自己測定である「SMBG（Self-Monitoring Blood Glucose）」では、自分で指先に鋭い針を刺して血液を採取し、専用のセンサーに血液を付着させて血糖値を測ります。

ただ、このSMBGでは、針を刺す際に痛みをともない、測定のたびに血を出すため、どうしてもそれなりの負担がかかります。また、「血液を採った時点の血糖値」を測定するだけなので、寝ている間など、測定していない時間帯の血糖値を把握することはできませんでした。

従来の自己血糖測定器

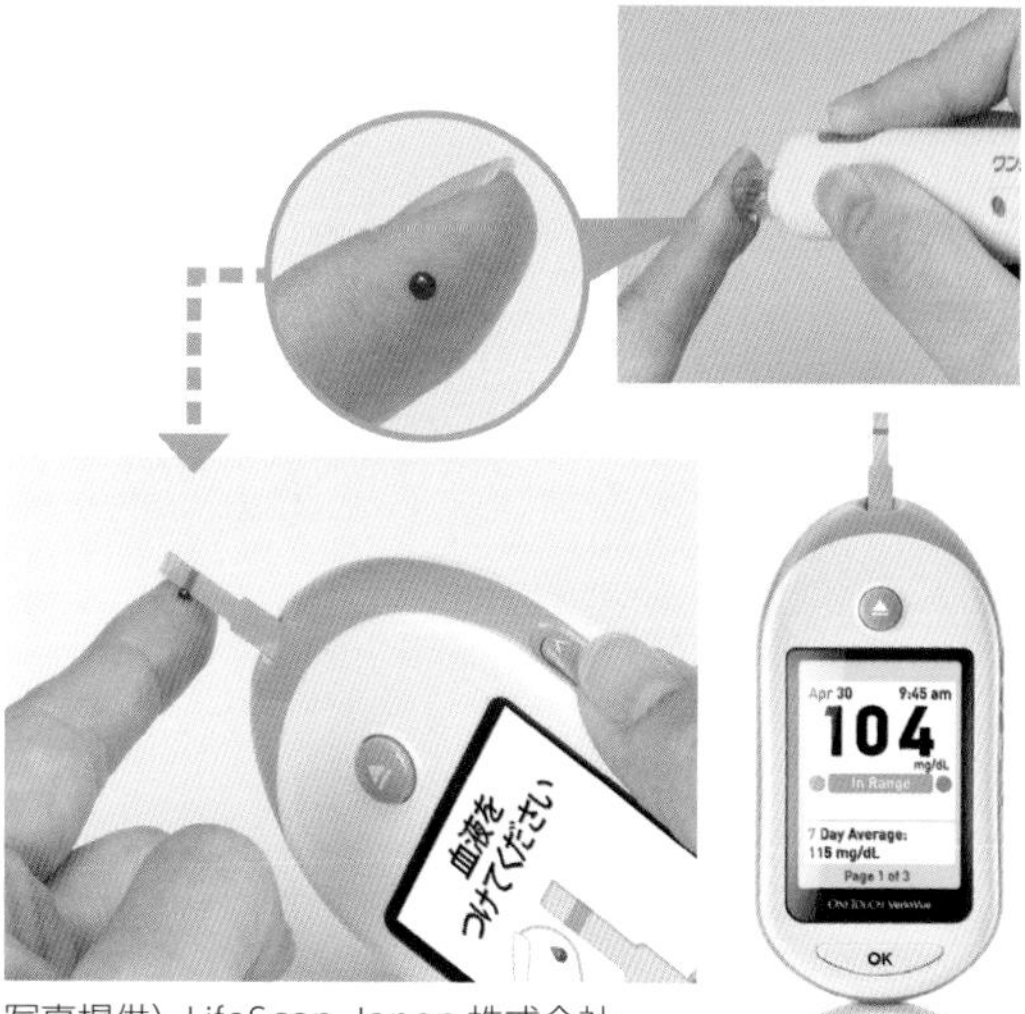

写真提供）LifeScan Japan 株式会社

簡便なのに理想的な血糖自己測定ができる「FreeStyleリブレ」

これらの問題点を解決したのが、「FGM（Flash Glucose Monitoring）」です。

特に2017年に発売された「FreeStyleリブレ」（商品名）には、従来の血糖自己測定器にはない画期的な特徴が２つあります。

ひとつは、採血の負担が極めて少ないことです。腕にセンサーを装着しますが、ほとんど痛みはありません。しかも、一度装着したら**2週間つけっ放し**にしておけばいいのです。

血糖値を測定する時は、機器のリーダー部をセンサーにかざすだけ。従来の測定器に比べて、手間や時間や痛みが大幅に軽減されています。

もうひとつの特徴は、装着している間は**常に血糖測定がおこなわれていて、データを蓄積**できることです。従来の測定器のように血液を採取した時点の定点的な血糖値だけではなく、一日の血糖値の流れを知ることができます。

特にインスリンを自己注射している人は、「夜間に低血糖（224ページ）が起こっていないか」「インスリンの量は適切か」などを確認でき、思わぬ時間帯の高血糖が発見できたり、食事や運動の影響を確認できたりするので、非常に有用です。

インスリンやＧＬＰ－１受容体作動薬などの自己注射をしている人には保険が適用されるので、低血糖を予防するためにも、インスリン量を調節するためにも、この測定器を使うことをお勧めします（残念ながら現在はすべての患者が保険適用で使うことは難しい状況です）。

FreeStyle リブレ

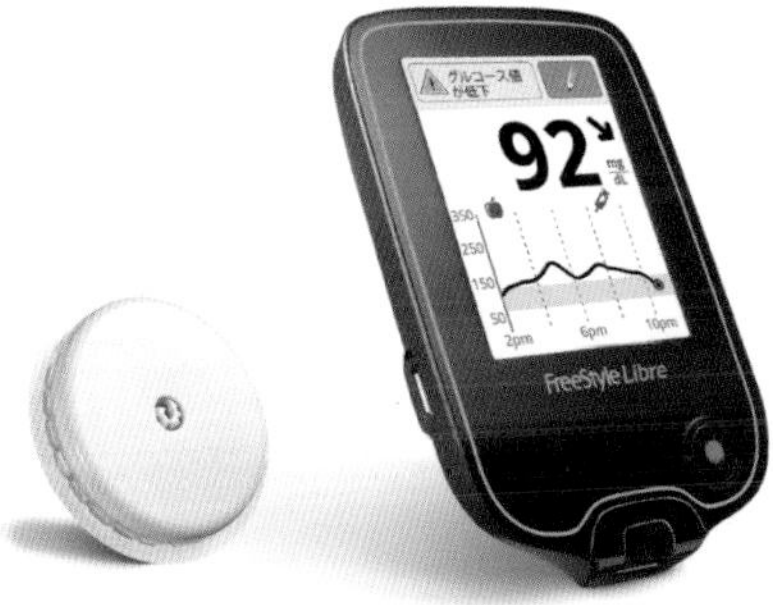

現在の血糖値、血糖値の推移のほか、「グルコース値が低下」などのメッセージも表示される

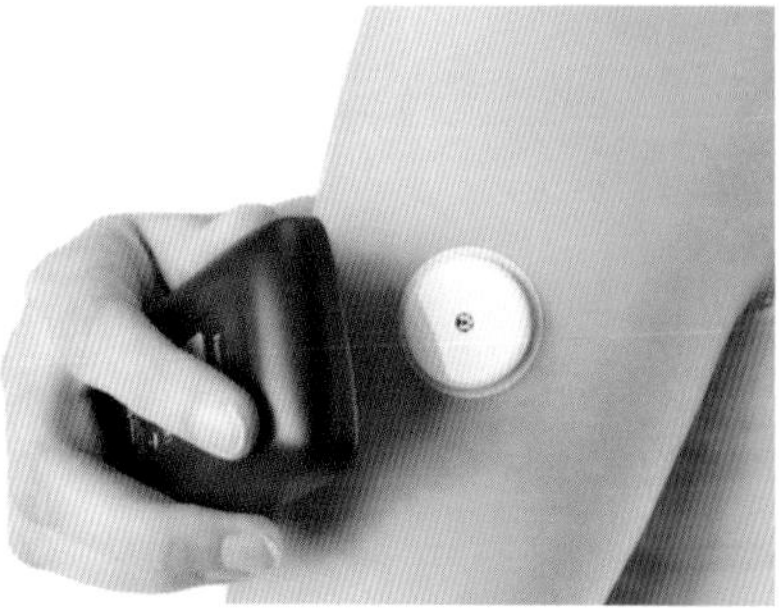

腕に取り付けたセンサーに機器をかざすだけ

写真提供）アボット ジャパン株式会社

FreeStyleリブレで測定した「血糖持続測定値」の例

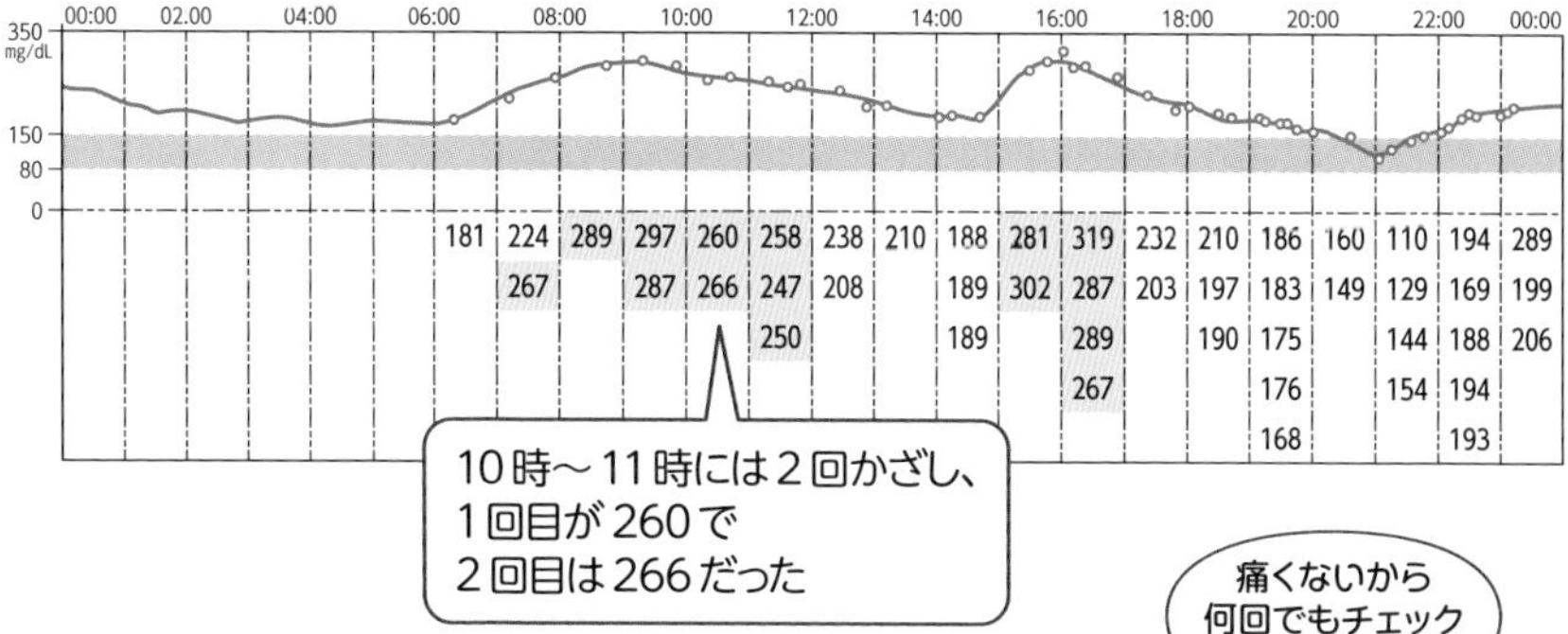

181	224	289	297	260	258	238	210	188	281	319	232	210	186	160	110	194	289
	267		287	266	247	208		189	302	287	203	197	183	149	129	169	199
					250			189		289		190	175		144	188	206
										267			176		154	194	
													168			193	

10時〜11時には2回かざし、
1回目が260で
2回目は266だった

痛くないから
何回でもチェック
できるね

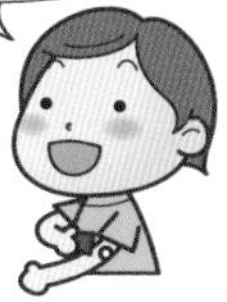

6:00　起床、**朝食**（おにぎり1個）
14:30　**昼食**（おにぎり1個、卵焼き、ウインナー、鶏むね肉）
21:00　**夕食**（ご飯、八宝菜、もやしの炒め物、お吸物）

個々人に合わせて設定される「HbA1c」の目標値

正確な血糖値を知ることはとても難しいと述べましたが、それでは糖尿病患者は何を目標に治療を進めていけばいいのでしょうか。

最も用いられやすい指標は「ＨｂＡ１ｃ」（→１０１ページ）です。過去１～２カ月の血糖の平均値を反映する検査値なので、食事や運動などによる短時間の変動に影響されにくいという利点があります。そのため診療の現場では、「糖尿病」と診断された個々人の目標値の設定や、病状の把握や管理に、ＨｂＡ１ｃが多く用いられているのです。

なぜ、人によってHbA1cの目標値が違うのか

２０１２年における糖尿病患者の平均年齢は64・１歳でした。[*50] 社会の高齢化とともに、２型糖尿病患者の高齢化も進み、日本では60歳以上の３人に１人以上が糖尿病か、その予備群です。そ

の一方で、２型糖尿病患者は、低年齢化も進行しています。おそらく、生活習慣の乱れやストレスなどが原因でしょう。このように、罹病期間が長く合併症や認知症も患っているような高齢者がいる一方で、罹病期間が短く合併症もない若者もいるわけですから、治療は画一化されたものであってはいけません。

年齢はもちろん、治療に対するモチベーション、低血糖（→224ページ）などの副作用のリスク、罹病期間や生命予後、他の合併疾患、さらには家族の状況、経済的背景などを総合的に判断したうえで、私たち**医師は個々に治療目標を立てる**必要があるのです。

一人ひとりの目標とするＨｂＡ１ｃの治療目標値についても、「①年齢、②罹病期間、③臓器障害、④低血糖の危険性、⑤サポート体制などを考慮して個別に設定する」とされています（日本糖尿病学会）。患者さんから十分なヒアリングをして、患者さんと主治医の同意のもとで、個々人の背景に合わせた目標値を掲げるという、患者さんに寄り添った目標設定がおこなわれているのです。

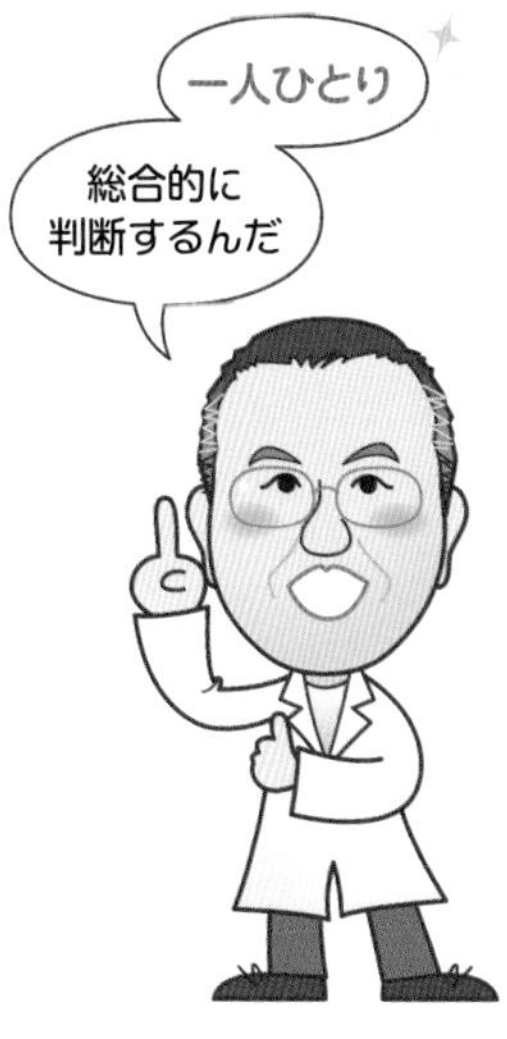

基本的なHbA1cの設定目標

患者の年齢や罹病歴や合併症の有無などによって、私たち医師は、個々人に合わせた血糖値やＨｂＡ１ｃの目標値を設定します。具体的にいくつの目標値を設定するのか、目的別・患者別に「３つの値」を解説します。

多くの人に設定される**基本の目標値は、「HbA1c　7・0%未満」**です。これは、糖尿病治療の目的である「合併症予防」のための値です。「７・０％未満」は、みんなが最初に目標とすべき、絶対的な目標数値であることを知ってください。

なお、ＨｂＡ１ｃ７・０％に対応する血糖値としては、「空腹時血糖値１３０mg／dL未満」「食後２時間血糖値１８０mg／dL未満」です。

もうひとつが、**血糖正常化を目指す目標である「HbA1c　6・0%未満」**です。

ＨｂＡ１ｃの値がまだ６％という糖尿病予備群の段階から、大血管合併症はすでに一定の割合で発症しており、６・５％を超えたあたりから発症率が上昇しています。67ページ

ですから特に罹病期間が短く、心血管系に異常がない若年層には、健康で長生きしてもらうた

め、より厳しく血糖コントロールをして、できる限り合併症を起こさせない6・0%という目標値を設定するのです。合併症の予防だけではなく、まさに糖尿病から脱却してもらうためです。

若い時に発症すれば、必然的に罹病期間が長くなり、それだけ合併症の発症リスクも増します（推定発症年齢が40歳未満の人は、余命が短いという報告もあります）。若くして糖尿病になった人は、この「6・0%」という、「血糖の正常化」を目指す数値を目標としていきましょう。

最後に、**治療強化が困難な時の目標である「HbA1c　8・0%未満」**があります。これは、かなりの高齢で、低血糖を起こすと非常に危険な場合や、認知機能の低下などで治療を強化することが困難だと判断した場合に用いる目標値です。本来であれば7・0%と言いたいところを、高齢者にはより安全に治療をおこなうことも大切なので、この数値を設定することもあります。

HbA1cのコントロール目標値

目標	HbA1c(%)
血糖正常化を目指す際の目標	**6.0** 未満
合併症予防のための目標	**7.0** 未満
治療強化が困難な人の目標	**8.0** 未満

＊成人に対しての目標値。妊娠は除く。

（日本糖尿病学会「糖尿病治療ガイド 2020-2021」2021年）

医師から自分の目標値を聞いた後は、定期的に医療機関を受診して、自身のＨｂＡ１ｃを常に把握しておきましょう。

【ＨｂＡ１ｃの値を把握するコツ】

自分のＨｂＡ１ｃの値に「30」を足して、体温の数値で考えるとわかりやすくなります。たとえばＨｂＡ１ｃが９・５％なら、９・５＋30＝39・５になります。体温が39・５℃なら明らかな高熱で、病院へ行かなければいけませんよね。それと同じです。合併症予防のための目標値７・０に30を足すと「37」です。体温でいう37℃未満を目指すと覚えておきましょう。

細小血管合併症を防ぐためにも ＨｂＡ１ｃ７・０％を目指す

糖尿病で、とても有名な「熊本スタディ」の臨床研究[*51]があります。左のグラフを見てください。

２型糖尿病を従来療法群（一日に１、２回のインスリン注射で治療）と強化療法群（一日に３回以上のインスリン注射で、しっかり治療）に分け、細小血管合併症の発症や進展について10年間追跡したのです。

「空腹時血糖値」は、開始時には両群とも１６０mg／dL程度でしたが、従来療法群では同じぐらいの値が10年間持続した一方で、強化療法群では１３０mg／dL程度にまで下がりました。「ＨｂＡ１ｃ」も、試験開始時には両群とも約９％で、従来療法群では同様の値が10年間持続し、強化療法群では３カ月後に約７％となってそれが維持されました。

こんなに差が出た!

「従来型治療」と「強化型治療」

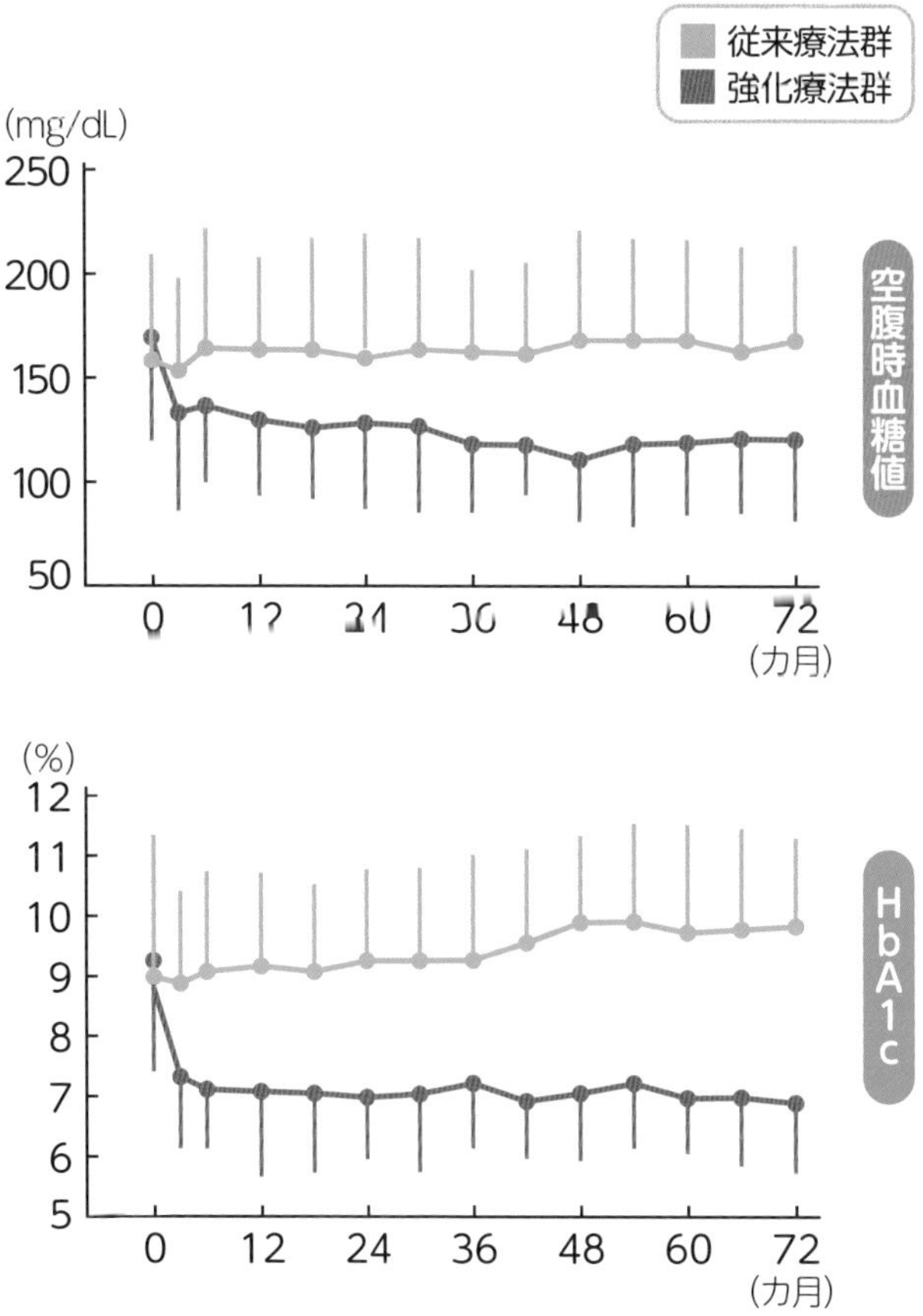

上下に伸びた棒は標準偏差

この2つの群では、「細小血管合併症の発症率」42ページについてもはっきりと差が出ました（下のグラフ）。「神経障害」54ページでも、神経伝導速度と精巧な検査機器を用いた振動覚検査で判定した結果、強化療法は従来療法に比べて進行を抑制することがわかりました。

この熊本スタディでわかった「ＨｂＡ１ｃと網膜症・腎症の悪化率」が、左ページのグラフです。

このグラフから読み取れることは２点あります。ひとつはＨｂＡ１ｃが高ければ高いほど、網膜症や腎症は悪化しているということです。もうひとつは、網膜症や腎症はＨｂＡ１ｃが７・０％を境に急速に悪化しているということです。逆に言うと、**ＨｂＡ１ｃを７・０未満**

HbA1cを下げれば 細小血管合併症を防げる

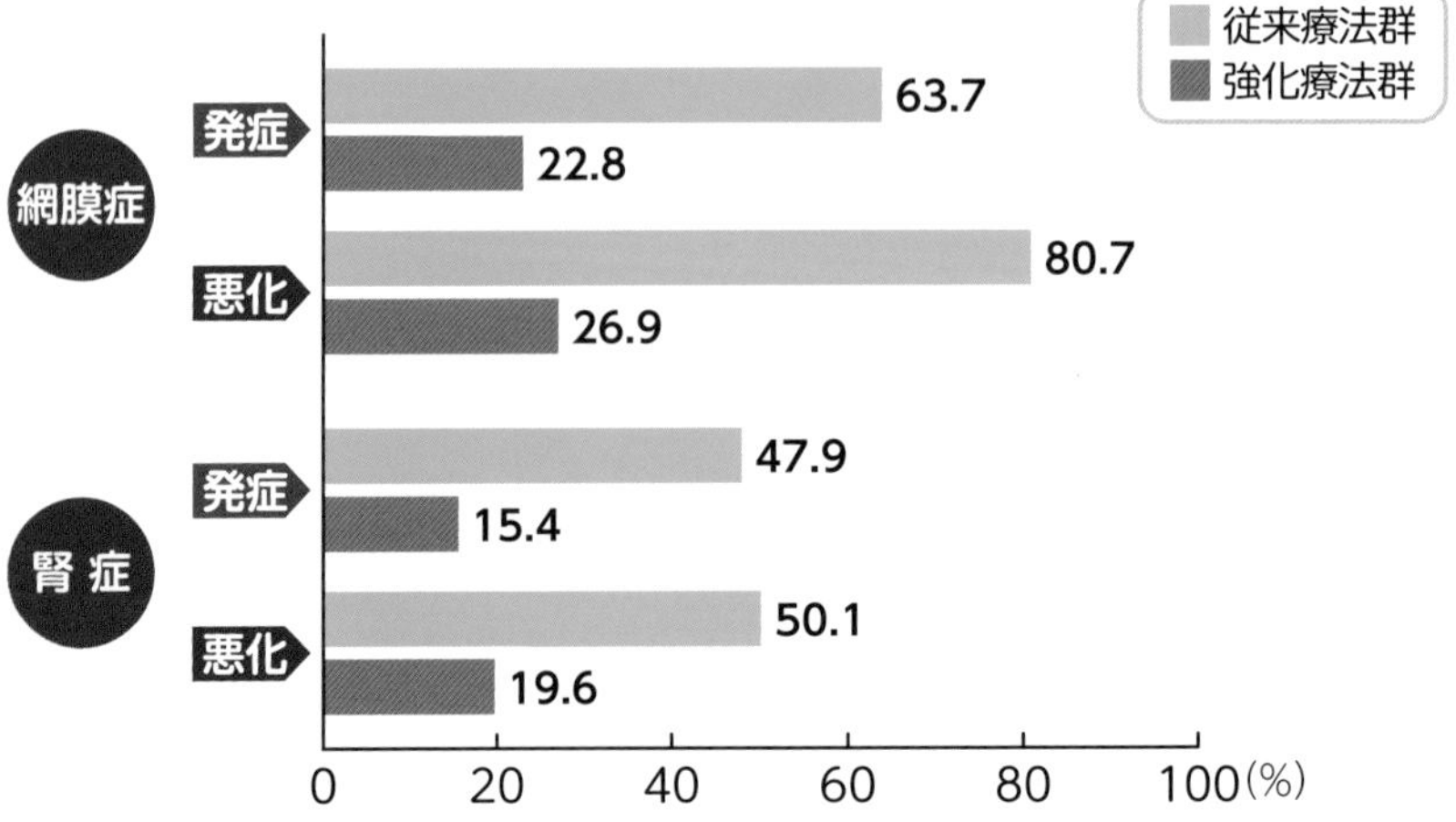

にコントロールすることができれば、網膜症や腎症の悪化は防げるということです。

HbA1cと細小血管合併症の関係

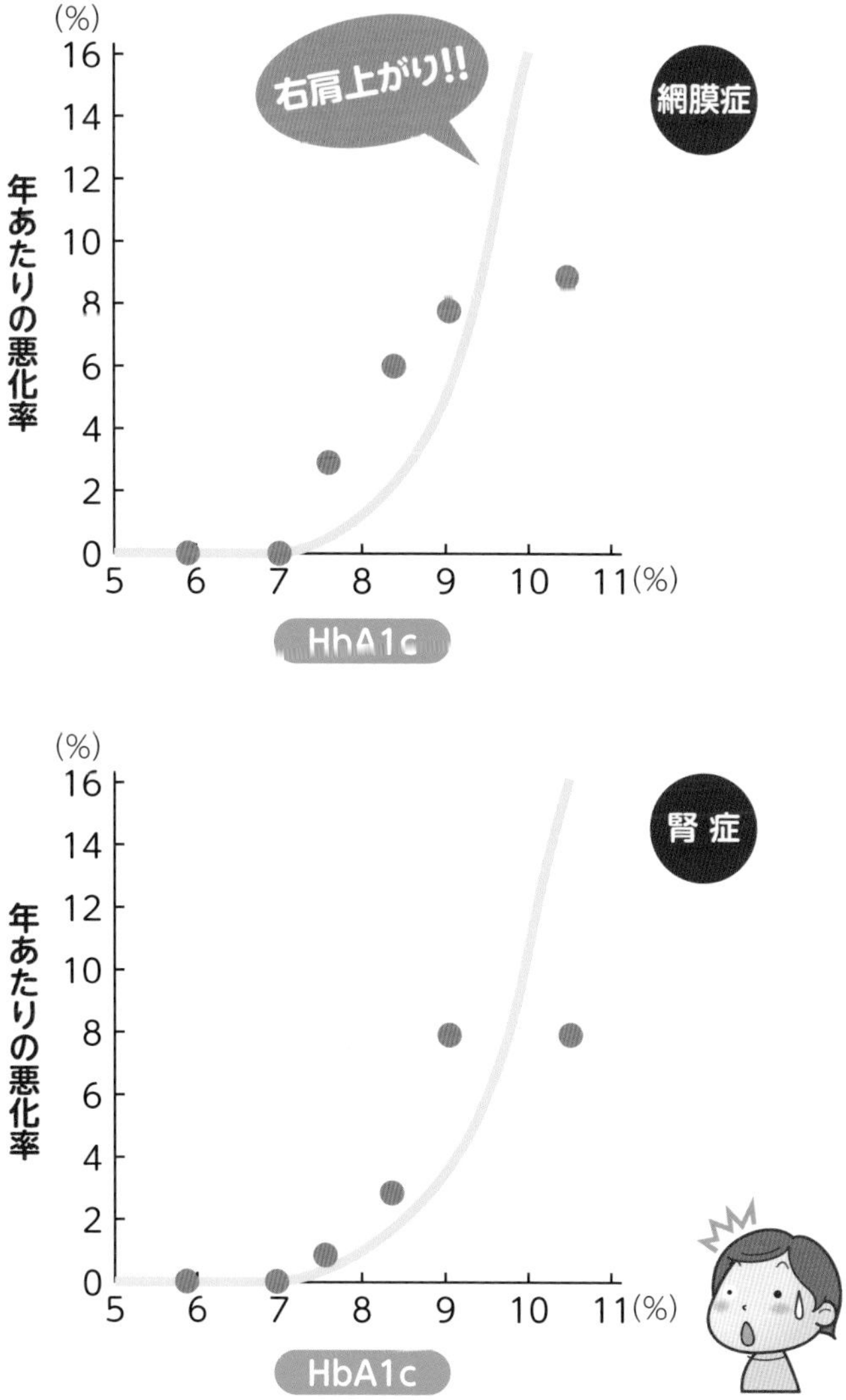

進歩し続けてきた糖尿病の「治療薬」

１９９０年から２０２０年にかけて、糖尿病の治療現場にいる医師も驚くような革新的な薬剤が登場しました。30年前の治療薬は、インスリン注射と飲み薬のＳＵ薬（スルホニル尿素薬）の２種類だけでしたが、そこに飲み薬ではα‐ＧＩ（αグルコシダーゼ阻害薬）、ビグアナイド薬、チアゾリジン薬、速効型インスリン分泌促進薬（グリニド薬）、ＤＰＰ‐４阻害薬、ＳＧＬＴ２阻害薬が加わり、７種類となりました。注射薬もＧＬＰ‐１受容体作動薬が登場し、２種類になりました。おかげで薬物治療は、ずっと安全で効果的にできるようになりました。

薬物治療の大きな妨げになる「低血糖」

糖尿病の薬物治療といえば、とにかく血糖値を下げることだと思うかもしれません。けれども、**血糖が下がり過ぎると「低血糖」になる**ため、そういうわけにはいかないのです。

一般的に、血糖値が70㎎／dL以下になると、身体は血糖を増やそうとします。この時、発汗、頻脈、ふるえ、失神、動悸、空腹感などの「交感神経症状」が現れます。50㎎／dL未満になると脳などの中枢神経がエネルギー不足になり、めまい、疲労感、脱力、頭痛、集中力の欠如、錯乱などの「中枢神経症状」が現れます。30㎎／dL未満になると、けいれん、発作、意識不明、昏睡などの症状が現れます。放っておくと、脳に恒久的なダメージを受けることも、生命に関わることもある、極めて危険な状態です。

低血糖症状は出やすい人と出にくい人がいますが、薬物治療で血糖値が急降下したために起こることもあります。低血糖を何度も起こした人は、身体が慣れて自覚症状が出にくくなることもあるので、注意が必要です。低血糖になった時には、急いでブドウ糖（を含む飲料水）などを摂らなくてはいけません。

ですから、高過ぎる血糖値は下げる必要がある一方で、下げ過ぎて低血糖を起こさないよう、微妙なバランスをとりながら、薬の種類や量を調節する必要があるのです。

主な低血糖症状の目安

血糖値(mg/dL)	主な症状
80〜110	コントロール良好
60〜70	空腹感　脱力感　動悸　ふるえ
50	眠け　めまい　集中力低下
40	意識もうろう
30 以下	意識不明　昏睡

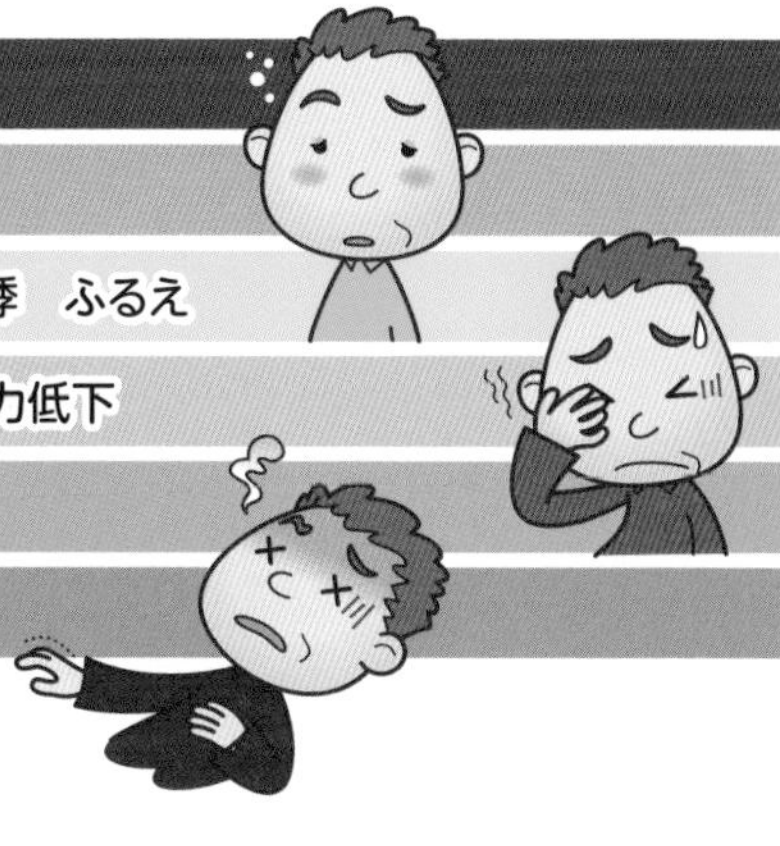

7種類の内服薬

「自分が処方された薬について知りたい」人のために、薬を一つひとつ紹介します。

■ＳＵ薬（スルホニル尿素薬）

▼コストパフォーマンスは高いが、低血糖に注意

ＳＵ薬（スルホニル尿素薬）は最初の経口血糖降下薬として長く使われ、有効性と安全性が確立されています。膵臓のβ細胞に働きかけてインスリンの分泌を促すので、自分で十分な量のインスリンが出せない（インスリン分泌不全）人に適した薬です。糖尿病治療薬のなかでも安価で、強力に血糖値を下げるので、非常にコストパフォーマンスの高い薬です。

ただし、一日の血糖値を平均的に下げるので、空腹時血糖値の改善には適しますが、食後血糖値だけに絞って下げることはできません。投与量を増やせば、その分血糖値は下がりますが、下がり過ぎると低血糖の危険性が高まります。また、高用量のＳＵ薬を長く飲み続けると膵臓のβ細胞が疲弊して働きが弱り、インスリンを分泌する働きが低下してしまいます。

さらに、食事療法・運動療法ができていないと、ＳＵ薬によって分泌されたインスリンで肥満が助長され、さらなるＳＵ薬の増量や別の薬の追加といった悪循環に陥ることがあります。

ビグアナイド薬 ▼一度使用中止となるも、再評価で「第一選択薬」に

ビグアノイド薬は１９６１年に発売されましたが、血液中に乳酸が溜まって意識障害に陥る乳酸アシドーシスという重篤な副作用があるため、77年に使用中止となりました。

けれども乳酸アシドーシスの発生率はかなり低く、肝臓や腎臓の機能が落ちている時には慎重に投与するなど、使い方に気をつければ発生率はさらに下げられることがわかりました。当時は他の薬にはなかった、インスリン抵抗性を改善し、インスリンの効きを良くする作用もあるため、94年にＦＤＡ（アメリカ食品医薬品局）が再認可したという歴史のある薬です。

ビグアナイド薬は、小腸でのブドウ糖の吸収を抑制します。また、肝臓に作用し、肝臓からの過剰な糖の放出を抑えることで、空腹時血糖値を下げます。さらに、骨格筋などのインスリン感受性を改善し、糖の取り込みを促して、血糖値を下げることができます。

このように多くの作用があり、低血糖のリスクが少なく、非常に安価なため、ＡＤＡ（米国糖尿病学会）、ＥＡＳＤ（欧州糖尿病学会）などで第一選択薬として認められています。

ビグアナイド薬の「メトホルミン」という薬では、大腸がんや膵臓がんなどを予防するという、がんの抑制効果が報告されています。余談になりますが、ビグアナイド薬にはアンチエイジング作用や寿命を延ばす効果があるという臨床研究も出始めており、その面でも注目を集めています。

α-GI（αグルコシダーゼ阻害薬）

▼境界型糖尿病の人にも保険適用

食事で炭水化物を摂取すると、炭水化物はアミラーゼという酵素によって二糖類へと分解されます。二糖類は「α-グルコシダーゼ」という酵素によってブドウ糖などの単糖類にまで分解されて、最終的に小腸から体内に吸収されます。α-GI（αグルコシダーゼ阻害薬）は、このα-グルコシダーゼの働きを阻害して、ブドウ糖になるのを遅らせる薬です。これによって、食後に起こる急激な高血糖状態を防ぐことができます。

食事の時に作用を発揮する薬ですから、毎食の直前に服薬しなければ意味がありません。

2型糖尿病の「発症」を予防する効果が40・5%あるというデータがあり、日本では「境界型糖尿病」▼104ページの人に、α-GIのひとつである「ボグリボース」が保険適用になっています。

食後高血糖にターゲットを絞って改善できる利点はありますが、α-GIによって糖の吸収を遅らせたとしても、食事から摂取した糖は最終的にはすべて腸から吸収されてしまうので、食事療法を怠って食べ過ぎてしまうと、期待する薬の効果を得られなくなります。

食後血糖値が高い境界型糖尿病の人や、初期の糖尿病の患者には適していますが、糖尿病が進行して空腹時血糖値が上がってくると、それを抑える作用はないため、単剤での治療は難しくなります。

チアゾリジン薬

▼2000年頃は主役のひとつだったが……

肥満の人が糖尿病になるリスクが高いことの原因のひとつとして、脂肪細胞が肥大化すると、インスリンの働きを悪くする物質を放出して、インスリン抵抗性が増すことが挙げられます。

チアゾリジン薬は、この肥大化した脂肪細胞に作用して、いくつかの小さな脂肪細胞へと変化させる作用があります。脂肪細胞が小さくなると、インスリン抵抗性が改善されるため、インスリンによってブドウ糖を取り込みやすくなり、血糖値が改善します。

ただし、脂肪細胞が小さくなってブドウ糖を取り込みやすくなるということは、肥満になりやすいということでもあります。チアゾリジン薬を飲んでいる時に食事療法を十分におこなっていないと、体脂肪が増加して体重も増え、薬で小さくなった脂肪細胞が再び肥大化して、インスリン抵抗性の状態に逆戻りしてしまいます。

ビグアナイド薬▼227ページが発売中止になってからは、インスリン抵抗性を改善する薬剤として、日本の糖尿病治療の中心として使われてきましたが、ビグアナイド薬を再び使用できるようになった今は、主役の座を奪われてしまった感があります。

速効型インスリン分泌促進薬（グリニド薬）

食後血糖値の急上昇を抑える

速効型インスリン分泌促進薬（グリニド薬）は、ＳＵ薬（スルホニル尿素薬）226ページと同じように、膵臓のβ細胞に働きかけてインスリンの分泌を促す作用があり、自分で十分な量のインスリンが出せない（インスリン分泌不全）人に適した薬です。

ただし、作用時間が長くて常にインスリン分泌が促されるＳＵ薬と違い、速効型という名のとおり、「早く効果を現し、早く効果がなくなる」ことが特徴です。作用時間が短いのは一見デメリットのようですが、食後血糖値の急激な上昇を抑えるには適しています。そのため速効型インスリン分泌促進薬も、α-ＧＩ（αグルコシダーゼ阻害薬）228ページと同じように毎食の食前に服薬する必要があります。

ただし、ブドウ糖の吸収を遅らせるだけのα-ＧＩと違い、インスリンの分泌を促進する作用があるため、食事をしていない時に服薬すると、低血糖になる危険性があります。

ＤＰＰ-４阻害薬

２００９年に登場し、瞬く間に治療の主役に

ＤＰＰ-４阻害薬が発売されて、日本の糖尿病治療は大きく変わりました。それまでは、「血糖値を下げる効果も、低血糖のリスクも高い薬剤」と、「低血糖の心配はないものの血糖値が十分に下がらない薬剤」との間で、ジレンマと闘いながら治療がおこなわれてきました。また、空

腹時血糖値と食後血糖値の両方を改善するには２種類以上の薬剤が必要でした。さらに糖尿病の治療薬自体が肥満を引き起こす原因となることも、治療上の大きな障壁でした。

これらの問題を（完璧とは言えませんが）クリアしたのがＤＰＰ-４阻害薬です。

食事をすれば血液中のブドウ糖が増え、血糖の濃度を調整するためにインスリンが分泌されます。食後などの高血糖時にインスリンが分泌される際には、消化管で作られる「インクレチン」というホルモンが大きく関与しているのですが、インクレチンはＤＰＰ-４という酵素によって分解されて、なくなってしまいます。ＤＰＰ-４阻害薬は、ＤＰＰ-４の働きを抑えてインクレチンが分解されにくくするので、結果的に高血糖状態が改善されます。

高血糖状態では、インスリンを分泌するようにインクレチンが指示を出しますが、空腹時にはインクレチンが分泌されないため、インスリンも分泌されません。ＤＰＰ-４阻害薬は食後などインスリンが必要な時に働いて血糖値を下げますが、就寝時などインスリンが必要ない時には働かないため、単剤では低血糖になる心配が極めて少ない薬剤です。また、ＳＵ薬のように持続的にインスリンを分泌させるわけではなく、必要な時にだけ分泌させるので、膵臓にかかる負担も大きくなく、インスリンが過剰に分泌されることによる肥満も起こりにくくなります。

低血糖を起こしにくく、体重を増やさずに高血糖を改善するため、日本では最もよく使われています。登場時は日に１～２回の服用でしたが、今は週１回のタイプもあります。

SGLT2阻害薬　▼肥満にまでアプローチできる

ＤＰＰ-４阻害薬の登場で、体重が増える心配が少なく、血糖のコントロールができるようになりました。けれども、２型糖尿病患者にはもともと肥満の割合が高いので、肥満の解消は治療のうえで大きな課題でした。

２０１４年、内服薬でも体重を減らせる効果のあるＳＧＬＴ２阻害薬が登場しました。糖尿病はその名のとおり、尿から糖が出てくる病気です。糖尿病になって、血液中の糖の濃度が一定量を超えると、腎臓にある尿細管▼48ページというところが糖を取り込み切れなくなり、余った糖が尿に排出されるようになります。

ＳＧＬＴ２阻害薬は、血液中の糖が尿細管で取り込まれるのを阻害して、糖をむしろ積極的に尿に出すことで、血糖値を下げます。これまでの糖尿病治療薬は、インスリンに関わることで血糖コントロールをするタイプが大半でしたが、ＳＧＬＴ２阻害薬は腎臓に作用する、インスリンとはまったく関係ない作用機序を持つ薬剤です。

血液中に含まれるブドウ糖は、腎臓で血液から一度、原尿（尿の元となる液）の中に出されます。体内にはＳＧＬＴ２という、尿から血管へと糖を運ぶ物質があります。糖は身体のエネルギー源として重要なので、ＳＧＬＴ２が尿中の糖を認識して再吸収し、糖は再び血液中へ戻されるわけです。つまり、ＳＧＬＴ２が働いて、糖が原尿から再吸収された分だけ、血液中の糖の濃度も高くなるわけです。

糖尿病の治療で重要なのは「血液中の糖を減らすこと」なので、ＳＧＬＴ２の働きを阻害して糖の再吸収を抑制すれば、血液中の糖は減るという発想から、ＳＧＬＴ２阻害薬は開発されました。ＳＧＬＴ２阻害薬を投与した結果、再吸収されなくなった糖が尿中にたくさん含まれるようになり、最終的には尿と一緒に糖を排出することができます。

本来なら尿中で糖が検出されるのは良くないことですが、ＳＧＬＴ２阻害薬が血糖値を下げた結果として尿に糖が多量に放出されることは問題ありません。また、エネルギー源となる糖が尿から再吸収されずにそのまま放出されるため、エネルギーロスが起きて、体重が減少すると言われています。

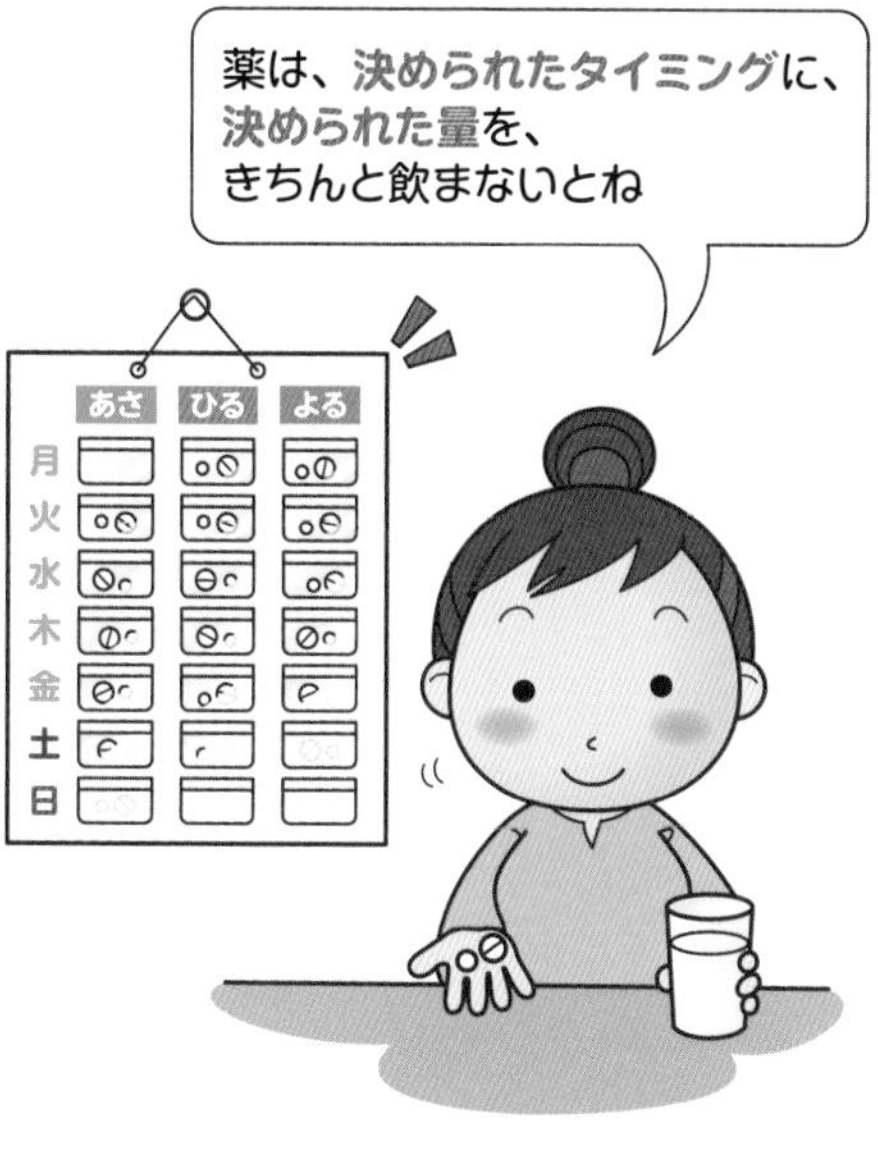
薬は、決められたタイミングに、
決められた量を、
きちんと飲まないとね
あさ
ひる
よる
月
火
水
木
金
土
日

2種類ある「自己注射薬」

■インスリン ▼作用時間によってタイプが分かれる

糖尿病の最初の薬は「インスリン」そのものでした。1920年代、インスリンの抽出に成功し、1型糖尿病患者に世界で初めてインスリンが投与されました。インスリンの発見は画期的で多くの人の命を救いましたが、低血糖やアレルギー反応の問題がありました。実は70年代までのインスリン製剤は、ブタかウシの膵臓から抽出した動物インスリンを精製したもので、技術も稚拙でした。

80年代に遺伝子組み換え技術を用いたヒトインスリンが製品化され、アレルギーなどの副作用は大きく軽減しました。その後の技術革新は目覚ましく、さまざまな「作用時間」を持つインスリンが登場し、より生理的な血糖コントロールができるようになりました。

インスリンはその作用時間によって、下のように分けられます。

	作用発現時間	作用持続時間
超速効型インスリン	10～20分	3～5時間
速効型インスリン	30分～1時間	5～8時間
中間型インスリン	30分～3時間	18～24時間
持効型インスリン	1～2時間	約24時間
混合型インスリン	30分	約18～24時間以上

「超速効型インスリン」と「速効型インスリン」は食後高血糖の是正に使われ、**「中間型インスリン」と「持効型インスリン」は空腹時血糖の是正**に使われます。毎食前に超速効型インスリン、一日に1回持効型インスリン、一日に計4回の注射を打つことで、健康な人と同じような血糖値にすることが可能です。これを**「強化療法」**と言います。

「混合型インスリン」は、超速効型インスリンもしくは速効型インスリンと、中間型インスリンもしくは持効型インスリンを混ぜたものです。これを朝食後と夕食後に注射すれば、昼食後の食後血糖値を下げることはできませんが、一日に2回の注射だけで強化療法を模倣した治療ができます。持効型インスリンを一日に1回注射して空腹時血糖値を下げ、食後血糖値は内服薬で下げるというＢＯＴ（Basal Supported Oral Therapy）という治療法も、注射回数が少なく負担が小さいため、よく用いられます。

インスリンによる治療は非常に強力です。投与量を増やすほど、血糖値は確実に下がります。けれども、それで食事療法・運動療法をおろそかにすれば、インスリンの影響で肥満が助長されます。

なお、その効果の高いことや、自己注射が必要なことから、インスリンによる治療は「最後の手段」「二度と元に戻れない」などととらえることもありますが、早めに開始すれば疲れた膵臓の働きが回復し、内服薬だけの治療に戻せる場合もあります。

■GLP-1受容体作動薬

▼体重減少効果で食事療法を後押し

高血糖時のインスリン分泌には、インクレチン▼231ページが大きく関与しています。GLP-1はインクレチンのひとつで、血糖値が高い時にインスリン分泌を促し、血糖値を下げる働きをします。DPP-4阻害薬▼230ページがインクレチンの分解を妨げ、その働きを強めるのに対して、GLP-1受容体作動薬はインクレチンそのものを注射して増やすことで、インクレチンの作用を増強します。インクレチンの分解を防ぐDPP-4阻害薬は、GLP-1の濃度を2〜3倍に上昇させますが、インクレチンそのものを直接補充するGLP-1受容体作動薬では、GLP-1の濃度が6〜8倍となり、薬理作用もより強力になります。

GLP-1は、膵臓・消化管・中枢神経に働きかけて、作用を発揮します。膵臓では、β細胞に作用しインスリン分泌を促進して血糖値を下げるとともに、α細胞に作用しグルカゴン（血糖を増やすホルモン）分泌を抑えて血糖値の上昇を抑えることで、両面から作用します。消化管では胃の蠕動《ぜんどう》運動を抑え、胃の内容物が小腸へ流れるのを遅らせることで、食後血糖値の急激な上昇を抑えます。中枢神経では、視床下部の摂食中枢に直接働きかけて、食欲を抑えます。

このためGLP-1受容体作動薬は、低血糖の恐れが少なく、血糖（特に食後血糖値）の上昇に強くアプローチでき、さらに体重減少効果も期待できる薬として用いられています。

体重を減少させるため、肥満タイプの患者にも適し、体重増加をきたす薬剤（インスリンなど）

と併用すれば、その悪影響を抑えられます。発売当初は一日に1～2回の自己注射が必要でしたが、現在は週1回でいいタイプが発売されています。

なお、内服薬のＧＬＰ‐１受容体作動薬が２０２１年に日本でも登場します。注射薬ではなく飲み薬になることで利便性が大きく向上し、今後の治療がさらに大きく変わる可能性を秘めています。

●●●

薬剤はどんどん進化し、安全かつ強力になっています。それでも食事療法・運動療法を欠けば、薬の量が増え続けるだけです。薬にも限界はあり、気を許せば糖尿病は悪化します。薬に期待し過ぎて「好きに食べていい」「運動しなくていい」と勘違いし、薬物治療に偏ってはなりません。

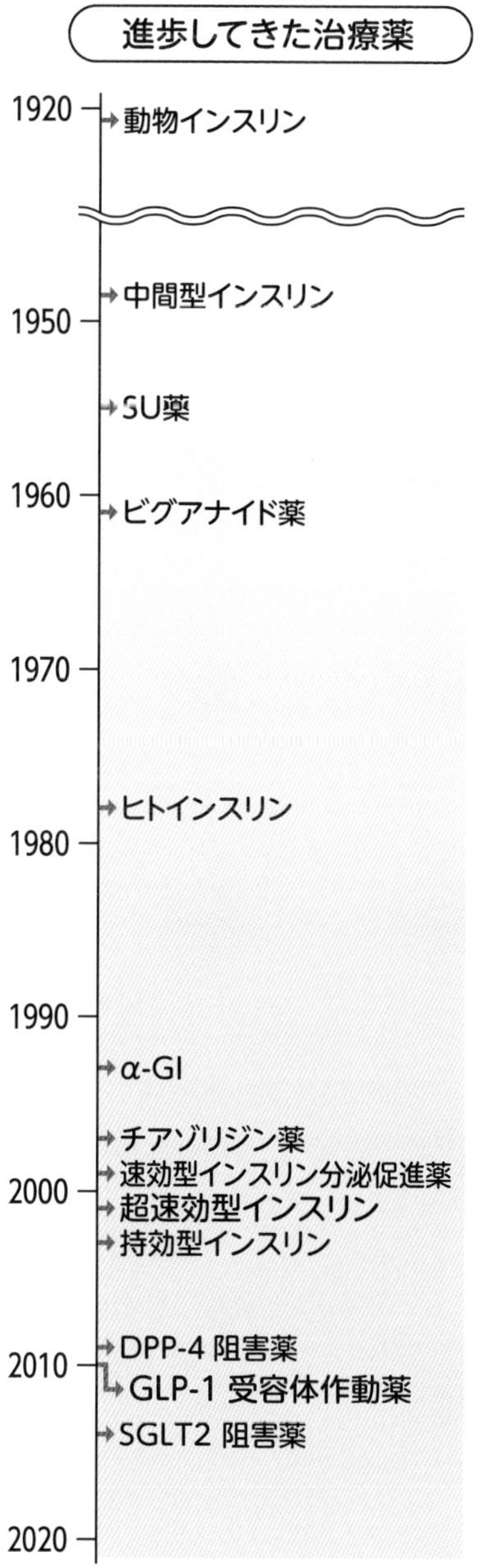

事例

自己血糖測定器を用いたことで意識が高まり、病が良くなったEさん

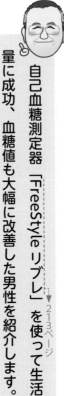

自己血糖測定器「FreeStyle リブレ」213ページ**を使って生活習慣を改善し、１週間で２kgの減量に成功、血糖値も大幅に改善した男性を紹介します。**

Dさんは来院当時29歳、体重は１００kgの肥満体型でした。前年の健康診断で糖尿病という診断を受けた（HbA１cは７%）のに、目立った自覚症状がないために、病院へは行きませんでした。昼食は「弁当＋カップラーメン＋おやつ」というぐらいの大食漢で、身体を動かすことは大嫌い。すぐに喉が渇いて一日に４ℓ以上の水分を摂り、トイレは一日平均12回ほど。糖尿病の典型的な症状（多飲・多尿）が出ていたと思われます。

FreeStyle リブレを装着したのは７月４日14時です。当日、食後に何度か測定したところ、５００㎎／dLという数値が多く見られました。これは、実際の血糖値が５００㎎／dLだったわけではなく、FreeStyle リブレの測定上限値が５００㎎／dLだったためです。つまり彼の食後血糖値は、測定器の上限値を超えていたのです。通常、高血糖だけで大きな症状が現れること

はありませんが、５００㎎／dLを超えるほどになると、ケトアシドーシス35ページによる意識障害をきたす可能性があります。実際、Dさんはケトアシドーシスまでは起こしませんでしたが、高血糖による著しい口渇や多尿などの前駆症状がありました。

FreeStyleリブレは一日の血糖値の推移をグラフで見ること215ページができますが、その日の彼の血糖値はグラフ化される上限値の３５０㎎／dLを、ほぼすべての時間帯で上回っていました。

薬剤師で医療の知識を持っているDさんは、当初は測定器の故障だと思い、機器の交換を求めて来ました。そこでクリニックで改めて測ったところ、壊れていたのは機械ではなく、自分の身体の血糖処理能力だという現実を、Dさんもようやく知るに至りました。

翌朝、改めて測定したところ、同じように空腹時血糖値はグラフの上限値を超えています。その瞬間、彼は食生活を大きく変える一大決心をしました。

彼の実行した食習慣の変更は、次の４項目です。

①今まで摂り過ぎていた糖質を減らす
②食事は野菜から食べ始める
③食事をした後、血糖値が大きく上昇したメニューは、以後避ける
④間食をやめる

FreeStyleリブレを使うことで、Dさんは「自分の食生活に大きな発見がいくつもあった」

と話してくれました。「野菜から食べ始めることは、想像以上に血糖値の急上昇を抑える効果があった」こと、「ラーメンは大幅に血糖値が上がる」が「焼肉は思ったより上がらない」こと、「自分の一日の糖質摂取量が予想よりもかなり多かった」ことなどです。これらの結果を学習しながら、彼は自分の食生活を修正していきました。

4項目の食生活改善を意識して続けたところ、1週間で体重は2kg減少、食後2時間血糖値が200mg／dL台後半、空腹時血糖値が150mg／dLとなりました。

格段に数値は改善されたわけですが、1週間で完全に治るほど、糖尿病は簡単な病気ではありません。しかし、生活習慣の改善の必要性を感じた彼は、FreeStyleリブレの装着を終えた後も改善した食生活を続け、半年後には体重が20kg減少、HbA1cも6％まで下がり、薬物治療をせずに生活習慣の改善だけで糖尿病を克服することができました。

言うまでもありませんが、血糖測定器を使うこと自体に、血糖値を下げる効果はありません。けれども、FreeStyleリブレを使えば「何を食べたらどのぐらい血糖値が上がるか」を把握することができます。血糖値が上がってしまったメニューは今後避ければいいのです。また、現在の自分の血糖値を知ることで、これから食べる食事を調整することもできます。何より大切なのは自分の血糖値を把握することで、自らの生活習慣を改めていくきっかけになることです。

終章

糖尿病になっても
未来は
明るい

進歩がめざましい糖尿病の「治療法」

日本で記録に残っている最初の糖尿病患者が誰かご存じでしょうか？　それは平安時代に権力の絶頂を極めた藤原道長《ふじわらのみちなが》だと言われています。道長については「喉が渇いたと言って、しきりと飲み物を飲む」「目がかすんで、話している相手の顔も判別できない」「手足に腫れ物ができる」など、糖尿病の合併症を発症していたと推察できる記録が残っています。

当時は「飲水病」と診断されましたが、何の治療法もありませんでした。たびたび胸痛発作にみまわれ、最期は亡くなる数日前から背中に腫れ物ができて苦しんだとされます。おそらく持病の糖尿病が原因の、冠動脈疾患や感染症が死因ではないかと言われています。

平安時代には「糖尿病」という概念自体がなく、手の施しようがなかったのですが、現代に生きる私たちは、糖尿病がどのような病気かを知ることができます。そして、対処法も十分にあるのです。「飲水病」と診断されただけの道長も、現代であれば「糖尿病」として、食事療法・運動療法・薬物治療によって、重なる合併症の発症を防げたことでしょう。

糖尿病の過去・現在・未来

現代に生きるあなたは、糖尿病になっても、血糖コントロールを十分におこなうことで、合併症にかからずに寿命をまっとうすることが不可能ではないのです。

糖尿病治療の進歩はめざましく、インスリンも今は注射薬しかありませんが、経口薬・吸入薬の開発が進められています。新しい作用機序の糖尿病治療薬も、糖尿病を含むすべての生活習慣病の原因となる「肥満」の治療薬の臨床研究も進んでいます。京都大学の山中伸弥教授がｉＰＳ細胞でノーベル生理学・医学賞を受賞しましたが、東京大学の宮島篤教授らは、ｉＰＳ細胞から膵臓の組織の一部を作ることに成功したと発表しています。

時代がもっと進めば、進歩した現代の治療法ですら「あの頃の糖尿病治療は大変だった」と振り返られるほど、より負担が少なく効果的な治療法が出てくることでしょう。

進歩したのは薬だけではありません。本書で紹介した「糖質制限」や「有酸素運動とレジスタンス運動の組み合わせの有効性」も、数年前にはなかった概念です。今は短命の糖尿病患者も、進歩した治療をきちんとやれば普通の人と変わらず長生きできるようになってきたのです。

「食事療法」と「運動療法」を組み合わせれば、効果は倍増

糖尿病の薬物療法は、血糖値を下げるだけの画一的な治療から、患者一人ひとりの病態や体型に合わせて細かく調節できるテーラーメイドの治療になりました。それでも治療の基本はあくまでも食事療法・運動療法です。

とはいっても、食事療法も運動療法も糖尿病の患者さんにとって負担になることは私も重々承知しているので、最後に、より効果的な食事療法・運動療法を紹介します。

糖尿病の治療では、**食事療法と運動療法を組み合わせることによって、血糖値をさらに下げることができるという相乗効果**があります。もちろん単独でも効果はありますが、両方を組み合わせることによって、期待以上の効果が得られるのです。

糖質中心の食生活を続けてしまうと、どんなに運動しても、食事で吸収されたブドウ糖を処理しきれません。逆に、せっかく糖質を制限した食事を続けても、運動をまったくやらなければ、糖が不足した時のエネルギー源を筋肉から得ようとして、筋肉量が減少していきます。筋肉量が減ってしまうと基礎代謝が落ちていき、通常時のエネルギー消費量が少なくなり、減量の効果が

薄れてしまいます。このようなことにならないよう、食事療法と運動療法をセットでおこなうことで、大きな効果が得られるのです。

実際に「食事療法を単独でおこなった場合」と「食事療法と運動療法を組み合わせた場合」を比較した研究[*52]があります。食事療法だけでもインスリンの働きによる改善効果が見られましたが、運動療法を組み合わせることによって、たった2週間で約57％もインスリンの働きが大幅に良くなったという結果でした。

無理に食事を節制することも、無理に運動する必要もありません。やり過ぎない範囲で、食事療法と運動療法を一緒にやっていきましょう。こうしたサイクルを毎日休まずに続けていくことで、血糖コントロールにとって大きな効果が期待できます。

糖尿病の人が食事療法や運動療法によって健康的な生活習慣に改めることとは、糖尿病の合併症を予防するだけでなく、がんの発症リスクを低下させることにもつながります。また、肥満、喫煙、中等度以上のアルコール摂取を常としている人は、食事療法・運動療法に加えて、減量、禁煙、節酒も心がければ、がんも糖尿病の合併症も防ぐことにつながります。生活習慣を改善することは、糖尿病の治療のみならず、別の疾患の予防にもなり、寿命や健康寿命の伸長につながるのです。

血糖コントロールさえすれば糖尿病は克服できる

糖尿病の血糖コントロールと合併症の発症・悪化に関する研究として、アメリカとカナダで１型糖尿病患者を対象におこなわれた有名な大規模試験[*53]を紹介しましょう。

早く治療を始めれば「レガシーエフェクト」がある

まず、**一日に1、2回のインスリン注射を投与する「従来療法」群と、3回以上投与する「強化療法」群**に分け、約９年間、合併症の調査をしました。開始時のＨｂＡ１ｃは両群とも８・９％でしたが、終了時は、従来群９・１％、強化群７・０％でした。合併症も、強化群は従来群に比べ、網膜症は発症76％減少・悪化54％抑制、腎症は発症34％減少・悪化43％抑制、神経障害は発症69％減少・57％抑制という結果でした。

その後、従来群の人を強化群と同じ治療に切り替えて11年間続けました。試験終了時の平均Ｈ

bA1cは、従来療法から強化療法に切り替えた群で7・8％、強化療法を続けた群で7・9％と、差がなくなりました。しかし、網膜症や腎症の発症・悪化は、強化療法を続けた群が、従来療法から強化療法に切り替えた群より70〜80％程度少なかったのです。最初の9年間では差のなかった大血管合併症の発生も、明らかな差がつきました（下のグラフ）。

途中から同じ血糖コントロールにしても、**最初から治療をしっかり続けた人は、途中から始めた人よりも大きく合併症を防げた**のです。

早く治療に取り組めば、長い治療の恩恵が自分に返ってくることが証明されました。この**早くから治療をすることで、長く合併症を防げるという効果**は、「レガシーエフェクト（遺産効果）」「メタボリックメモリー（代謝記憶）」と呼ばれます。あなたの身体は、血糖コントロールの成果をしっかり記憶してくれているのです。

冠動脈疾患の累積発生率

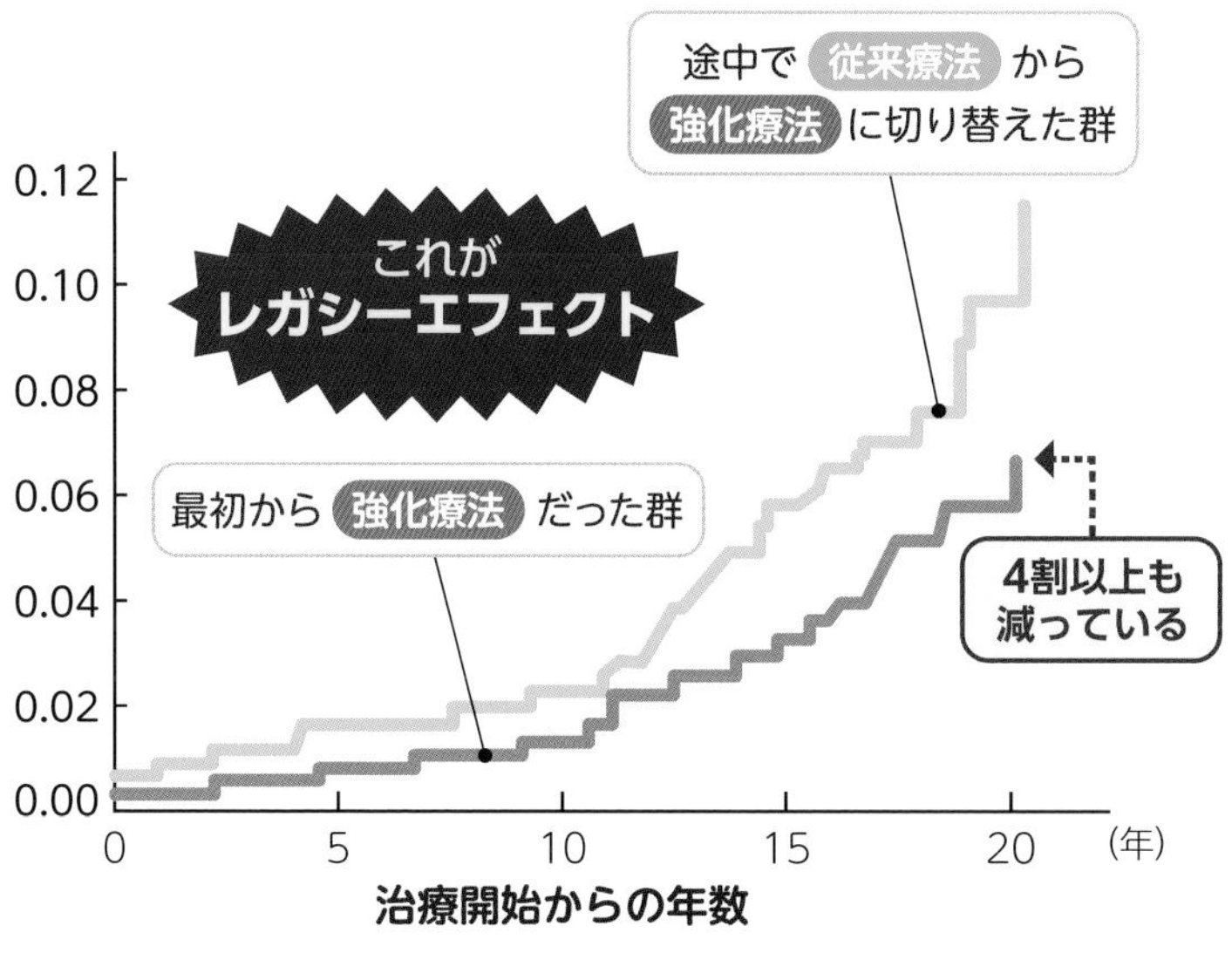

患者の努力や薬物の進歩で、年々良くなったコントロール

全国的に見て、糖尿病治療の成果が出ていることは、数値となって現れています。

２型糖尿病患者におけるＨｂＡ１ｃの推移[*54]を紹介しましょう。２００２年に７・42%だった平均ＨｂＡ１ｃが、13年には６・96%にまで低下、その後は18年まで横ばいに推移し、平均値として７・０%未満をほぼ達成しています。19年で７・０%未満を達成していた人は49・８%。つまり半数の人が糖尿病をコントロールできているのです。

半数の人ができているなら、あなたにもできると思いませんか？　もし、今のＨｂＡ１ｃが７・０%以上でも、「自分にもできる！」と自信をもって治療に取り組んでください。

また、５万５７７９名を対象にした２０１９年の調査で、ＨｂＡ１ｃ７・０%未満を達成できた患者の割合ですが、食事療法だけをしていて達成できたのは76・１%、インスリンやＧＬＰ-１受容体作動薬（→２３６ページ）などの注射薬で治療している人では27・８～32・７%となっています。

食事療法だけの治療は糖尿病の早期におこなわれることが多く、注射薬による治療は糖尿病が進行した時におこなわれることが多いことを考えると、やはり早めに治療に取り組むほうが良い結果につながるということがわかります。治療の段階が進むほど、ＨｂＡ１ｃ７%未満を達成す

ることが難しくなるわけです。糖尿病になったらできるだけ早く治療を始めること。つらいようでも、長い目で見れば、あなた自身の負担軽減になります。

糖尿病を克服し、明るい未来を手にしましょう！

糖尿病という病気について、合併症について、治療法について、いろいろ紹介してきました。糖尿病は放置しては非常に危険ですが、逆に言えば血糖コントロールをして合併症を防ぎさえすれば、決して怖い病気ではありません。気をつけなくてはいけないことはありますが、糖尿病だからといって落ち込む必要はありませんし、最初から恐怖感を持つ必要もありません。日々の生活に食事療法と運動療法を取り入れて、上手に付き合ってください。

糖尿病患者さんの血糖コントロールは年々良くなっており、平均寿命も年々伸びています。私の患者さんにも、長生きして毎日ハツラツとしている方はたくさんいらっしゃいます。

さあ、いよいよ糖尿病患者さんにも「人生１００年時代」が訪れます。人生１００年になれば、趣味や仕事だけではなく新しい挑戦や体験もできる、自分らしい人生を選択できるようになります。充実した未来に向かって、頑張って予防・治療に取り組んでいきましょう！

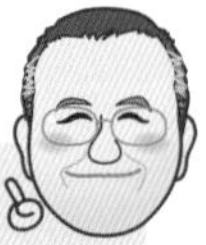

事例

42歳で糖尿病を患い、90歳の今もお元気なEさん

最後に、長く糖尿病を患っていても、治療をしっかりとおこなえば、ずっと元気でいられるということを示してくれた私の患者さんを紹介します。糖尿病の合併症が寿命や健康寿命に影響を与えることは事実ですが、合併症を予防できれば普通の人と変わらない人生を送ることができるという好例です。

広島県出身のEさん（女性）とは、私がクリニックを開業する前の、まだ勤務医だった２０００年からのお付き合いになります。初めて私の診察を受けた時は70歳。もともと身体が弱かったらしく、幼少期は学校を休みがちで寝込んでいたそうです。18歳で結婚し、３人のお子さんを産んだのですが、家庭のストレスから過食となり、30歳になる頃には体重が53kgから82kgにまで増えていました。身長が１５５センチで、ＢＭＩは34・１、かなりの肥満です。41歳で74kgまで減ったものの、この時のＨｂＡ１ｃは７・８％で、糖尿病と診断されました。ご飯やパンといった糖質が大好きで食事量も多かったため、体重が増えたり減ったりを繰り返し、HbA1cは8・5%あたりを推移していたようです。

　70歳で私が治療に関わるようになり、「80歳までは健康で生きていたいです」との希望を聞き、改めて糖尿病の治療と合併症の管理をしていきました。毎月診療を受けて、血糖の管理をしっかりおこない、HbA1cは7・0%前後でコントロールしました。食事療法・運動療法にも熱心に取り組み、毎日ウォーキングを1万歩以上続けて、体重は62kgまで減っていました。

　目標としていた80歳になると、Eさんは「糖尿病の自分が80歳まで生きられるとは思いませんでした。まだやりたい事があるので、もっと長生きしたいです」と、引き続き治療にも熱心に取り組まれました。

　90歳になった今も、友人と週に1回麻雀を楽しみ、伊勢神宮や出雲大社など、全国の寺社巡りをされています。87歳でオーストラリアに行くと聞いた時には、私も驚きました。

　糖尿病と診断されてから約50年、今も元気に余生を謳歌していらっしゃいます。糖尿病になっても、十分な血糖コントロールをして合併症を予防すれば、いつまでも長生きすることができ、健康で、さまざまな事にチャレンジできるということを、Eさんの姿は見せてくれます。

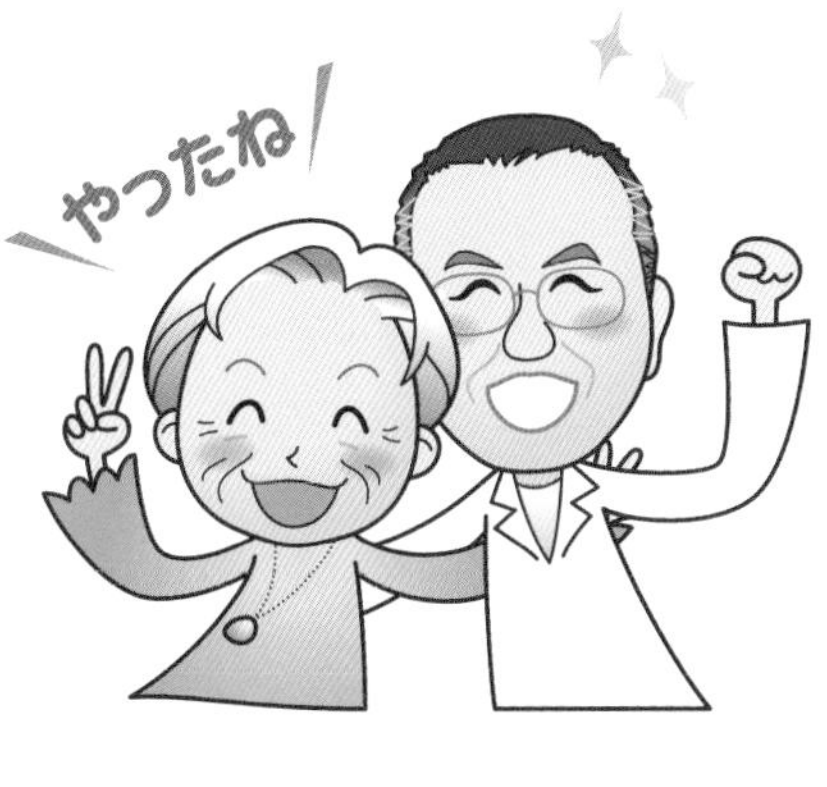

あとがき

最後までお読みいただき、ありがとうございました。

早いもので、私が医師になって30年。10年間の大学や米国での研究職を辞して、再び臨床家として患者さんと関わり、約20年が過ぎました。

その間、医学の進歩により、インスリンとＳＵ薬しかなかった治療薬が現在では9種類にもなり、糖尿病治療は格段に効果的にできるようになりました。また、合併症である心臓病、脳血管障害、慢性腎不全、アルツハイマー病などを、ＭＲＩやエコー検査、冠動脈ＭＤＣＴなどの機器によって早期に見つけて、対策をとれるようになってきました。食事療法においても、つい数年前まではカロリー制限食が優位でしたが、糖質制限の有効性や安全性に対する検証が発表され、私のクリニックでも、ゆるやかな糖質制限食の実践で糖尿病が改善している患者さんが続出しています。運動療法においても、有酸素運動だけではなくレジスタンス運動が大切で、両者の組み合わせが糖尿病治療に効果的だというエビデンスが出て、実際に私のクリニックの運動教室でも取り入れています。また、FreeStyleリブレという画期的な血糖測定機器が開発されたことにより、一日の血糖値の変動を15分ごとに知ることができ、よりテーラーメイドの治療が可能になってきています。

人生１００年時代がもう、すぐそこまで来ています。趣味や仕事だけではなく、新しい挑戦や体験もできる、自分らしい人生を選択できる時代になります。この本を通じて、多くの糖尿病患者さん、予備群の方々、そしてそのご家族が、正しい生活習慣の知識を得て、糖尿病と診断されても健康な方と同様に人生を輝かしくまっとうされることを祈っています。

さあ、あなたの明るい未来のために、頑張って治療に取り組んでいきましょう。

本書の出版にあたっては、膨大な資料の整理に多大なご協力をくださった上田洋起さん、編集全般にご尽力いただいたフリー編集者の飯田みかさん、私の意図を汲み発行を引き受けてくださった時事通信出版局の永田一周さんに、この場を借りて深謝いたします。

＊33　日本糖尿病対策推進会議「日本における糖尿病患者の足外観異常および糖尿病神経障害の実態に関する報告」（2008年）

＊34　全日本民主医療機関連合会
「暮らし、仕事と40歳以下2型糖尿病についての研究」（2014年）

＊35　Diabetes Res Clin Pract 2005;67(2):152-162

＊36　国立健康・栄養研究所「身体状況調査」（2018年）

＊37　ミネソタ飢餓実験

＊38　J Bone Miner Res 2016;31(1):40-51
Am J Clin Nutr 2017;105(4):913-927

＊39　「日本食品標準成分表 2015版（七訂）」（文部科学省 科学技術・学術審議会 資源調査分科会編）を準拠に算出した「目で見る食品糖質量ハンドブック」学研プラス、他

＊40　国立健康・栄養研究所「身体状況調査」（2018年）

＊41　Diabetes Care 2013;36:3262-3268

＊42　プラクティス 2015;32(2):145-147

＊43　JAMA 2001;286(10):1218-1227

＊44　日新医学 1957;44(12):635-638

＊45　テルモ株式会社「体温・体温計に関するアンケート」（2008年）

＊46　厚生労働省「食生活改善指導担当者テキスト Ⅴ運動の基礎科学」（2008年）

＊47　全日本民主医療機関連合会「暮らし、仕事と40歳以下2型糖尿病についての研究」（2014年）

＊48　「薬事日報」（2011年8月15日）

＊49　厚生労働省「がん予防重点健康教育及びがん検診実施のための指針」（2008年）

＊50　糖尿病データマネジメント研究会「基礎集計資料」（2012年）

＊51　Diabetes Res Clin Pract 1995;28(2):103-117

＊52　冠疾患誌 2006;12:61-63

＊53　N Engl J Med 2005;353:2643-2653

＊54　糖尿病データマネジメント研究会「基礎集計資料」（2019年）

■引用・参照

＊1　国立社会保障・人口問題研究所「日本の将来推計人口」(2012年)
＊2　糖尿病 2016;59(9):667-684
＊3　厚生労働省「国民健康・栄養調査」(2016年)
＊4　厚生労働省「患者調査の概況」(2017年)
＊5　大阪府「第3次大阪府健康増進計画」(2018年)
＊6　厚生労働省「第11回健康日本21(第二次)推進専門委員会 資料」(2018年)
＊7　厚生労働省「国民生活基礎調査」(2016年)
＊8　健康日本21推進フォーラム「健診後の受診率・受療率調査」(2011年)
＊9　Diabet Med 2005;22(3):323-331
＊10　日本眼科医会「報道用資料」(2005年)
＊11　日本眼科学会雑誌 2014;118:495-501
＊12　Diabetes Care 2007;30(4):989-992
＊13　日本透析医学会雑誌 2019;52(12):679-754
＊14　Arch Surg 2004;139(4):395-399
＊15　BMJ 2000;321:405-412
＊16　脳卒中2014;36:105-112
＊17　日本循環器学会「末梢閉塞性動脈疾患の治療ガイドライン」(2015年)
＊18　日内会誌 2013;102:392-398
＊19　糖尿病 2013;56(6):374-390
＊20　厚生労働省「新型コロナウイルス感染症診療の手引き」(2020年)
＊21　Diabetes Care 2015;38(7):1274-1280
＊22　日本歯周病学会「糖尿病患者に対する歯周治療ガイドライン」(2014年)
＊23　同上
＊24　内閣府「高齢社会白書」(2017年)
＊25　Neurology 2011;77(12):1126-1134
＊26　糖尿病サイト(ノボノルディスクファーマ株式会社)「私の糖尿病生活」一部改変
＊27　日本肥満学会「肥満・肥満症の指導マニュアル〈第2版〉」(2001年)
＊28　日本肥満学会「新しい肥満の判定と肥満症の診断基準」(2000年)
＊29　糖尿病データマネジメント研究会「基礎集計資料」(2018年)
＊30　産業衛生学雑誌 2012;54(4):141-149
＊31　Am J Physiol Endocrinol Metab 2001;281:E924-E930
＊32　J Clin Endocrinol Metab 2008;93(4):1345-1350

著者略歴

玉谷《たまたに》　実智夫《みちお》

玉谷クリニック院長

1960年、兵庫県生まれ。京都大学薬学部、大阪大学医学部卒業。大阪大学医学部付属病院、東大阪市立病院で研修した後、米国国立衛生研究所（NIH）に留学。帰国後、大阪大学で循環器・糖尿病・脳梗塞・老年病の研究・臨床に従事し、医学博士号取得。大阪大学助教授を経て、医誠会病院総合内科に勤務し、循環器病、消化器病、糖尿病、呼吸器病、神経内科の診療に従事。2008年、玉谷クリニック開院。現在、「東淀川区のかかりつけ医」として一日に200人を診察し、高血圧・糖尿病・脂質異常症の患者数は2000名におよぶ。また、健康セミナーやテレビ出演を通して、地域の人々の健康増進を目指している。

協　　力 ▶ 上田 洋起
イラスト・デザイン ▶ 佐藤 友美
編　　集 ▶ 飯田 みか
発行協力 ▶ NPO法人 企画のたまご屋さん

“世界一《せかいいち》わかりやすい” 最新糖尿病対策《さいしんとうにょうびょうたいさく》
こうすれば100歳《さい》まで元気《げんき》に長生きできる

2021年4月1日　初版発行

著　者：玉谷実智夫
発行者：武部 隆
発行所：株式会社時事通信出版局
発　売：株式会社時事通信社
〒104-8178　東京都中央区銀座5-15-8
電話03(5565)2155　https://bookpub.jiji.com/

印刷／製本　中央精版印刷株式会社

ISBN978-4-7887-1719-0　C0077　Printed in Japan